Practical Paediatric Care
实用儿科诊疗护理

主 编 单既利 王广军 肖 芳
　　　 林 辉 于春华

中国海洋大学出版社
·青岛·

图书在版编目(CIP)数据

实用儿科诊疗护理 / 单既利等主编. —青岛：中
国海洋大学出版社,2019.2
ISBN 978-7-5670-2082-5

Ⅰ.①实… Ⅱ.①单… Ⅲ.①小儿疾病－诊疗②小儿
疾病－护理 Ⅳ.①R72②R473.72

中国版本图书馆 CIP 数据核字(2019)第 019253 号

出版发行	中国海洋大学出版社		
社　　址	青岛市香港东路 23 号	**邮政编码**	266071
出 版 人	杨立敏		
网　　址	http://www.ouc-press.com		
电子信箱	369839221@qq.com		
订购电话	0532－82032573(传真)		
策划编辑	韩玉堂		
责任编辑	矫燕　赵冲	**电　　话**	0532－85902349
印　　制	北京虎彩文化传播有限公司		
版　　次	2019 年 2 月第 1 版		
印　　次	2019 年 2 月第 1 次印刷		
成品尺寸	185 mm×260 mm		
印　　张	14.25		
字　　数	342 千		
印　　数	1～1000		
定　　价	50.00 元		

发现印装质量问题,请致电 18600843040,由印刷厂负责调换。

《实用儿科诊疗护理》编委会

《实用儿科诊疗护理》作者及其工作单位

单既利	山东省青岛市城阳区人民医院
王广军	山东省青岛市城阳区人民医院
肖 芳	山东省青岛市城阳区人民医院
林 辉	山东省青岛市城阳区人民医院
于春华	山东省青岛市城阳区人民医院
周丽萍	山东省青岛市城阳区人民医院
郑 萍	山东省青岛市城阳区人民医院
陈桂芹	山东省青岛市城阳区人民医院
薛素莉	山东省青岛西海岸新区疾病预防控制中心
王 菲	山东省青岛西海岸新区中心医院
李 晶	山东省青岛西海岸新区中心医院
张 娟	山东省青岛大学医学院附属医院
李 欢	山东省青岛市城阳区人民医院
李 雯	山东省青岛西海岸新区中心医院
王丽云	山东省青岛西海岸新区中心医院
张 萍	山东省青岛西海岸新区中心医院
刘凤麟	山东省青岛市妇女儿童医院
刘 芹	青岛市中心血站
李 丹	青岛大学医学院附属医院
宋 起	青岛大学医学院附属医院
赵 娜	青岛大学医学院附属医院
张丽娜	青岛大学医学院附属医院
窦媛媛	青岛大学医学院附属医院
吴玉秀	青岛大学医学院附属医院
秦爱芳	青岛大学医学院附属医院
蒋俊玲	青岛大学医学院附属医院
王艳萌	青岛大学医学院附属医院

于海峰　青岛大学医学院附属医院
孙晓红　青岛大学医学院附属医院
赵　洁　青岛大学医学院附属医院
孙晓玲　青岛大学医学院附属医院
程　红　青岛大学医学院附属医院
周沛红　青岛大学医学院附属医院
王　冲　青岛大学医学院附属医院
张雯钰　青岛大学医学院附属医院
崔祥宇　青岛大学医学院附属医院
袁丽萍　青岛大学医学院附属医院
高　翔　青岛大学医学院附属医院
周丽敏　青岛大学医学院附属医院
王晓倩　青岛大学医学院附属医院
孟凡娟　青岛大学医学院附属医院
郦巍巍　青岛大学医学院附属医院
崔　珺　青岛大学医学院附属医院
董文君　青岛大学医学院附属医院
袁贵玲　青岛大学医学院附属医院
王淑娟　青岛大学医学院附属医院
初　昕　青岛大学医学院附属医院
孙慧婷　青岛大学医学院附属医院
王　妍　青岛大学医学院附属医院
李秀艳　青岛大学医学院附属医院
于巧玲　青岛大学医学院附属医院
陈　琛　青岛大学医学院附属医院
申丽华　青岛大学医学院附属医院
刘菁华　青岛大学医学院附属医院
陈文香　青岛市胶州中心医院
于　霞　山东省青岛市妇女儿童医院
张艳玲　山东省青岛市妇女儿童医院
逄晓燕　山东省青岛市中心血站青岛献血服务部
张丹霞　青岛市中心血站

前　言

随着科学技术的迅速发展，医学儿科学的基础和临床都取得了长足的进步，无论是病因学、发病机制及诊断，还是治疗与护理等方面都得到了前所未有的深入研究和广泛实践。随着医学模式的转变，传统医学观念的更新，儿科学的许多诊疗技术和原则也发生了很大的变化，为此编撰一本融汇儿科学新进展、新信息和新观念的参考书籍，势在必行。为适应现代临床儿科的需要，我们编撰了这本《实用儿科诊疗护理》。

本书共 17 章，包括儿科各个系统疾病的诊断、治疗与护理，将儿科临床所涉及的各方面知识囊括其中。本书在编撰过程中参阅了大量国内外权威专著及近年来的相关文献资料，内容较为全面，科学实用，条理清晰，层次分明，也同样能够满足儿科学教学和科研工作的需要。同时向所引文献作者表示衷心感谢。

在本书编写过程中，我们有幸得到多位国内知名专家的协助、指导和热情鼓励，在此表示最衷心的感谢；也希望本书能够为我国的儿科学事业的发展做出贡献。

由于编者水平所限，书中不妥之处在所难免，欢迎广大读者批评指正。

编　者
2018 年 10 月于青岛

目 录

第一章　急救部分

第一节　心跳呼吸骤停与心肺脑复苏

心脏骤停(cardiac arrest)是指心脏突然停止搏动,血液循环完全停止,全身器官都处于无血流或极低血流状态,临床上表现为摸不到脉搏、窒息、无意识,呈死亡状态。心肺复苏术(cardiopulmonary resuscitation,CPR)指采用急诊医学手段恢复已中断的呼吸及循环功能,为急救技术中最重要而关键的抢救措施。随着对保护脑功能和脑复苏重要性认识的深化,将复苏全过程称为心肺脑复苏(cardiopulmonary cerebral resuscitation,CPCR)更恰当。

一、病因和发病机制

(一)心搏骤停的原因

1. 继发于呼吸功能衰竭或呼吸停止的疾患:如肺炎、窒息、溺水、气管异物等,是小儿心搏骤停最常见的原因。

2. 手术、治疗操作和麻醉意外。

3. 外伤及意外。

4. 心脏疾病。

5. 中毒。

6. 严重低血压。

7. 水、电解质紊乱及酸碱平衡失调。

8. 婴儿猝死综合征。

9. 迷走神经张力过高。

(二)呼吸骤停的原因

1. 急性上、下呼吸道梗阻:多见于肺炎、呼吸衰竭、患儿痰液堵塞、气管异物、胃食管反流、喉痉挛、喉水肿、严重哮喘持续状态以及强酸、强碱所致的呼吸道烧伤、白喉假膜堵塞等。

2. 严重肺组织疾患:如重症肺炎、呼吸窘迫综合征等。

3. 意外及中毒。

4. 中枢神经系统病变。

5. 胸廓损伤或双侧张力性气胸。

6. 肌肉神经疾患。

7. 继发于惊厥或心脏停搏后。

8. 代谢性疾患。

9. 婴儿猝死综合征。

(三)心搏、呼吸骤停的病理生理

1. 缺氧与代谢性酸中毒。

2. 二氧化碳潴留与呼吸性酸中毒。

3. 能量代谢受累,水、电解质紊乱。

4. 脑缺血再灌注损害。

二、诊断

(一)症状

突然意识丧失,严重呼吸困难或呼吸停止,无反应。

(二)体征

1. 突然昏迷。

2. 瞳孔扩大(心跳停止后 30～40 秒)。

3. 大动脉搏动消失。

4. 心音消失、微弱或进行性心率下降(新生儿＜100 次/分,婴儿＜80 次/分,儿童＜60次/分)。

5. 严重呼吸困难或呼吸停止(心跳停止后 30～40 秒)。

(三)实验室检查

1. 心电监测,心电图示等电位线、心室停搏、心室颤动。

2. 胸片可提示心脏和肺部疾病。

3. 血生化、血气和血糖、血常规检查,提示酸中毒、电解质紊乱、贫血、感染等情况。

注意:诊断中要严格做到四不要,即:①不要等待瞳孔扩大;②不要依赖心电图;③不要等待上级医师;④不要混淆心电活动和心泵活动。凡大动脉搏动或心音消失、意识丧失即可诊断。对可疑病例应先行复苏,不可因反复触摸动脉搏动或听心音而延误抢救治疗。

(四)鉴别诊断

主要针对原发病鉴别。

三、治疗

(一)判断意识、开放气道(airway)

使患者仰卧于平地坚实处或身下垫硬板,轻拍患者的面部或肩部,大声喊叫其名字或其他称呼,判断有无反应。吸出鼻和口腔内分泌物和异物,常用仰头举颏法,去枕,抬高下颌,伸展颈部,保持气道通畅;颈部损伤患者应戴颈托保护颈椎。

(二)人工呼吸(breath)

根据年龄,用复苏气囊给予 12～20 次/分的呼吸,以胸廓抬起为准。

复苏器人工呼吸法:注意选择大小合适的面罩,操作者一手节律性挤压(吸气)、放松(呼气)气囊,另一手固定口罩,使与患儿面部紧密贴合,并托举患儿下颌(EC 手法)(参见仪器操作部分)。

插管后的人工控制呼吸使用复苏气囊,待心跳恢复后接呼吸机。

(三)胸外按压

恢复循环(circulation):充分通气两次后,除观察呼吸是否恢复外,还要确定脉搏是否存在,心跳停止者立即行心脏胸外按压(表 1-1)。

表 1-1 不同年龄小儿心脏按压法

年龄	新生儿	儿童
脉搏触诊	肱动脉和股动脉	颈动脉、股动脉
按压部位	乳头连线中点	乳头连线中点
按压手法	双指按压法 双手环抱按压法	单掌按压法 双掌按压法
按压深度	胸廓下陷 4 cm	胸廓下陷 5 cm
按压速度(次/分)	120	100
按压/通气比例	3:1	气管插管前 30:2(单人) 15:2(双人) 气管插管后一人持续按压,一人负责气囊加压给氧 8～12 次/分

1. 实施方法:使患儿仰卧在木板床上,术者的肩、肘、腕关节应呈一条直线,并与患儿胸骨平面呈直角,利于上身的力量垂直按压胸骨。

2. 注意事项

(1)心肺复苏须分秒必争。

(2)首先清理呼吸道分泌物,气道通畅后才能进行人工呼吸。

(3)胸外按压部位要正确,用力适当,按压与放松时间相等,放松时手不离开患者皮肤,每次按压后要让胸骨复位。

(4)胸外按压与人工呼吸必须同时进行。

(5)心肺复苏必须连续进行,每 5 个循环后(约 2 min),评估 1 次心跳和呼吸,直到心跳和呼吸恢复或医生宣告死亡。

(6)胸外按压有效的指征是可以扪到大动脉(颈动脉、肱动脉、股动脉)搏动。基本生命支持有效的最佳依据是扩大的瞳孔缩小并恢复对光反射;口唇、甲床颜色好转;肌张力增强,有不自主运动;出现自主呼吸。

(四)药物治疗(D)

1. 肾上腺素(1 mg/支;1 mL/支):剂量:肾上腺素静脉或骨髓内 0.01 mg/kg (0.1 mL/kg,1:10 000 溶液),或气管内 0.1 mg/kg。用法:每 3~5 min 重复 1 次,或持续静脉用药 0.05~2.00 μg/(kg·min)。

2. 碱性液 5% $NaHCO_3$:5 mL/kg 用注射用水配成等渗液静推,应用两次肾上腺素无效或血气显示 pH<7.20 时给予。

3. 阿托品:使用指征:导致低血压和低灌注的心动过缓,预防和治疗气管插管时刺激迷走神经所致的心动过缓、房室传导阻滞。用法:0.02 mg/kg,最小单次剂量 0.1 mg,最大单次剂量 0.5 mg,青少年为 1.0 mg。5 min 后可重复给予。最大总量:儿童 1 mg,青少年 2 mg。可静脉、骨髓和气管内给药。

4. 葡萄糖:仅在低血糖时应用。剂量:0.5~1 g/kg,最大浓度 25%。

5. 钙剂:低钙、高钾(非洋地黄中毒时)、高镁血症时应用。用法:10% 葡萄糖酸钙 1~2 mL/kg,最大剂量每次 2.0 g。首次给钙速度不应超过 100 mg/min。

6. 胺碘酮或利多卡因:儿科 CPR 时室颤多与代谢、酸碱平衡失调和电解质紊乱有关,因此消除诱发室颤的原因是治疗的关键。指征:室颤以及在数次电除颤失败或电转复成功后预防室颤复发。胺碘酮:首次 5 mg/kg,30 min 静脉注入。利多卡因:负荷量 1 mg/kg,之后立即给维持量 20~50 μg/(kg·min)。

7. 心跳恢复后的药物治疗:重点是正性肌力药物,如肾上腺素和去甲肾上腺素、多巴胺、多巴酚丁胺等,见表 1-2。

表 1-2　心跳恢复后的药物治疗

药物	速度 μg/(kg·min)	常用剂量 μg/(kg·min)	最大剂量	作用部位	效应
去甲肾上腺素	0.6×kg 数＋100 mL 液体,1 mL/h 速度 =0.1 μg/(kg·min)	0.05~2.0	1 mg	α>β	缩血管、正性肌力
肾上腺素	同上	0.05~2.0	1 mg	β>α	正性肌力、扩张肾血管
多巴胺	6×kg 数＋100 mL 液体,1 mL/h 速度 =1 μg/(kg·min)	0.5~4 4.0~10 11~20	20 μg/(kg·min)	多巴胺受体,β α>β	正性肌力 缩血管
多巴酚丁胺	同上	1~20	20 μg/(kg·min)	β_1 和 β_2	正性肌力、扩血管(β_2)
米力农	同肾上腺素	负荷量 25~75 μg/kg,5~10 min 缓慢静注;维持量:0.25~1.0 μg/(kg·min)	每日不超过 1.13 mg/kg	抑制磷酸二酯酶	正性肌力、扩血管、提高心率

复苏时给药途径:静脉通路,气管内给药,骨髓输液。

(1)建立静脉通路:如原已建立静脉通路,依次选择上腔静脉系统的中心静脉→下腔静脉系统的中心静脉→周围静脉;如尚未建立静脉通路,首选气管内给药,同时行快速静脉穿刺,如穿刺 3 次失败,时间超过 90 秒,即行骨髓穿刺输液。

(2)气管内给药。药物:肾上腺素,阿托品,利多卡因。方法:可用吸痰管或鼻饲管插入气管插管内进行深部给药。肾上腺素按 0.1 mg/kg 用生理盐水稀释至 3～5 mL,一次给入。

(3)骨髓内输液:一般在 1～2 min 内可建立通路。穿刺部位:胫骨粗隆下内侧 1～3 cm。输入液体:同静脉输液。待循环功能好转,静脉通路建立时停止骨髓输液。

(五)心电监测(E)

监测心率、心律及心电波形,可疑心律失常时监测心电图,纠正心律失常。

(六)除颤(F)

具体见除颤仪使用标准操作程序(SOP)。

(七)延续生命支持

1. 监测

(1)每小时观察和记录神志和瞳孔的变化,每日 1 次 Glasgow 评分。

(2)持续心电、血压、经皮血氧饱和度、体温监测。

(3)血气、血电解质和血糖,至少每日 1 次。

(4)需呼吸和循环支持的患者按呼吸衰竭和感染性休克常规监测。

2. 治疗

(1)改善心功能和维持有效循环血量,控制心律失常。首选肾上腺素 0.05～2 μg/(kg·min),根据心律失常的类型选择抗心律失常药物。酌情给予白蛋白、血浆、右旋糖酐 40(低分子右旋糖酐)或中分子羟乙基淀粉。

(2)维持呼吸功能。应用机械通气,保持 pH、PaO_2、$PaCO_2$ 在正常范围。同时防治肺部感染。

(3)纠正水、电解质紊乱及酸碱平衡失调。

(八)脑复苏

1. 维持内环境恒定:维持水、电解质及酸碱平衡,维持正常血压和动脉氧合。

2. 降颅内压。

(1)脱水疗法:20％甘露醇 0.25～0.5 g/kg,每 4～6 h 一次,静注。

(2)激素:地塞米松每次 0.3～0.5 mg/kg,每 12 h 一次,静注。

(3)过度通气:维持 $PaCO_2$ 在 25～30 mmHg(3.3～4.0 kPa),pH 7.45～7.50,PaO_2 100 mmHg(13.3 kPa)。

(4)镇静止惊:抽搐时予地西泮 0.5 mg/kg,静注。

3. 改善脑细胞代谢。

(1)能量合剂。

(2)巴比妥类药物:苯巴比妥 5 mg/(kg·d),每 12 h 一次,口服或静注。

(九)心肺复苏的组织工作

通常由 7~8 人组成,分工如下:

1. 维持气道通畅,进行人工呼吸。

2. 胸外心脏按压。

3. 开放给药途径和给药。

4. 准备器械和药物。

5. 记录抢救过程。

6. 负责组织指挥。

7. 机动。

(十)停止心肺复苏的指征

经 30 min 心肺复苏抢救,心电图仍显示无心肌电活动,临床表现瞳孔固定、散大,无自主呼吸,可停止抢救。由主治医师以上做出决定。

四、预防

积极治疗原发病。

(单既利　王广军　肖芳　林辉)

第二节　急性呼吸衰竭

呼吸中枢和(或)呼吸系统原发或继发病变引起通气或换气功能不足,致使氧吸入和二氧化碳排出功能不能满足机体代谢时称为呼吸衰竭。急骤起病者为急性呼吸衰竭(acute respiratory failure)。

一、病因和发病机制

(一)病因

呼吸道梗阻,肺间质实变,呼吸泵异常(呼吸中枢、呼吸肌和胸廓异常)。

(二)分型

1. 按原发病分:中枢性呼吸衰竭;周围性呼吸衰竭。

2. 按呼吸功能分:通气功能衰竭;换气功能衰竭。

3. 按血气分析分:Ⅰ型,低氧血症型,$PaO_2 < 50$ mmHg(6.7 kPa);Ⅱ型,低氧和高碳酸血症型,$PaO_2 < 50$ mmHg,$PaCO_2 > 50$ mmHg。

(三)发病机制

1. 婴幼儿易发生急性呼吸衰竭与其呼吸系统解剖生理特点有关。

(1)呼吸道特点:呼吸道窄,喉气管软骨软化,咳嗽能力差,易发生上、下呼吸道梗阻和气体滞留。

(2)肺泡直径小,数目少,可能出现肺表面活性物质相对不足,加之胸壁柔软,因此容易发生肺不张、呼吸功能代偿不足等。

(3)呼吸生理特点:呼吸频率快、呼吸中枢调节能力差、易发生呼吸肌疲劳。

2.通气和换气障碍发生机制

(1)呼吸道梗阻、肺不张和呼吸肌疲劳均可导致通气不足,引起 $PaCO_2$ 升高,并伴有不同程度的低氧血症。

(2)换气障碍引起 PaO_2 下降,$PaCO_2$ 可降低、增加或不变。换气障碍的三种机制是:通气/血流比例失调、弥散障碍和肺内动静脉分流。

(四)急性呼吸衰竭的病理生理

1.缺氧对各脏器的影响:缺氧引起肺小动脉痉挛和肺动脉高压,还可使周围化学感受器反射性兴奋呼吸中枢的敏感性下降。中枢神经系统对缺氧最敏感,严重缺氧使脑细胞水肿,颅内压增高,甚至出现昏迷。缺氧还可导致肾、胃肠、肝脏功能损伤和酸碱平衡失调及电解质紊乱。

2.CO_2 潴留对各系统的影响:高二氧化碳血症对机体的影响取决于 $PaCO_2$ 增高的速度和 pH 值,可导致低氧血症、氧解离曲线右移、意识改变、脑血流增加、突触传递抑制、细胞内酸中毒、肾血流和肾小球滤过率减少、高钾血症、药物动力学参数变化。

二、诊断

(一)症状

发热,咳嗽,烦躁,呼吸急促,困难,呼吸节律不齐,昏迷,惊厥等。

(二)体征

1.原发病的临床表现。如:中枢神经系统感染,周围神经系统疾病,胸部、呼吸道、肺部病变或中毒等。

2.呼吸系统的临床表现

(1)周围性:呼吸急促、困难。

(2)中枢性:呼吸节律不齐、呼吸暂停。

3.低氧血症表现

(1)发绀。

(2)神经系统:嗜睡、烦躁、意识模糊、昏迷、惊厥。

(3)循环系统:心率增快,后期可减慢,心音低,血压先高后低,严重缺氧时心律失常。

(4)消化系统:消化道出血,肝功损害,谷丙转氨酶(GPT)升高。

(5)肾功能损害:尿蛋白管型、白细胞,少尿或无尿,严重时肾衰。

4.高碳酸血症表现

(1)早期有头痛、烦躁、摇头、多汗、肌震颤。

(2)神经、精神异常表现：淡漠、嗜睡、谵语、视网膜充血、昏迷、抽搐、视乳头水肿；如有脑水肿可有颅内高压、肌张力增高、意识紊乱、呼吸节律紊乱、瞳孔变化。

(3)循环系统：心率快、血压上升，严重时心率减慢、血压下降、心律不齐。

(4)毛细血管扩张：四肢皮温、皮肤潮红、唇红、眼结膜充血及水肿。

(三)实验室检查

1. 血生化。血钾多偏高，但饥饿、应用脱水剂、利尿剂又可引起低血钾，同时二氧化碳潴留，碳酸氢根代偿性保留，而使血氯相应减少。

2. 血气分析。Ⅰ型呼吸衰竭(低氧血症型)$PaO_2 < 50$ mmHg；Ⅱ型呼吸衰竭(低氧和高碳酸血症型)$PaO_2 < 50$ mmHg，$PaCO_2 > 50$ mmHg。

(四)鉴别诊断

1. 呼吸道梗阻性疾病所致：急性喉炎、会厌炎；气管异物；先天性气管狭窄。
2. 肺部疾病所致：肺炎；胸腔积液、气胸；各种先天性或慢性肺疾患等。
3. 呼吸中枢异常或呼吸肌肉麻痹所致：脑炎、重症肌无力、神经根炎等。

三、治疗

(一)积极治疗原发病，迅速解除病因

(二)气道管理

保持头稍后仰位，气道开放，经常变换体位，清理口鼻腔分泌物，雾化或温湿化给氧，拍背吸痰，每 6 h 一次。

(三)氧疗

酌情选用鼻导管、口罩、头罩和经鼻气道正压通气或气管内插管，机械通气。

(四)液体疗法

1. 液体量 $60 \sim 90$ mL/(kg·d)。若有高热、使用暖箱、痰液黏稠、呼吸深快时，应酌情加液量。心力衰竭、脑水肿、机械通气、肾功能不良时，酌情减液量。

2. 若血钠 < 130 mmol/L，且有细胞外液容量减少，应予纠正。生理盐水 40 mL/kg (3% NaCl，12 mL/kg)提高血钠 10 mmol/L，可分 $2 \sim 3$ 次给予。若为稀释性低钠，无临床症状者，则需限制入量 $40 \sim 60$ mL/(kg·d)和(或)用利尿剂，如呋塞米每次 $1 \sim 2$ mg/kg。

(五)纠正酸中毒

酸中毒 pH < 7.25，可用碱性液。一般用 5% $NaHCO_3$：每次 $2 \sim 3$ mmol($3 \sim 5$ mL)/kg，可先给半量，复查血气后决定是否继用。

注意：呼吸性酸中毒合并代谢性酸中毒患者，如仅给碱性药而未注意改善通气，可使 $PaCO_2$ 升高。

(六)循环支持

1. 强心剂：毛花苷丙、地高辛、多巴酚丁胺、米力农。

2.减轻心脏前负荷:利尿剂。

3.减轻心脏后负荷:酚妥拉明($1\sim10\ \mu g/(kg \cdot min)$)。

4.营养心肌,保证心肌能量代谢:能量合剂,护心通。

(七)代谢—营养支持

首选胃肠内营养和部分胃肠外营养。

(八)机械通气和其他呼吸支持

常规呼吸机应用时机不宜过晚,应在呼吸衰竭所致低氧血症和酸中毒尚未对脏器功能造成损害前应用。

(九)密切监护

1.基本生命体征监护。

2.持续监测经皮血氧饱和度。

3.呼吸系统:呼吸频率、节律,三凹征(胸骨上、下,锁骨上窝及肋间隙软组织凹陷)、鼻翼扇动,发绀,每小时记录1次。

4.循环系统:心率、血压,每小时记录1次。

5.动脉或静脉血气:每12 h记录1次。

四、并发症及处理

1.气胸。患儿进行性呼吸困难,发绀加重,患侧叩诊呈鼓音、呼吸音降低,应拍胸片,必要时胸穿,如确诊张力性气胸,应行胸腔闭式引流术。

2.消化道出血。可并发于应激性溃疡。可用抗酸剂、止血剂。

3.合并感染。肺部感染最常见。应注意加强消毒隔离、无菌操作预防感染,一旦发生应根据病原体药敏实验及早控制感染。

4.心律失常。为常见并发症。应及时纠正低氧血症、低钾血症、心力衰竭等诱发因素。

五、预防

主要是积极治疗原发病,早期呼吸支持,加强呼吸道管理,稳定机体内环境。

（单既利　王广军　肖芳　林辉）

第三节　急性呼吸窘迫综合征

急性呼吸窘迫综合征(ARDS)是由严重感染、休克、创伤等引起的以呼吸窘迫、重度低氧血症为主要表现的急性缺氧性呼吸衰竭。ARDS是重症监护病房(ICU)较常见的危重症之一,病死率较高。

一、病因和发病机制

(一)常见病因

各种原因引起的肺内感染、休克、脓毒症、创伤及烧伤、误吸、溺水等。其他病因包括：中毒，结缔组织病和代谢性疾病，血液病及恶性肿瘤，心肺复苏术后，器官移植，肝肾衰竭，急性胰腺炎，有害气体吸入等。

(二)发病机制

发病机制仍不甚清楚，受多种因素影响。某些因素直接损伤肺泡—毛细血管膜，更多的情况是原发疾患和诱因是远离肺脏的，通过全身炎症反应综合征、代偿性抗炎反应综合征、肺巨噬细胞的始动作用、"二次打击"、炎症介质的诱导性释放、肺脏的易感性等机制引起 ARDS。

二、诊断

(一)症状

ARDS 起病急且隐匿，症状容易被原发病掩盖。常在原发病症状出现后 6～72 h 突然出现呼吸急促、困难，呈进行性加重，发绀等缺氧征明显，且一般吸氧不能缓解。

(二)体征

早期肺部可无体征，随病情进展可出现湿啰音，管状呼吸音或局部呼吸音减低。

诊断标准(1994 年欧美标准)：

1. 急性肺损伤(ALI)诊断标准

(1)急性起病。

(2)氧合指数(动脉血氧分压/吸入氧浓度，PaO_2/FiO_2)＜300(无论呼气末正压即 PEEP 值多少)。

(3)后前位胸片提示双侧肺浸润影。

(4)肺动脉楔压(PAWP)＜18 mmHg(2.4 kPa)或临床上无左心房高压的证据。

具备以上 4 项者可诊断 ALI。

2. ARDS 诊断标准

(1)急性起病。

(2)PaO_2/FiO_2＜200(无论 PEEP 值多少)。

(3)后前位胸片提示双侧肺浸润影。

(4)PAWP＜18 mmHg 或临床上无左心房高压的证据。

具备以上 4 项者可诊断 ARDS。

(三)实验室检查

1. 血气分析。早期以低氧血症为主，$PaCO_2$ 降低，呈呼吸性碱中毒。晚期 CO_2 潴留，呈混合性酸中毒。

2. 胸部 X 线检查。早期仅有肺纹理增粗及少许片状影,继之出现大片间质和实质浸润、肺不张,病灶间肺充气正常,后充气过度。晚期病变可大片融合或呈"白肺样改变"。

(四)鉴别诊断

1. 支气管肺炎合并呼吸衰竭。多以呼吸道感染起病,病情进展较 ARDS 慢,胸片多为一侧为主的肺实质浸润,血气可呈低氧血症,逐渐进展可有 CO_2 潴留。经抗感染、氧疗、支持疗法逐渐恢复。

2. 心源性肺水肿。常有心脏或肾脏病史和体征,或有过量过快输液史。患儿可突然发生呼吸困难,咯血性泡沫样痰,发绀较 ARDS 轻,肺部啰音出现早,胸部 X 线片显示心影增大,肺门两侧片状阴影。经控制输液、利尿、强心和给氧治疗有效。

三、治疗

(一)治疗原发病

如抗感染、抗休克等。

(二)呼吸支持

1. 经鼻持续气道正压通气(NCPAP):早期肺损伤的小婴儿可先试用 NCPAP。

2. 气管插管行机械通气:ARDS 患者宜早期气管插管,在肺保护性通气策略下给予常规机械通气,维持最佳 PEEP。

3. 气管插管指征:$FiO_2 \geqslant 0.5$,$PaO_2 < 60$ mmHg(8.0 kPa)。

4. 机械通气模式

(1)压力控制+PEEP(PCV+PEEP)。

(2)容量控制+PEEP(VCV+PEEP)原则:小潮气量,高频率,低压力。

(3)最佳 PEEP 判断标准:最佳动脉血气、最大氧运输、压力一容量曲线上的曲折点、最大肺静态顺应性、胸部 CT 肺膨胀最佳时的 PEEP 值。

(4)其他通气方式:压力控制一呼吸反比通气+PEEP(PCIRV+PEEP),压力调节容量控制(PRVC)。

5. 控制性高碳酸血症:通常在 $3\sim5$ d 内逐渐使 $PaCO_2$ 在 $60\sim100$ mmHg($8.0\sim13.3$ kPa),pH 达到可接受范围 $7.20\sim7.25$,$PaO_2 > 80$ mmHg(10.7 kPa)。如氧分压低可增加 PEEP 值、延长通气时间等。

6. 高频通气:当常频机械通气难于有效改善氧合,或为达到更好的人机协调,可使用高于正常呼吸 4 倍以上频率(>60 次/分)和非常小的潮气量($1\sim5$ mL/kg)进行通气,目前常用高频震荡通气(HFOV)。

(三)血管活性药物

合并心功能不全或 PEEP 较高时,常需使用血管活性药物,如多巴胺、多巴酚丁胺等(详见"感染性休克"诊疗常规)。

(四)水、电解质及酸碱平衡

1. 在维持血压正常的前提下,适当限制液量。

2. 血细胞比容(Hct)宜在 35％～40％,以保证红细胞携氧能力并不致血液黏稠。

3. 利尿剂:常用呋塞米,每次 1～2 mg/kg,静脉注射。

4. 监测电解质与血气,保持内环境稳定。

(五)肾上腺皮质激素

可根据病情酌情使用,如感染性休克等引起的 ARDS,疑有或确定有肾上腺皮质功能不全时可使用小剂量激素,常用氢化可的松或甲泼尼龙。氢化可的松:3～5 mg/(kg·d),静脉注射,每 6～8 h 一次;甲泼尼龙:1～2 mg/(kg·d),静脉注射,每天或每 12 h 一次。

(六)对症治疗

1. 控制体温。

2. 充分镇静,必要时应用肌肉松剂,常用药物见表 1-3。

表 1-3　常用镇静药物及其用法

药物	用法
咪达唑仑 (15 mg/3 mL;5 mg/mL)	负荷量每次 0.05～0.1 mg/kg,静脉注射 维持量 0.5～6 μg/(kg·min),持续静脉用药
吗啡 (10 mg/mL)	负荷量每次 0.1～0.2 mg/kg,静脉注射 维持量 10～40 μg/(kg·h),持续静脉用药
罗库溴铵 (4 mg/2 mL)	负荷量每次 0.15 mg/kg,静脉注射 维持量 0.05～0.15 μg/(kg·h),持续静脉用药
地西泮(10 mg/支)	每次 0.3～0.5 mg/kg,静脉注射
氯胺酮 (0.1 g/mL)	负荷量每次 1 mg/kg,静脉注射 维持量 1～2 mg/(kg·h),持续静脉用药 或 20～40 μg/(kg·min)
苯巴比妥 (100 mg/支)	首剂 10 mg/kg,肌内注射或静脉注射 维持量 5 mg/(kg·d),每 12 h 一次,口服

(七)其他

1. 抗凝治疗:ARDS 常合并弥散性血管内凝血(DIC),可使用抗凝治疗。常用小剂量肝素,5～10 IU/(kg·h),持续静脉滴注。

2. 营养支持:保证热卡,控制血糖。胃肠功能正常的 ARDS 患儿均应经口、鼻胃管或鼻空肠管进行全胃肠或部分胃肠喂养;对于不能经胃肠喂养的患儿则采取静脉营养,并尽早恢复胃肠喂养。

(八)密切监护

1. 基本生命体征:心率、呼吸频率与节律、血压、持续经皮血氧饱和度、心电监护等,每小时记录 1 次。

2. 水、电解质平衡:每 12～24 h 应查血电解质、血糖 1 次,记录每小时液体出入量。

3. 血流动力学监测：必要时可放置桡动脉导管和中心静脉置管，持续监测动脉血压及中心静脉压（CVP），并每小时记录。

4. 呼吸系统监测：持续监测呼气末 CO_2 分压，每 2 h 记录呼吸机参数，每 6～12 h 查 1 次动脉血气，每日一次胸部 X 片检查。

5. 肺力学参数监测：肺动态顺应性与静态顺应性监测，气道阻力，压力—容量环和流速—容量环监测。

(九)新技术应用

酌情选用 NO 吸入，体外膜式人工氧合法（ECMO），肺表面活性物质（PS）替代疗法等。

四、并发症及处理

1. 气压伤。及时调整呼吸机条件，胸腔穿刺或胸腔闭式引流。
2. 肺炎。防治感染，注意无菌操作。

五、预防

针对病因进行预防。

（单既利　王广军　肖芳　林辉）

第四节　急性心力衰竭

心力衰竭是指静脉回流正常的情况下，由于心脏损害，引起心排血量减少，导致组织血流灌注不足，静脉瘀血而产生的一种临床综合征。急性心力衰竭是儿科 ICU 常见危重症之一。

一、病因和发病机制

1. 容量负荷过重。最常见的有左向右分流型先天性心脏病，如室间隔缺损等。其他有二尖瓣或主动脉瓣关闭不全、贫血、静脉输液过多过快等。

2. 压力负荷过重。心脏收缩时，射血阻抗过大，致压力负荷过重。常见有肺动脉瓣狭窄、主动脉缩窄、肺动脉高压及高血压病等。

3. 心肌本身病变。心肌收缩力减弱如感染性心肌炎、风湿性心脏病、心内膜弹力纤维增生症、扩张型心肌病、川崎病、冠状动脉起源异常、电解质紊乱及内分泌疾病等。

4. 心律失常。心动过速或过缓。

5. 心肌舒张功能障碍。心室舒张性及顺应性减低。如限制型心肌病、肥厚型心肌病、心包填塞、缩窄性心包炎等。

心肌损伤是发生心力衰竭的基本原因。缺血、感染、毒素及机械性应力作用等均可损伤心肌，导致功能正常的心肌细胞数量减少；心排出量降低，从而激活心脏、血管及肾脏等一系列调节机制。心力衰竭早期这些调节机制相互作用有利于提高心搏出量,使心排出量在静息状态时能维持机体需要。随后转为不利因素,促进心衰发展,乃至出现心功能代偿失调的临床征象。

二、诊断

(一)症状

患儿出现烦躁不安,经常哭闹,多汗,尿少,呼吸困难,呼吸急促,发绀等。

(二)体征

1. 交感神经兴奋和心脏功能减退的表现:心动过速,烦躁不安,经常哭闹,食欲下降,厌食,多汗,活动减少,心脏扩大与心肌肥厚,奔马律,末梢循环障碍,发育营养不良等。

2. 肺循环淤血的表现:呼吸急促,喘鸣音,湿性啰音,发绀,呼吸困难,咳嗽等。

3. 体循环静脉淤血的表现:肝脏肿大,颈静脉怒张,水肿,腹痛等。

4. 诊断标准(1985 年全国小儿心力衰竭专题座谈会制订)

(1)具备以下 4 项考虑心力衰竭:①呼吸急促:婴儿呼吸频率>60 次/分,幼儿>50 次/分,儿童>40 次/分。②心动过速:婴儿心率>160 次/分,幼儿>140 次/分,儿童>120次/分。③心脏扩大:体检、X 线或超声心动图检查发现心脏扩大依据。④烦躁、哺喂困难、体重增加、尿少、水肿、多汗、青紫、呛咳、阵发性呼吸困难,具备两项以上。

(2)具备以上 4 项加以下 1 项,或以上 2 项加以下 2 项即可确诊心力衰竭:①肝脏大,婴幼儿肋下≥3 cm,儿童>1 cm,进行性肝脏肿大或伴触痛者更有意义;②肺水肿;③奔马律。

(3)心功能分级:

①婴幼儿心功能分级:

心功能Ⅰ级:无症状,吮乳、活动与正常儿无异。

心功能Ⅱ级:吮乳时可出现轻度呼吸急促或多汗,活动时有轻度呼吸困难,但生长发育尚正常。

心功能Ⅲ级:吮乳和活动有明显的呼吸急促,哺喂时间延长,生长发育尚正常。

心功能Ⅴ级:休息时也有症状,呼吸急促,有三凹征,呻吟,多汗。

亦可按表 1-4 分级。

表 1-4　婴幼儿心功能分级评分表

	0	1	2
每次哺喂量(mL)	>105	75~105	<75
每次哺喂需要时间(min)	<40	>40	>40
呼吸(次/分)	<50	50~60	>60
心率(次/分)	<160	160~170	>170

（续表）

	0	1	2
呼吸形式	正常	不正常	不正常
末梢灌注	正常	不良	不良
奔马律	无	有	有
肝脏（肋下 cm）	<2	2~3	>3

注：总分 0~2 分，无心力衰竭；3~6 分，轻度心力衰竭；7~9 分，中度心力衰竭；10~12 分，重度心力衰竭。

②儿童心功能分级：

心功能Ⅰ级：仅有心脏体征，无症状，活动不受限，心功能代偿。

心功能Ⅱ级：活动量较大时出现症状，活动轻度受限。

心功能Ⅲ级：轻活动稍多即出现症状，活动明显受限。

心功能Ⅳ级：任何活动均有症状，在休息状态也往往有呼吸困难或肝脏肿大。

（三）实验室检查

1. 胸片。对评价心脏大小及肺血流量情况十分重要。

2. 心电图。对心律失常及心肌缺血引起的心力衰竭有诊断及指导治疗意义。

3. 超声心动图。用于观察心脏大小、心内结构、大血管位置、血流方向和速度、心包积液及心功能测定。对于病因诊断及治疗前后心功能评估十分重要。

4. 血气分析。患儿不同血流动力学改变可有不同的血气变化。

5. 血清电解质。常见低钠血症、低氯血症，酸中毒时可有高血钾，用强效利尿剂可致低钾血症。

6. 血常规。严重贫血可导致心力衰竭。

7. 尿常规。可有轻度蛋白尿及镜下血尿。

8. 心肌酶。心肌炎及心肌缺血患者，肌酸磷酸激酶（CPK）、同工酶（CK-MB）升高。

9. 肾功能检查。

（四）鉴别诊断

支气管肺炎：轻度发绀、呼吸急促、心动过速、肝大是心衰或肺部感染的共性体征。吸氧有时有助于鉴别：吸氧后肺源性发绀可减轻或消失，血氧分压升高，氧饱和度正常，而心源性者则改善不明显。肺部满布湿性啰音、胸片肺部有片状阴影者，支持肺部炎症改变。心脏增大、杂音明显、有肺淤血的 X 线改变，则为心力衰竭。必要时行心脏超声检查。

三、治疗

（一）一般处理

1. 半卧位，抬高头肩，下肢低位，以减轻肺淤血和呼吸困难。

2. 吸氧：可给予 NCPAP，在充分氧疗基础上（$FiO_2 > 60\%$）呼吸困难和发绀仍不能缓解,$PaO_2<60$ mmHg(8.0 kPa),可气管插管行机械通气。

3. 镇静:极度烦躁时首选吗啡,用法:0.1~0.2 mg/kg,皮下或静脉注射。

4. 监测心电、呼吸、血压、液体出入量。限制输液速度与液量,尤其是有先天性心脏病患儿,可将液量控制在 60~80 mL/(kg·d)。

5. 完成必要的实验室检查:如血、尿、便常规,C 反应蛋白(CRP)、心肌酶、血生化、血气,心电图、超声心动图、胸部 X 线片等。

(二)去除诱因

治疗原发病。

(三)利尿剂

注意电解质、酸碱平衡、肾功能的监测。

1. 呋塞米:每次 1~2 mg/kg,静脉注射;或 0.2~1.0 mg/(kg·h)持续静脉用药。

2. 氢氯噻嗪:每次 1.0~1.5 mg/kg,一日 2 次或 3 次,口服。

3. 螺内酯:每次 1.0~1.5 mg/kg,每 12 h 一次,口服。

(四)正性肌力药物

1. 洋地黄类:常用地高辛、毛花苷丙等快速洋地黄化,用法见表1-5。

表 1-5　洋地黄类药物负荷量及用法

年龄	地高辛 (0.25 mg/片;0.5 mg/2 mL)		毛花苷丙 (0.4 mg/2 mL)
	口服	静脉	静脉
<2 岁	40~60 μg/kg	30~40 μg/kg	30~40 μg/kg
>2 岁	30~40 μg/kg	25~35 μg/kg	20~30 μg/kg
新生儿	25~30 μg/kg	20~25 μg/kg	20 μg/kg

注:首次给全量的 1/2,余 1/2 分为 2 次,每隔 6~8 h 一次。末次给药后 12 h 开始给维持量,维持量为负荷量的 1/4,分 2 次,每 12 h 一次。

2. 地高辛维持量法:开始即每日使用维持量。地高辛口服 10 μg/(kg·d),每 12 h 一次;静脉用药 8 μg/(kg·d),每 12 h 一次。维持使用时应注意,心率过慢(婴儿≤120 次/分,幼儿≤100 次/分,儿童≤80 次/分)时应停用一次。

注意:应定期监测血药浓度。地高辛有效血药浓度:婴儿 2~3 ng/mL,年长儿 0.5~2.0 ng/mL。当新生儿>4 ng/mL,婴儿>3 ng/mL,儿童>2 ng/mL 时,应注意洋地黄中毒的可能。建议小儿地高辛有效血药浓度维持在 1~2 ng/mL。

禁忌证:原发性舒张功能障碍,如肥厚型心肌病、高血压性心肌病。心室流出道梗阻,如法洛四联症、肺动脉瓣狭窄。

3. 磷酸二酯酶抑制剂:常用米力农、氨力农,用法见表1-6。

表 1-6 米力农及氨力农用法

	米力农(5 mg/5 mL)	氨力农(50 mg/5 mL)
首剂	25～75 μg/kg(5～10 min 静脉注入)	0.75 mg/kg
维持	0.25～1.00 μg/(kg·min)	5～10 ug/(kg·min)
	总量≤1.13 mg/(kg·d)	新生儿 3～5 μg/(kg·min)

4. β受体激动剂

(1)多巴胺:2～20 μg/(kg·min),从小剂量开始,逐渐增加,5～15 μg/(kg·min)对儿童是安全有效的。有室性心律失常、高血压者禁用。

(2)多巴酚丁胺:2～20 μg/(kg·min),亦应从小剂量开始,一般 2～10 μg/(kg·min)效果最佳而副作用小。

(五)扩血管药

凡心力衰竭伴有心室容量负荷和(或)压力负荷过重,即可使用血管扩张药。血管扩张药最常用于:急慢性心肌炎、心肌病;左向右分流先天性心脏病、肺动脉高压引起的心力衰竭;严重心瓣膜反流;心脏手术后心衰;高血压心脏病并发心力衰竭等。

1. 硝普钠:0.5～8.0 μg/(kg·min),持续静脉用药,从小剂量开始逐渐加量。一般不超过 5 d,注意避光输入并防止氰化物中毒。

2. 酚妥拉明:每次 0.1～0.3 mg/kg,静注;亦可 1～15 μg/(kg·min),持续静脉用药。

3. 硝苯地平:每次 0.5 mg/kg,每 6～8 h 一次,口服或舌下含服。

(六)神经内分泌调节剂

常用的为血管紧张素转换酶抑制剂(ACEI)类药物,如卡托普利、依那普利等。

(七)心肌代谢复活剂

1. 1,6-二磷酸果糖:每次 100～250 mg/kg,静脉滴注,速度不超过 10 mL/min,7～10 d 一疗程。

2. 磷酸肌酸:1～2 g/d,静脉滴注,7～14 d 一疗程。

3. 泛癸利酮:每次 10 mg,一日 3 次。

(八)监护

1. 持续心电、呼吸、血压监测,每小时记录心率、心律、血压、呼吸、出入量。

2. 每次应用地高辛前测心率,观察心电图。

四、并发症及处理

洋地黄中毒:主要为心律失常,如期前收缩、房性心律紊乱、窦性心动过缓、不同程度的房室传导阻滞、室性心律失常等,且心律失常有多样性和易变性。心外表现:胃肠道症状,厌食、恶心、呕吐及腹泻;神经系统症状:嗜睡、昏迷。

出现以下任何一项表现者应警惕洋地黄中毒:心衰一度好转后又加重,并有洋地黄中毒的临床表现;用洋地黄过程中出现新的心律失常,或原有的心律失常发生改变;停用洋地黄后,1～3日内心律失常显著改善或完全消失。

五、预防

对先天性心脏病患儿应注意控制液体入量,避免感染。

(单既利　王广军　肖芳　林辉)

第五节　弥散性血管内凝血

弥散性血管内凝血(DIC)是指在某些致病因素的作用下,毛细血管、小静脉、微动脉内广泛的纤维蛋白沉积和血小板聚集形成弥散的微血栓,并由此引起循环功能及其他内脏功能障碍、凝血物质消耗、继发性纤维蛋白溶解、溶血、渗血、出血及栓塞坏死等综合病征。它可以发生在许多疾病的病理过程中,而不是一种独立的疾病。

一、病因和发病机制

(一)病因

1. 严重感染:细菌、病毒、立克次体、原虫、真菌感染等。

2. 恶性肿瘤:急性白血病,特别是急性早幼粒细胞白血病(APL)、淋巴瘤、恶性组织细胞病等。

3. 组织损伤:大手术、体外循环、骨折、大面积烧伤、蛇咬伤等。

4. 医源性疾病:药物(某些生物及酶制剂、纤溶抑制剂、皮质激素、某些解热镇痛药等);手术及其他医疗操作;肿瘤治疗(手术、放疗及化疗后);不正常医疗操作(如溶血性输血反应)等。

5. 其他:恶性高血压、巨大血管瘤、急性呼吸窘迫综合征(ARDS)、急性坏死性胰腺炎、溶血性贫血、急进性肾炎、糖尿病酮症酸中毒、系统性红斑狼疮(SLE)、中暑等。

(二)发病机制

1. 外源性凝血途径激活:可因组织因子、组织因子类似物及具有组织因子样作用的物质进入血流所致,见于严重的组织损伤、癌症播散、大面积烧伤、外科大手术、不合型输血、蛇咬伤等。

2. 内源性凝血途径激活:严重感染、缺血、缺氧、酸中毒、某些药物及血管自身疾病导致血管内皮损伤;细菌、内毒素、病毒、凝血酶直接激活因子Ⅷ。

二、诊断

(一)症状

在原发病表现的基础上有出血倾向,出血程度不一,形式多样。最常见的为皮肤自发性出血,表现为皮肤瘀点、瘀斑,甚至大片紫癜及皮肤黏膜坏死。也可表现为持续性牙龈出血、鼻出血等。

(二)体征

1. 休克或微循环障碍。表现为一过性或持久性血压下降,见于严重的病例,休克的程度与出血量不成比例,以革兰阴性杆菌脓毒症引起的 DIC 为最常见,是病情严重、预后不良的征兆。

2. 多发性微血管栓塞。多发生于脏器深部,临床不易识别,表现与受累器官有关。

(1)肾脏受累:蛋白尿、少尿、无尿。

(2)肺脏受累:呼吸困难、ARDS、呼吸功能不全。

(3)肝脏受累:黄疸、肝功能损害。

(4)肾上腺受累:休克。

(5)皮肤黏膜微血栓:皮肤出血斑点、发绀及灶性坏死等。

(6)消化道受累:恶心、呕吐、出血。

(7)脑组织受累:颅内压增高、意识模糊、嗜睡、昏迷。

3. 微血管病性溶血:表现为进行性贫血、黄疸、血红蛋白尿,血涂片中可见红细胞碎片和破碎红细胞或异形红细胞。

(三)实验室检查

除有关原发病的检查外,还需:

1. 血常规检查。监测血小板计数动态变化,周围血片中见破碎红细胞。

2. 凝血三项或五项。了解凝血功能情况。

3. 纤维蛋白降解产物(FDP)测定。FDP 增高是体内纤溶亢进的标志,但不能鉴别原发纤溶和继发性纤溶。

4. D-二聚体测定。D-二聚体是纤维蛋白的降解产物,增高是继发性纤溶的标志。

5. 抗凝血酶Ⅲ(AT-Ⅲ)测定。肝素的抗凝血酶作用依赖 AT-Ⅲ,AT-Ⅲ 检查被认为具有诊断、指导治疗及疗效监测等方面的意义。

6. 血生化。了解肝肾功能。

7. 血气分析。了解体内酸碱平衡情况。

(四)鉴别诊断

原发性纤溶症:是由于激活纤溶系统的组织型纤溶酶原活化物、尿激酶型纤溶酶原活化物的活性增强等原因引起。临床表现类似 DIC,止血需要抗纤溶剂而不是肝素。

三、治疗

(一)对病因及原发病的治疗

原发病治疗是控制 DIC 的一项根本措施,如积极控制感染、抗肿瘤治疗。原发病不能控制往往是治疗失败的主要原因。

(二)支持治疗

与 DIC 同时存在的缺氧、血容量不足、低血压、休克等可影响治疗结果,应当尽快加以纠正,提高疗效。

(三)抗凝治疗

抗凝治疗是终止 DIC 病理过程,减轻器官功能损伤,重建凝血、抗凝平衡的重要措施。

1. 肝素:10 IU/(kg·h)持续静脉用药,也可皮下注射,剂量为 0.25～0.50 mg/kg,每 12 h 一次。

2. 其他抗凝及抗血小板药物

(1)复方丹参注射液:0.4～0.6 mL/(kg·d),分 2 次使用,连用 3～5 d。

(2)右旋糖酐 40(低分子右旋糖酐):5～10 mL/kg,每日 1～2 次。

(3)双嘧达莫:5～10 mg/(kg·d),加入 10% 葡萄糖中静脉滴注,每日 3 次,速度宜慢。

(4)阿司匹林:10～20 mg/(kg·d),分 2～3 次口服。

(四)抗纤溶药物

一般在继发性纤溶作为主要的出血因素时用。

1. 氨基己酸:每次 0.10～0.12 g/(kg·d),口服或静脉滴注。休克患者慎用。

2. 氨甲苯酸:8～12 mg/kg,每日 2 次,溶解于 50 mL 葡萄糖液中滴注。

3. 氨甲环酸:10～12 mg/kg,每日 1～2 次,静脉滴注。

(五)补充血小板或凝血因子

1. 新鲜血浆:10～20 mL/kg。

2. 血小板悬液。

3. 纤维蛋白原。

四、并发症及处理

多器官功能衰竭,其处理见下节内容。

五、预防

防治原发病是预防 DIC 的关键。

(单既利　王广军　肖芳　林辉)

第六节　多器官功能障碍综合征

多器官功能障碍综合征(MODS)是指严重感染、休克和创伤(包括外科大手术)等后,同时或序贯发生两个或两个以上器官功能不全或衰竭。在概念上强调:①原发致病因素是急性而继发受损器官可在远离原发病部位,不能将慢性疾病器官功能失代偿归属于 MODS;②致病因素与发生 MODS 必须间隔一定时间,常呈序贯性器官受累;③机体原有器官功能基本健康,功能损害是可逆性,一旦发病机制阻断,及时救治器官功能可望恢复。

一、病因和发病机制

(一)病因

1. 组织损伤:严重创伤、大手术、大面积深部烧伤。

2. 感染:为主要病因,尤其脓毒血症、腹腔脓肿、急性坏死性胰腺炎、肠道感染和肺部感染等较为常见。

3. 休克:尤其是创伤出血性休克和感染性休克。凡导致组织灌注不良、缺血缺氧均可引起 MODS。

4. 心脏、呼吸骤停:造成各脏器缺血、缺氧,而复苏后又可引起"再灌注"损伤,同样可诱发 MODS。

5. 医源性:危重病使用高浓度氧持续吸入使肺泡表面活性物质破坏,肺血管内皮细胞损伤;应用血液透析和床旁超滤吸附过程中引起血小板减少和出血;在抗休克过程中使用大剂量去甲肾上腺素等血管收缩药,造成组织灌注不良,缺血缺氧;输液过多引起心肺负荷过大,微循环中细小凝集块出现,凝血因子消耗,微循环障碍等均可引起 MODS。

(二)诱发 MODS 的高危险因素

1. 复苏不充分或延迟复苏。

2. 持续存在感染病灶尤其双重感染。

3. 外科手术意外。

4. 基础脏器功能失调(如肾衰竭)、糖尿病。

5. 大量反复输血,使用抑制胃酸药物。

6. 高血糖、高血钠、高渗血症、高乳酸血症等。

(三)发病机制

1. 循环障碍:微血管的白细胞黏附造成广泛微血栓形成,组织缺氧能量代谢障碍,溶酶体酶活性升高,造成细胞坏死。

2. "缺血再灌注"损伤:心脏骤停、复苏、休克时器官缺血,当血流动力学改善时,血液对器官产生"再灌注",随之细胞线粒体内呼吸链受损,氧自由基泄漏,中性粒细胞激活后发生呼吸暴发,产生大量氧自由基(O_2^-),此外"再灌注"时将次黄嘌呤经黄嘌呤氧化酶作用分解为尿酸,生成大量氧自由基和毒性氧代谢物,继而造成细胞膜或细胞内膜脂质过氧化引起细胞损伤。细胞蛋白质受自由基攻击使膜流体性丧失,促酶功能损害继而细胞器或整个细胞被破坏,引起 Ca^{2+} 内流,细胞进一步受损伤。

3. 炎症反应:致病微生物及其毒素除直接损伤细胞外,主要通过释放炎症介质使机体发生血管内皮细胞炎症反应,通透性增加,凝血与纤溶,心肌抑制,血管张力失控,导致全身内环境紊乱,称"全身炎症反应综合征(SIRS)",常是 MODS 的前期表现。

4. 胃肠道损伤：胃肠道是细菌和内毒素储存器，是全身菌血症和毒血症发源地，而且胃肠道黏膜对低氧和缺血再灌注损伤最为敏感。当创伤、禁食、营养不良、应用抑酸药和广谱抗生素时更易造成黏膜屏障功能破坏。

二、诊断

(一)症状

主要为原发病表现和各脏器功能障碍表现，如呼吸频率或节律改变、黄疸、出血、贫血、腹胀、少尿或无尿等。

(二)体征

1. 体格检查主要为原发病体征和各脏器功能衰竭体征，如低血压、意识改变、出血倾向等。

2. 诊断标准

(1)心血管功能障碍：1 h 内输入等张液体≥40 mL/kg，且有：

①血压下降，低于该年龄组第 5 百分位，或收缩压低于该年龄组正常值 2 个标准差以下。②需用血管活性药物始能维持血压在正常范围(多巴胺>5 μg/(kg·min))，或任何剂量的多巴酚丁胺、肾上腺素、去甲肾上腺素。③具备下列 5 条中的 2 条：不可解释的代谢性酸中毒，碱缺失>5 mmol/L；动脉血乳酸增加，为正常上限 2 倍以上；无尿，尿量<0.5 mL/(kg·h)；毛细血管再充盈时间延长，>5 s；中心和周围温差>3℃。

(2)呼吸系统：①$PaCO_2$/FiO_2<300 mmHg(40.0 kPa)，无青紫性先心病、病前亦无肺疾病。②$PaCO_2$>65 mmHg(8.7 kPa)，或超过基线 20 mmHg(2.7 kPa)以上。③证明需要高氧或吸入氧浓度(FiO_2)>0.5 始能维持氧饱和度>92%。④需紧急侵入或非侵入性机械通气。

(3)神经系统：①Glasgow 昏迷评分≤11 分；②精神状态急性改变，伴 Glasgow 昏迷评分从基线下降≥3 分。

(4)血液系统：①血小板计数<80×10^9/L(80 000/mm³)，或在过去 3 d 内从最高值下降 50%(适用于慢性血液系统疾病/肿瘤患儿)。②国际标准化比值>2(标准化的凝血酶原时间(PT))。

(5)肾脏：血清肌酐为各年龄组正常值上限的 2 倍及以上或较基线增加 2 倍。

(6)肝脏：①血清胆红素>60 mmol/L(4 mg/dL)(新生儿不适用)；②谷丙转氨酶(ALT)>2 倍于同年龄正常值上限。

(三)实验室检查

根据原发病和并发脏器受损情况进行以下实验室检查。

1. 胸部 X 线检查：了解有无肺部病变。

2. 心电图、心脏超声、心肌酶谱等检查：有助于鉴别病因和有无心脏受损。

3. 细菌学检查：对可疑感染进行细菌学检查，如痰液、胸(腹)腔穿刺液、血液、脑脊液、尿液、粪便等培养。

4. 各重要脏器功能检查:包括肝功能检查、肾功能检查、神经系统检查、凝血功能检查等。

5. 血生化和血气分析:了解电解质和内环境情况。

(四)鉴别诊断

主要根据原发病进行鉴别。

三、治疗

以去除病因、控制感染、有效地抗休克、改善微循环为主,重视营养支持,维持机体内环境稳定,增强免疫力,防止并发症,实行严密监测,注意脏器间相互关系,实行综合防治。

(一)治疗原发病

积极治疗原发病,去除诱发因素,是防治多系统和器官衰竭(MSOF)的关键。

(二)脏器功能支持疗法

MODS 的治疗策略仍然以支持治疗为主,主要是纠正器官功能障碍已经造成的生理紊乱,防止器官功能进一步损害,通过延长治疗时间、消除致病因素,促进脏器功能逐渐恢复。

1. 加强呼吸支持:ALI、ARDS 时呼吸机辅助呼吸应尽早使用。潮气量宜小,防止气压伤。吸氧浓度不宜长时间超过 60%,否则可发生氧中毒和肺损害。PEEP 可预防肺泡萎陷,提高功能残气量及增加肺泡通气,减少肺内分流,改善氧合,但需注意对心脏、血管、淋巴系统的影响,压力宜渐升缓降。可进行保护性允许性高碳酸血症通气。加强气道湿化和肺泡灌洗是清除呼吸道分泌物、防治肺部感染、保护支气管纤毛运动的一项重要措施。

2. 改善心脏功能和血液循环:MODS 常发生心功能不全、血压下降、微循环淤血、动静脉短路开放血流分布异常、组织氧利用障碍,故应对心功能及其前、后负荷和有效血容量进行严密监测,确定输液量、输液速度,晶体与胶体、等渗与高渗液的科学分配,血管活性药合理搭配,在扩容基础上联合使用多巴胺、多巴酚丁胺等。白蛋白、新鲜血浆不仅补充血容量,有利于增加心搏量,而且可维持血压及胶体渗透压,必要时可输全血。血管扩张剂可减轻心脏前、后负荷,增大脉压。必要时可应用洋地黄强心。在纠正脓毒性休克时,去甲肾上腺素或多巴胺是首选的血管升压药。不建议动脉血 pH≥7.20 时对低灌注引起的乳酸中毒使用碳酸氢钠。

3. 防治肝功能衰竭:严重感染、重度胃肠功能紊乱、急性中毒、严重多发创伤(重度肝损伤)等均可造成肝功能不全或衰竭。尚无特效治疗方法,但通过控制感染,加强营养及使用保肝药物等对肝功能衰竭有一定的作用,同时可考虑血液净化。

4. 防治肾衰竭:注意扩容和维持血压,避免或减少用血管收缩药,保证和改善肾血流灌注,多巴胺和酚妥拉明、硝普钠等扩肾血管药物,具有一定保护肾功能作用。早期使用血液净化疗法,可降低急性肾衰的病死率,并防止其他系统脏器衰竭的序贯发展;床旁血液透析和持续动静脉超滤(CAVHD)及血浆置换清除内毒素具有较好效果,是目前抢救

MSOF 的有效方法之一。呋塞米等利尿药对急性肾衰有一定疗效,但注意过大剂量反而使肾实质损害加重。

5. 防治胃肠出血与麻痹:消化道出血时禁食,胃肠减压,应用止血药物,合理使用抗酸剂及 H_2-受体阻滞剂,可预防应激性溃疡的发生。中药大黄具有活血止血、保护肠黏膜屏障、清除氧自由基和炎症介质、抑制细菌生长、促进胃肠蠕动、排出肠道毒素等作用,对胃肠道出血、保护胃肠功能有较好疗效,剂量 3～10 g,每日 2～3 次灌肠。

6. 防治 DIC:与原发病常互为因果,需早检查早治疗,一旦血小板进行性下降,有出血倾向应尽早使用肝素,因 MODS 各器官损害呈序贯性而 DIC 出现高凝期和纤溶期可叠加或混合并存,故肝素不仅用于高凝期,而且亦可在纤溶期使用,给药方法采用输液泵控制静脉持续滴注 5～10 IU/(kg·h),避免血中肝素浓度波动。补充血小板悬液,新鲜全血或血浆、凝血酶原复合物和各种凝血因子等有较好疗效。

(三)营养支持

MODS 机体常处于高代谢状态,热能消耗极度增加,由于体内儿茶酚胺、肾上腺素、胰高血糖素等升血糖激素分泌亢进,而内源性胰岛素阻抗和分泌相对减少,又因肝功受损,治疗中大剂量激素应用和输糖过多导致难治性高糖血症和机体脂肪利用障碍,造成支链氨基酸消耗过大,组织蛋白分解,出现负氮平衡,同时蛋白急性丢失,器官功能受损,免疫功能低下。营养支持的目的如下:

1. 补充蛋白质及能量过度消耗。

2. 增加机体免疫和抗感染能力。

3. 保护器官功能和创伤组织修复需要。热卡分配:30%～40%的热能以脂类供应,糖类不作为主要的热能供源,以免导致脂肪肝及高碳酸血症,并应重视各类维生素和微量元素补充。

另外,静脉营养很重要,但不能完全代替胃肠营养,在肠道功能允许时,尽可能进行肠内营养。

(四)免疫与感染控制

重点在于控制院内感染和增加营养。由于 MODS 患者细胞、体液免疫、补体和吞噬系统受损易产生急性免疫功能不全,增加感染几率。应选用抗革兰阴性杆菌为主的广谱抗菌药,注意防治真菌。

(五)密切进行监护

1. 监测患者血流动力学、呼吸功能及体温。

2. 监测胃肠黏膜 pH 值,可及时发现胃肠道功能状态和组织氧利用的变化。

3. 监测脑、肝、肾、凝血及免疫功能变化。

4. 血常规、血生化、动脉血气分析及凝血功能的监测。

5. 积极进行病原学检查。

四、预防

(1)快速充分复苏,提高血压与心功能,改善微循环,保证组织供血、供氧。

（2）清除坏死组织和感染病灶，控制脓毒症，合理使用抗生素，避免二重感染发生。

（3）维持胃肠功能，保证充分供氧。

（4）及时使用辅助通气，做好气道管理，避免"呼吸机相关性肺炎"发生。

（5）重视营养支持，增强免疫力、抵抗力和脏器功能保护。

（6）严密监测，注意脏器间相关性，实施综合防治。

（单既利　李晶　肖芳　林辉）

第七节　急性中毒

当大量毒物短时间内经消化道、呼吸道、皮肤黏膜等途径进入人体，致使机体受损而发生功能障碍时称为急性中毒。以幼儿及学龄前儿童最易发生。

一、病因和发病机制

1. 小儿中毒的常见原因

（1）小儿年幼无知，好奇心强。

（2）家长或保教人员误将外用药给小儿内服，饮食卫生差或烹调不合理致食物中毒。

（3）医务人员失职造成小儿错服药或服药剂量过大以致中毒。

（4）被谋害或自杀。

2. 中毒的途径

（1）经胃肠吸收：最多见，约占中毒的 83.3%，多为急性。如食物中毒、误服各种药物、灭鼠药中毒、有毒动植物中毒等。

（2）经呼吸途径：一些有毒气体，如一氧化碳、喷洒有机磷农药时经呼吸道吸入引起中毒。

（3）经皮肤吸收：皮肤黏膜直接接触或破损后经血液循环侵入机体造成损害，如农药污染衣服、酒精经皮肤吸收、蜂刺、动物咬伤、蝎蜇、强酸、强碱中毒等。

（4）经注射中毒。

3. 中毒的机制

（1）干扰酶系统。

（2）阻抑血红蛋白的携氧能力。

（3）变态反应。

（4）直接化学性损伤。

（5）麻醉作用。

（6）干扰细胞膜或细胞器的生理功能。

二、诊断

(一)症状

诊断小儿急性中毒时应紧密结合病史,尽可能了解中毒毒物名称和中毒量、准确的中毒时间、中毒发生的现场情况。对突然起病,不明原因的呕吐、惊厥、意识障碍和(或)多器官受累,且病情呈进行性加重的患儿应特别警惕急性中毒的可能。典型病例有明确误服或接触毒物史,无明显感染征象。值得注意的是,同一种毒物的症状与体征在不同个体可有不同的表现,相同的临床表现可能是由不同的毒物引起(表 1-7)。

表 1-7 有诊断意义的中毒特征

临床特征	常见中毒的种类
呼气、呕吐物有特殊气味:	
蒜臭	无机磷、有机磷、砷、镁、锌、铊等
硫臭味	含硫化合物
杏仁味	含氰苷及氰酸类
异味	煤油、酒精、碳酸、来苏、烟草、有机氯、氨水、乙醚等
口干渴、皮肤干燥、潮红	阿托品类
流涎、大汗	有机磷、毒蕈、砷、汞、水杨酸类
口、唇、面颊樱桃红色	一氧化碳、氰化物等
面部皮肤潮红	阿托品类、乙醇、烟草酸、血管扩张药
皮肤发绀但呼吸困难不显著	高铁血红蛋白血症、亚硝酸盐、磺胺类、含硫化合物
呼吸困难而无发绀	一氧化碳、氰苷及氰酸、砷、汞
幻视、幻听、乱语、躁狂	阿托品类、氯丙嗪、异丙嗪、毒蕈、酒精、樟脑、大麻
见光部位水肿	植物日光性皮炎
脱发	铊、砷、麦角、环磷酰胺
失明	奎宁、甲醇、一氧化碳、氯仿
色视	山道年、洋地黄、大麻
心动过速、心律失常	洋地黄、夹竹桃、蟾蜍、奎宁、钡
肺水肿	有机磷、毒蕈、毒气、氨、溺水
肌肉震颤抽动	有机磷、敌敌畏、钡、汞、烟碱、异烟肼
肌肉麻痹	肉毒杆菌、河豚、蛇咬伤、野芹、乌头
尿蓝绿色	亚甲蓝、酚、麝香草酚、水杨酸苯酯等

(二)体征

除注意患者生命体征外,应检查皮肤黏膜有无损伤、水疱、溃烂、发绀,瞳孔大小与对光反应,心率及节律变化,肺内啰音,肝脏大小,神经反射及意识状态变化。还应注意呼出气的味道和衣服、口袋中的遗留物,以提供诊断线索。

(三)实验室检查

1. 毒物鉴定。尽可能保留患儿的血、尿、便、呕吐物或洗胃物等(表 1-8,其中血:普通红管 2 mL;尿:15 mL),送往毒物鉴定中心鉴定。

表 1-8　常见毒物中毒时宜采集的体液标本

毒物种类	胃内容	尿	血	大便
有机物	+++			+
氰化物	+++		+++	
醇	+++	+	+	
巴比妥盐	+++	++	++	
一氧化碳			+++	
酚	+++	++		+
生物碱	+++	++		
吗啡阿片	++	+++		
砷	+++	++	+	++
汞	+++	+		++
铅	+	+	+	++

注:+++首选;++次选;+尚可选。

2. 毒物筛查对象。凡急性起病、有多脏器受损症状、不能以一种疾病解释的,尤其数人同时发病而症状相似者,应高度怀疑中毒。下列情况更应注意有中毒可能,应及时进行毒物筛查。

(1)急性起病,年龄 1~5 岁。

(2)日常有嗜异癖。

(3)环境中有毒物存在,如家中有农药,院中有野果,周围有药厂或化工厂。

(4)亲属有精神病患者或其他慢性病患者。

(5)出现意识状态改变及多脏器功能损害。

(6)呼出气体有异味。

三、鉴别诊断

中枢神经系统感染:中毒的患儿除明确的病史外,常无典型发热、头痛、呕吐等中枢神经系统感染症状,必要时可行腰穿,检查脑脊液。

原因不明的急性多脏器功能障碍应考虑中毒诊断。同时与其他多脏器受累的疾病相鉴别,如感染、结缔组织病等。

四、治疗

积极救治,不可延误。在未明确毒物的性质时,按一般的中毒治疗原则救治患者。

要尽快阻断毒物对机体的损害;维持重要生命器官的功能和促进解毒和排泄。

(一)立即清除毒物,减少吸收

1. 经皮肤、黏膜中毒:脱去污染衣物,用清水冲洗皮肤、毛发,剪去污染指/趾甲。酸性毒物可用小苏打水或肥皂水冲洗,碱性物质可用淡醋。眼睛有污染时用生理盐水或清水冲洗,注意保护角膜。

2. 经消化道中毒

(1)催吐:发现患儿食入毒物后立即用压舌板刺激患儿咽弓、咽后壁,也可让患儿先饮水再催吐。适用于年龄较大、神志清醒和合作的患儿。一般在中毒后6~8 h以内进行。严重腐蚀性毒物中毒、持续惊厥、昏迷和严重心肺疾患者禁忌催吐。

(2)洗胃及保护胃黏膜:距摄入毒物时间在12 h以内的患儿均可进行洗胃,有机磷中毒或其他严重中毒者超过12 h也应洗胃。昏迷患儿洗胃前应先行气管插管。洗胃时可选择相应的拮抗剂、生理盐水或1∶(2 000~5 000)的高锰酸钾液,经加温后,每次洗胃液量为患儿胃容量1/2左右。强腐蚀性毒物中毒者禁忌,持续惊厥及心肺功能不稳定者慎用。还可使用牛奶、蛋清、豆浆等保护胃黏膜。首次抽出物送毒物鉴定。

(3)导泻:每次25%硫酸镁0.4~0.5 mL/kg,加水50~250 mL口服或经胃管注入。

(4)洗肠:适用于毒物摄入时间超过4~6 h者,用"Y"形管或肛管以1%温盐水1 000~3 000 mL洗肠,直至洗出液变清。

(5)活性炭:活性炭可吸附大多数药物及化学物质而不被吸收,有"肠道透析"作用,减少肠肝循环。首剂1~2 g/kg(配成25%溶液),以后0.5 g/kg,每4~6 h一次,口服或经胃管注入。实际给予量应根据患儿耐受程度而定,耐受差者可分次给予。另亦可使用活性炭灌肠。

3. 经呼吸道中毒(吸入中毒)

(1)立即转移患儿,远离中毒环境,保持呼吸道通畅。

(2)吸氧,尤其是一氧化碳中毒时。

(3)如呼吸困难或意识障碍,可给予无创或有创机械通气。

(4)防治肺水肿,湿化气道。

(二)促进毒物排泄

1. 利尿

(1)鼓励患儿多饮水,静脉输液。

(2)利尿剂:输液后1 h左右可给予呋塞米0.5~1 mg/kg,静脉注射。

(3)注意水、电解质及酸碱平衡。

2. 碱化尿液:水杨酸、巴比妥等弱酸性物质可通过碱化尿液而促进其排泄。可给予5%碳酸氢钠1~2 mL/kg,静脉输入,注意酸碱平衡。

3. 血液净化:包括血液透析(HD)、血液灌流(HP)、血液滤过(HF)、血浆置换(PE)、持续动静脉血液滤过透析(CAVH-DF)等,应根据毒物的分子量、血浆蛋白结合率以及患儿的肝、肾功能等情况做相应选择。在净化过程中应注意电解质、酸碱平衡,血压稳定,防止出血、血栓栓塞、心功能不全、休克等发生。

4. 高压氧治疗：为治疗一氧化碳中毒的最有效措施。

(三)解除毒物毒性

根据不同的毒物使用特效解毒药治疗

(四)一般治疗

1. 保暖，吸痰及补液，必要时可输血或血浆。

2. 控制惊厥，抗休克，抢救呼吸功能衰竭，纠正水和电解质紊乱，治疗和保护重要脏器功能。

3. 预防和治疗继发感染。

五、预防

加强宣教，教育家长对药物、农药、危险品合理放置，教育儿童，杜绝意外事件发生。

(单既利　王广军　王菲　林辉)

第八节　急性脑水肿与颅内压增高

颅内高压综合征(intracranial hypertension syndrome)是各种原因所致颅内容物(脑、脑脊液、血液)体积增加，超过颅腔代偿能力而引起颅内压力升高所造成的一系列临床症状，是常见的危急重症之一，当颅内压过高发生脑疝时，可引起患儿突然死亡。

一、病因和发病机制

脑水肿是引起小儿急性颅内压增高的主要原因。颅内肿瘤、颅脑外伤、颅内出血、硬膜下积液、先天性或后天性脑积水也是常见原因。脑水肿指脑实质液体增加而引起的脑容积增加，是中枢神经系统受内源性或外源性刺激所产生的非特异性反应，液体可蓄积在脑细胞内与细胞间。

引起脑水肿的原因为：

(1)急性感染。颅内与全身感染(如中毒型痢疾、重症肺炎、败血症、暴发性肝炎等)，均可发生脑水肿。

(2)缺氧。颅内损伤、窒息、心跳骤停、休克、癫痫持续状态、一氧化碳中毒、严重心力衰竭等均可导致脑缺氧，严重缺氧数分钟即可发生脑水肿。

(3)中毒。如铅或其他重金属、食物(白果)、农药(如有机磷)、兽用药、酒精、药物(如苯巴比妥、四环素、维生素 A 等)。

(4)水电解质紊乱。低钠、水中毒、酸中毒。

(5)其他。高血压脑病、瑞氏综合征(Reye's syndrome)、输液输血反应、突然停止使用激素、脑膜白血病等。

二、诊断

(一)症状和体征

患儿可有剧烈头痛,清晨重,可因咳嗽、用力、身体前屈、输液而加重。小婴儿表现烦躁不安,用手拍打头部。喷射性呕吐,多发生在早晨。惊厥,意识障碍迅速出现并加深;体温调节及呼吸、循环障碍,肌张力改变及颅骨改变,血压升高,眼球突出,球结膜充血水肿。前囟膨隆紧张。出现呼吸暂停、潮式呼吸、下颌运动,多为头痛前驱症状。

(二)诊断指标

1. 主要指标和次要指标

(1)主要指标:①呼吸节律不整;②瞳孔大小改变或不等大;③前囟隆起或紧张;④高血压(>年龄×2+100 mmHg),除外其他原因的高血压;⑤视乳头水肿。

(2)次要指标:①意识障碍;②惊厥或四肢肌张力增高;③呕吐;④头痛;⑤静注甘露醇 1 g/kg,症状于 4 h 内明显改善。

根据主要指标一项,次要指标两项以上可初步诊断。

2. 脑疝诊断

(1)小脑幕切迹疝(颞叶沟回疝):突然出现患侧瞳孔先缩小后扩大,对光反射消失,昏迷、呼吸节律不整加重。

(2)枕骨大孔疝(小脑扁桃体疝):双侧瞳孔散大,对光反射消失,眼球固定,肌张力降低,呼吸不规则或停止,昏迷迅速加深。

(三)实验室检查

1. 脑脊液压力测定。在颅内压明显增高时,腰穿有导致脑疝的危险,应先静注甘露醇半小时后再穿刺测压以确保安全。脑脊液压力直接测定:婴幼儿>100 mmH$_2$O(0.98 kPa);3 岁以上小儿>200 mmH$_2$O(1.96 kPa)。

2. 头颅 CT 或磁共振(MRI)。为非损伤性方法,可观察脑水肿部位、程度、脑室扩张及移位情况,并可协助判断颅内压增高的原因。

3. 经颅多普勒超声(TCD)。可床边无创检测颅底 Willis 环大动脉的血流动力学参数,有助于判断颅内高压及程度。

4. 颅骨拍片、超声波检查、脑电图、磁共振(MRI)等均有助于颅内占位性病变与脑水肿的诊断。

(四)鉴别诊断

1. 小儿高渗性脱水。多为 6 月龄以下婴儿(肾脏浓缩功能差),高热、出汗,可发生惊厥、意识障碍,颅内压正常或偏低,高血钠,高渗透压。

2. 良性颅内压增高综合征。起病可急可缓,持续一周或更久,除颅内压增高外,无其他症状。

3. 新生儿期疾病。可因围生期窒息、缺氧缺血性脑病、产伤、颅内出血及先天性脑积水等导致急性颅内压升高。

4. 婴幼儿期疾病。脑积水、硬膜下血肿、硬膜下积液（多继发于感染）、颅内占位病变、脑膜炎或脑炎、瑞氏综合征、良性颅内压增高、中毒等。

5. 儿童及少年期疾病。中枢神经系统感染、颅内占位病变、中毒、颅内血管畸形等。

三、治疗

1. 病因治疗。抗感染、抗休克，严重中毒者行血液净化。

2. 一般治疗。上半身抬高15°～30°角（脑疝时平卧），翻身每6 h一次，头部正中位。避免一切使颅内压增高的因素，如强烈刺激、搬动、颈部扭转或屈伸，腹部加压排尿，及时处理高热、抽搐、咳嗽。

3. 液体疗法

(1) 原则：

①在维持有效循环血量和血压的前提下，使机体处于轻度脱水状态，避免片面强调限制液量而致过度脱水状态。②根据病情不同阶段，决定输液与脱水的速度，而不是在24 h内均匀输入。③强调维持内环境稳定：保持酸碱、水、电解质平衡，维持血糖、体温和动脉氧合正常水平。

(2) 具体方法：

①总液量：每天800～1 200 mL/m²，总张力1/3～2/3，如休克和脑水肿并存或交替出现时，则应根据主要矛盾决定"补"或"脱"的量和速度，并随时做出调整。②纠正酸中毒：酌情给予5% NaHCO₃ 2～5 mL/kg，使pH维持正常或略偏碱性状态。③甘露醇：每次0.5～1.0 g/kg，每4～6 h一次，脑疝时可加大剂量至2 g/kg。病情好转后先减量，后减次数。④呋塞米：每次1～2 mg/kg，每6～12 h一次。⑤乙酰唑胺（醋氮酰胺）：多用于慢性脑积水患儿，以减少脑脊液生成，剂量20～30 mg/(kg·d)。

4. 其他降颅内压治疗

(1) 肾上腺皮质激素：地塞米松0.5～1.0 mg/(kg·d)，每12 h一次，静脉注射。

(2) 冬眠疗法或亚冬眠疗法：氯丙嗪和异丙嗪每次1 mg/kg，静脉注射，每4～6 h一次，同时给予物理降温。

(3) 镇静止惊：苯巴比妥钠负荷量10～20 mg/kg，肌内注射，12 h后给予维持量每次2.5 mg/kg，每12 h一次；或地西泮0.1～0.3 mg/kg，静脉注射，必要时重复；还可用苯妥英钠、水合氯醛等。

(4) 保护和维持脑代谢功能：脑代谢活化剂如胞磷胆碱（胞二磷胆碱），脑苷肌肽，单唾液酸四己糖神经节苷脂（GM-1），细胞色素C，三磷酸腺苷（ATP），辅酶A等。

(5) 严重急性颅内压增高，及时请神经内外科会诊，考虑及早行脑室内或硬膜下穿刺减压。对脑积水者，可采用侧脑室持续闭式引流、脑室—腹腔分离术等。

5. 监测

(1) 中枢神经系统：

①意识障碍程度，Glasgow评分，每天1～2次。②瞳孔大小及反射，每小时一次。

③惊厥发作表现、肌张力。④呼吸节律。⑤前囟张力。

（2）循环、呼吸系统：持续 ECG、HR、呼吸频率（RR）、经皮血氧饱和度（TcSO₂）、T 监测。必要时置动脉短导管、测 CVP。

（3）其他：24 h 出入量（尿潴留或血压不稳时置导尿管），动脉血气，血生化，TCD 等。

四、预防

主要是针对病因预防，预防感染、缺氧、中毒等。

（单既利　王广军　肖芳　林辉）

第九节　癫痫持续状态

癫痫持续状态（status epilepticus，SE）是指一次惊厥发作长达 30 min 以上，或反复频繁发作 30 min 以上，患者于发作间歇期意识仍不恢复者；是儿科常见的急症之一，处理不当或不及时，会有生命危险，存活者亦可因惊厥性脑损伤而致神经系统后遗症。

一、病因和发病机制

（一）病因

1. 中枢神经系统疾患：感染、脑血管疾病、出血、外伤、脑瘤、Reye 综合征。
2. 缺氧性疾病：窒息、呼吸循环衰竭、高血压脑病。
3. 代谢性紊乱：低钠、低钙、低镁、低血糖。
4. 中毒：药物、食物、重金属。
5. 特发性癫痫，长期服药突然停药。
6. 影响神经系统的遗传代谢病。

（二）病理生理

惊厥时神经元反复放电，脑代谢率增加极快，耗氧增加，造成脑缺氧，加以二氧化碳生成增多，脑血流量增加，形成脑水肿。此时，全身肌肉抽搐，气道受阻，可使呼吸循环功能紊乱，呼吸节律不整至停止，引起全身缺氧，血压异常及酸中毒，低氧血症，高碳酸血症，低血糖，氮质血症等一系列代谢紊乱，同时出现高热。

二、诊断

（一）症状

根据惊厥发作时的表现可分为：

1. 全身性。强直—阵挛性癫痫持续状态、强直性癫痫持续状态、阵挛性癫痫持续状态、肌阵挛性癫痫持续状态。

2.部分性。简单部分运动型持续状态、小儿特异性半身阵挛性癫痫持续状态、局限性持续不全性癫痫持续状态。

3.非抽搐性癫痫持续状态。全身性:典型失神持续状态;部分性:复杂部分性发作。

(二)体征

1.癫痫发作的全身和局部表现,伴意识障碍、口唇发绀等缺氧表现。

2.双肺可有痰鸣音、心率增快、血压升高等。

3.有代谢病患儿可合并肝脾肿大等。

4.肌力和肌张力改变,病理征阳性。有脑水肿颅内高压的体征。

5.体温升高、脱水、酸中毒。

(三)实验室检查

1.脑脊液常规、生化、脑电图、CT、MRI、必要时脑血管造影、颅骨片。

2.血生化、肝功能、胆红素、血氨、血乳酸。

3.血和尿毒物检查:尿常规、尿筛查及抗癫痫药物血浓度测定。

4.呼吸系统检查:胸片、血气。

5.血常规,C反应蛋白(CRP)。

6.病原学检查:血培养、集落刺激因子(CSF)培养、鼻咽拭子培养。

7.凝血功能检查。

三、治疗

治疗原则。保持气道通畅和氧合,立即控制惊厥,对症处理,寻找病因并进行干预。

1.通畅气道和给氧,可应用牙垫、口、咽通气道。并随时吸出气道内分泌物。此类患儿均有脑缺氧存在,故均应给氧。

2.建立静脉通道,以保证输液和抗惊厥药物顺利进入。

3.循环支持,维持血压正常。

4.抗惊厥药应用。原则要迅速、足量、持续。必须静脉给药,使药物能尽快达到控制惊厥的血浓度。一般惊厥持续 5 min 以上,即静脉给予止惊药物,对静脉注射困难者,可考虑直肠灌注水合氯醛或肌内注射苯巴比妥等其他途径。惊厥控制后,改为维持量。首选西泮类药物。

(1)地西泮(Diazepam,Valium):0.3～0.5 mg/kg(最大量 10 mg),静脉用药,缓慢推注(以每分钟 1 mg 为宜)。若惊厥未缓解可 5～15 min 后重复一次,连用不超过 3 次。副作用为呼吸抑制、血压下降、血栓性静脉炎等。

(2)咪哒唑仑(Midazolam):0.15～0.50 mg/kg,1～2 min 内静脉给予,最大剂量每次 5～10 mg,脂溶性好,半衰期短,可持续静脉用药 0.5～6.0 μg/(kg·min)。

(3)苯巴比妥(Phenobarbital):10～20 mg/kg,10～20 min 起作用。12 h 后可用维持量每天 5 mg/kg,分成 2 次用药。副作用有呼吸抑制、低血压等。有效血浓度 15～40 mg/L。

（4）硫喷妥钠（Thiopental）：为超短时作用的巴比妥类药物，每次 10～20 mg/kg，配成 2.5％溶液肌内注射，或以 5 mg/(kg·min)的速度静脉滴注。

（5）利多卡因（Lidocaine）：首次 2 mg/kg，持续静脉用药 4～10 mg/(kg·h)，血浓度达 2 mg/mL。

（6）水合氯醛：每次 40～60 mg/kg，加用 1～2 倍生理盐水稀释后灌肠。一次最大量不超过 1 g。

5. 对症处理

（1）减轻脑水肿。

（2）纠正水、电解质失调及酸碱平衡紊乱，控制高热及感染等。

（3）病因治疗。

（4）外伤的防护：由于突发性抽搐可引起摔跌、唇舌咬伤、颞颌关节脱臼及骨折，易摔跌头部可致颅骨骨折及颅内血肿、脑及脑干挫裂伤，须作进一步检查及处理。要注意保护患者，防止自伤或伤人。

6. 监护

（1）中枢神经系统：抽搐发作时必须严密观察，终止后 24 h 内严密监测神志、Glasgow 评分、瞳孔反射、眼球运动、呼吸节律、肢体肌张力及对刺激的反应。每 1～2 h 记录 1 次。

（2）呼吸系统：观察频率、节律、三凹征、发绀，每 1～2 h 记录 1 次。血气每日 1～2 次，必要时放置动脉导管。

（3）循环系统：血压、心率每 1 h 记录 1 次，持续 EKG、经皮血氧饱和度($TcSO_2$)监测。

（4）血 Na^+、K^+、Mg^{2+}、Ca^{2+}、血渗透压、血糖、尿酮体，每日一次。

（5）全日出入量，留置导尿管。

（6）监测抗癫痫药物血浓度。

四、预防

应预防容易引起癫痫持续状态的疾病及诱因，如预防颅内感染，减少颅脑外伤，防治围生期脑损伤。对癫痫患儿应指导规律服药等。

（单既利　王广军　肖芳　林辉）

第十节　低血容量性休克

由于大量失血、失液、血浆丧失等原因，引起血容量急剧减少，而出现循环衰竭的现象，称为低血容量性休克。

一、病因和发病机制

大量失血、失液、血浆丧失。儿科常见频繁呕吐、腹泻、大量水分丢失；消化道出血、大咯血、凝血机制障碍引起的出血性疾病；大面积烧伤，血浆大量渗出也使血容量锐减而致休克。以上原因均导致血容量减少，心排出量降低，血压下降，发生休克。

二、诊断

(一)症状

原发病表现，如腹泻，呕吐等，还可有烦躁、意识改变等。

(二)体征

1. 原发病不同，临床表现不一。

2. 出血性休克均有急性大出血的病史，临床表现与出血量及出血速度有关。失血量达到30%以上时，出现四肢厥冷，出冷汗，少尿或无尿，神志恍惚，血压下降。

3. 重症腹泻患儿，体液丢失量大时，可出现四肢厥冷、皮肤黏膜干燥、尿量减少、脉搏细弱、血压下降等循环衰竭征象。

(三)实验室检查

1. 血常规检查。失血时血红蛋白降低。

2. 血气分析。多有不同程度的代谢性酸中毒，提示组织缺氧。

3. 心肌酶、肝功能、肾功能、电解质等检查有利于了解各重要脏器功能状态。

4. 血乳酸若增高，提示组织缺氧。

三、治疗

(一)扩容，补充血容量

迅速建立静脉或骨髓输液通道，首剂常用生理盐水 20 mL/kg，10～20 min 推注，然后根据血流动力学和血常规结果决定是否继续补液以及补液性质和剂量，若循环无明显改善，可再给予第 2 剂、第 3 剂，每次 10～20 mL/kg。

(二)止血治疗

1. 肺源性大咯血：用垂体后叶素静脉滴注，或应用纤维支气管镜局部注药。

2. 溃疡或胃黏膜病变：西咪替丁(甲氰咪胍)静脉及胃管内注入，必要时胃管内注入去甲肾上腺素、云南白药。

3. 外伤出血：压迫止血，静脉应用止血药物。血凝酶(立止血)：静注、肌注或皮下注射，也可用于局部止血，儿童 1/4～1/3 支。酚磺乙胺(止血敏)：口服，小儿每次 0.25 g，每日 3 次；肌注或静注，每次 0.125～0.250 g，每日 2～3 次，静注时以 5%葡萄糖注射液20 mL稀释。

(三)生命体征监测

呼吸，心率，血压，出入量等。

四、并发症及处理

(一)代谢性酸中毒

组织灌注不足，缺氧所致，可补充5%碳酸氢钠、2∶1液等。

(二)脑水肿

"边补边脱"原则,可适当应用 20% 甘露醇、呋塞米或甘油果糖利尿脱水,以减轻脑水肿。

(单既利 王广军 肖芳 林辉)

第十一节 溺 水

溺水是小儿时期最常见的意外死亡因素之一,可造成主要生命器官功能障碍,尤易导致心血管、呼吸、肾脏及神经系统功能衰竭。

一、病因

(一)淡水淹溺

较常见。由于大量低渗液进入肺泡可致肺水肿,并出现溶血。除血钾外,其他电解质浓度降低,血容量及中心静脉压增高。血红蛋白、血细胞比容正常或接近正常,血容量暂时增加。如肾功能正常,尿量增多,可逐渐纠正,继之出现低钾血症。

(二)海水淹溺

由于海水的渗透压高于血液 3~4 倍,高张液体进入肺泡,血管内水分被吸出,致使血液浓缩,电解质浓度增高,血容量减少,一般可持续数日。

二、诊断

(一)症状

患儿可有窒息或呼吸困难,意识障碍,低氧血征等表现。严重者呼吸、心搏停止。

(二)体征

患儿可有低体温,呼吸浅促、不规则,面部水肿,面色苍白或发绀,双眼充血,肺部啰音;脉弱,低血压,心律失常,甚至心搏停止;脑缺氧、脑水肿导致意识障碍和瞳孔、肌张力改变;急性胃扩张使上腹膨隆;还可有其他合并伤如脊椎、颅脑、内脏损伤的表现。

(三)实验室检查

1. 动脉血气分析,微量血生化及微量血糖监测对机械通气者尤为重要,每日至少测定 1~2 次,以调节通气量,并及时发现和纠正酸碱失衡。
2. 头颅 CT 或 MRI 检查。进行神经系统监护,尤其对有脑外伤表现者。
3. 血常规及 CRP 检查。合并感染者可有外周血白细胞增高,CRP 升高等。
4. 胸部 X 线检查。两肺纹理粗重,部分可有斑片影、实变。
5. 血生化全套及心肌酶检查。
6. 细菌学检查。血培养,污水淹溺者进行气管插管取痰送痰培养,胃液培养。

7. 其他。必要时对可疑部位行 X 线检查确定有无骨折。

三、治疗

1. 若患儿已经心跳呼吸停止，立即给予心肺复苏，复苏时注意保护颈部和脊椎。

2. 恢复呼吸，纠正低氧血症。无呼吸者立即气管插管，吸出肺、气管中的水及污物；机械通气；纠正低氧血症。

3. 恢复有效循环。出现心衰者给予强心利尿治疗。

4. 防治脑水肿和肺水肿。甘露醇、呋塞米、地塞米松等药物治疗。

5. 纠正酸中毒及水电解质紊乱。应在恢复通气后进行。淡水淹溺者可根据需要静脉用药 3%氯化钠或血浆、白蛋白。海水淹溺者以 5%葡萄糖液和低张液为主，发生溶血，出现高血钾者按高钾处理。

6. 应用广谱抗生素控制感染，粪水淹溺者应按严重感染对待。

7. 对症支持疗法

(1)复温：争取 12 h 内使溺水者体温达到 36℃。可用保温毯、温溶液静脉点滴、鼻饲、温水灌肠。

(2)心肺复苏成功后，则应头部降温减轻脑损伤。

(3)进行心肺监护及体温监测。

（单既利　王广军　肖芳　林辉）

第十二节　小儿急腹症

小儿科急腹症是最常见而且又是很严重的一组疾病。其临床表现的共同特征是：腹痛、呕吐、腹泻、便秘和便血，甚而出现休克。而这些症状并非急腹症所特有。小儿在解剖、生理、病理等方面有很多特点。

一、临床表现

发病后出现腹痛、腹胀、呕吐及大小便异常、寒热出汗等。

二、诊断

急腹症的常规检查包括：透视。由于某些胸部疾患，如肺炎、胸膜炎、肺梗塞、气胸等可能产生一些类似急腹症的症状，而急腹症又容易继发一些胸部改变，如肺底炎症、线样不张、膈肌位置的变化等。因此，在急腹症的影像检查中，胸腹部的联合透视是不可缺少的，检查时，应注意膈肌运动及心脏搏动。腹部积液及其分布与程度，膈下有无游离气体等。机械性肠梗塞病人肠蠕动亢进，在屏幕上可以看到由于蠕动亢进所致的肠内气液平面的变化，由低到高或由高到低的反复升降，有时候还能看到所谓的沸水征，同时结合触诊、血常规检查,白细胞上升,严重感染者可达 $20.0 \times 10^9/L$,甚至出现电解质的紊乱以及相应的表现。

三、治疗

(一)一般治疗

对急性腹痛暂难诊断,需继续观察时,可首先行全身支持和对症止痛等治疗。伴有休克者需及时予以纠正,并监测患者的血压、脉搏、呼吸、尿量、意识状态等一般情况。伴感染者积极配合抗感染治疗。同时密切观察腹痛性质、部位及腹部体征的动态变化。在暂时禁食禁水期间,予以输液,提供能量及维持患者的水、电解质、酸碱平衡。对弥漫性腹膜炎、肠麻痹或肠梗阻者可行胃肠减压。伴有大量失血者应及时输血,以防止失血性休克。经观察和治疗,腹痛逐渐缓解,且平稳 3 d 以上,患者一般情况好转,腹痛已不明显或炎症已局限,或患者一般状态差,不能耐受手术探查和手术治疗者大多采用非手术疗法。

(二)手术治疗

诊断明确时,部分患者需处理病灶,主要是通过手术切除病灶或解除梗阻因素,有时病灶切除困难,可采用穿孔修补、局部坏死组织清除、造瘘等方法,视需要放置引流管。急腹症病因很多,机制复杂,病情急迫多变而严重,花费很长时间以求术前确诊,不能确诊者,有时病情也不允许,往往需要及早做剖腹探查。

(单既利　李丹　宋起　赵娜)

第十三节　昏　迷

昏迷是最严重的意识障碍,是双侧大脑半球功能和(或)脑干网状上行激动系统功能受损的结果。昏迷是多种疾病严重而危急的表现,如不正确诊断、及时抢救,往往导致死亡或严重后遗症。

一、病因和发病机制

引起昏迷的原因很多,基本可分为颅内病变和全身疾病两大类。

(一)颅内病变

当病变累及脑干网状结构、丘脑弥散投射系统及广泛的大脑皮质或它们之间的联系时,常引起昏迷。

1. 颅内感染:细菌、病毒、真菌引起脑膜炎、脑炎、脑膜脑炎和脑脓肿等。
2. 脑血管病:脑出血、脑栓塞、高血压脑病、蛛网膜下腔出血及脑静脉血栓形成。
3. 颅脑外伤:脑挫裂伤、外伤性颅内出血。
4. 颅内占位病变:脑肿瘤、脑脓肿、血肿等。

5. 癫痫:癫痫大发作及癫痫持续状态。

(二)全身性疾病

1. 代谢性疾病:常见于糖尿病性昏迷、低血糖、尿毒症、低血钠、水中毒等。因体内异常代谢产物堆积、水电解质紊乱、酸碱平衡失调等均可产生昏迷。

2. 感染中毒性脑病:由于中毒型痢疾、感染性休克等毒素的直接作用和脑微循环障碍,致大脑皮质功能障碍,引起昏迷。

3. 中毒性疾病:毒物可直接作用于中枢神经系统,引起大脑皮质过度抑制。

4. 继发性缺氧:任何原因引起心、肺功能不全,以致中枢神经系统严重缺氧均可导致昏迷,常见于严重的窒息、电击、溺水、中暑、某些严重心律失常和先天性心脏病等。

二、诊断

(一)症状

原发病表现和意识障碍。

(二)体征

意识障碍程度可以用 Glasgow 昏迷评分判断昏迷程度,见表1-9。

表 1-9 改良 Glassgow 昏迷评分法

	0～23个月	2～5岁	>5岁	评分
最佳	微笑,发声	适当的词语,短语	能定向说话	5
语言	哭闹,可安慰	词语不当	不能定向	4
	持续哭闹,尖叫	持续哭闹,尖叫	言语不当	3
反应	呻吟,不安	呻吟	言语难以理解	2
	无反应	无反应	无反应	1
	<1岁		>1岁	
	自发		自发	4
睁眼	声音刺激		言语刺激时	3
	疼痛刺激		疼痛刺激时	2
	刺激后无反应		刺激后无反应	1
	自发		服从命令动作	6
	因局部疼痛而动		因局部疼痛而动	5
最佳	因痛而屈曲回缩		因痛而屈曲回缩	4
运动	因痛而呈屈曲反应		因痛而呈屈曲反应	3
反应	(似去皮层强直)		(似去皮层强直)	
	因痛而呈伸展反应		因痛而呈伸展反应	2
	(似去大脑强直)		(似去大脑强直)	
	无运动反应		无运动反应	1

2. 呼吸形态。注意呼吸频率和节律。

(1)潮式(Cheyne-Stokes)呼吸：为周期性过度通气与周期性呼吸暂停交替，多由双侧大脑半球或间脑损伤引起。

(2)持续深快过度通气：为中枢神经源性过度通气，呼吸深、快、均匀、持久，提示中脑病变。

(3)长吸呼吸：为长吸气相后一短呼气相，提示脑桥病变。

(4)共济失调性呼吸：呼吸深浅、节律完全不规则，提示延髓病变。

3. 瞳孔。代谢性疾病时瞳孔对光反射通常存在。接触毒物时瞳孔可扩大或缩小、对光反射弱(表 1-10)。昏迷患者瞳孔对光反射消失，提示结构性异常。中脑受损时瞳孔位置居中，对光反射消失，颞叶沟回疝时同侧瞳孔散大对光反射消失。桥脑受损时瞳孔成针尖大小固定，机制不明。延髓受损时一般不引起瞳孔大小改变，但对光反射减弱。

表 1-10   引起瞳孔改变的药物

瞳孔散大(mydriasis)	瞳孔缩小(miosis)
苯丙胺(苯齐巨林)(Amphetamine)	巴比妥酸盐类,巴比妥类(Barbiturates)
抗组胺类(Antihistamines)	阿片制剂,麻醉剂(Opiates)
阿托品(Atropine)	呢替旋(Meperidine)
东直营碱,直碧胺(Scopolamine)	美沙嗣(Methadone)
可卡因(古柯碱)(Cocaine)	一氧化碳(Carbon monoxide)
麻黄减(Ephedrine)	有机磷酸盐类(Organophosphate)
普通酒精,威士忌(Eethyl alcohol);格鲁米特(Glutethimide)	铊(Thallium)

4. 眼球运动判断脑干功能

(1)Doll 眼脑反射：将头从一侧突然转向另一侧，可见眼球向反方向转动。有颈外伤时禁做该反射。

(2)眼前庭反射：头抬高 30°，将 50 mL 的 4℃冰水于数分钟内灌入一侧外耳道，正常应出现眼球快速向同侧运动，缓慢回到中线的震颤。鼓膜穿孔者禁做。

5. 视乳头水肿：出现视乳头水肿说明颅内压升高时间较长。

6. 其他：睁眼或任何形式的说话包括呻吟都说明网状上行激动系统存在一定功能。能说话或躲避疼痛刺激说明存在皮质功能。

(1)去皮质状态：表现为双上肢屈曲，双下肢伸直，因大脑皮层或大脑半球功能障碍，脑干功能正常。

(2)去大脑强直：表现为上肢和下肢均伸直。见于中脑到脑桥的损害。

(三)实验室检查

实验室检查项目应个体化，根据病史和体检选择。

1. 血常规检查。病毒感染时白细胞总数多正常或偏低，淋巴细胞比例偏高。细菌感染时白细胞总数偏高，中性粒细胞增多或核左移。

2. C 反应蛋白(CRP)和降钙素原(PCT)：细菌感染时明显升高。

3. 血生化、血糖、血氨、肝肾功能、电解质、心肌酶等。

4. 头颅 CT 和 MRI：病情不稳定时应有医生陪同前往。

5. 脑脊液检查：压力、常规、生化、培养、菌体抗原、涂片找菌。

6. 血、尿毒物筛查：送医院毒检室。

7. 经颅多普勒超声(TCD)：测颅底大血管的血流速度有助于了解脑灌注及颅内高压情况。

8. 脑电图：了解脑电活动情况。

(四)鉴别诊断

主要是结合病史、症状、体征和辅助检查做出病因诊断。

三、治疗

因昏迷患儿随时有死亡危险，需要积极处理，尽快明确诊断，针对病因治疗。

(1)维持呼吸功能。首先保持气道通畅，如有外伤史应注意固定颈部。持续吸氧，维持呼吸，保证通气，有呼吸困难时行气管插管机械通气。如插管时患儿挣扎，可应用镇静、肌松剂以防颅内压升高。

(2)维持循环功能。保持血流动力学稳定，补足液量，维持血压以保证脑灌注压。防止因入量不足导致的低血压。

(3)维持水、电解质平衡。有颅内高压脑水肿的昏迷患儿，每日进液量不宜过多，一般维持机体生理需要量每日 800~1 200 mL，钾盐可按每日 2~3 mmol/kg 补充，应定期测血钾、钠、氯，维持水、电解质平衡。

(4)治疗颅内压增高。20% 甘露醇每次 0.5~1 g/kg，每 6~8 h 一次；甘油果糖每次 0.5~1 g/kg，每 12 h 一次；地塞米松 0.3~0.5 mg/(kg·d)。

(5)对症治疗。降温、止惊等。

(6)病因治疗。应尽快明确病因，进行正确而及时的病因治疗。

四、并发症及处理

(1)肺炎。由于昏迷患儿吞咽反射、咳嗽反射弱或消失，易导致口腔分泌物及呕吐物误吸入肺，导致肺内感染。故昏迷患儿头部应抬高 30°，并及时清除口腔内分泌物和呕吐物。

(2)压疮。长时间卧床易出现压疮，应定时翻身、按摩。

五、预防

注意预防意外事故。

（王广军　张丽娜　窦媛媛　吴玉秀）

第十四节 过敏性休克

过敏性休克是抗原物质在体内与相应的抗体反应,引起广泛的Ⅰ型变态反应,组织释放组胺、5-羟色胺、缓激肽等导致毛细血管扩张、通透性增加,血浆外渗,循环血量急剧减少而引起的休克。病情凶险,及时救治多预后好。

一、病因和发病机制

由于机体对某些抗原物质(如某些抗生素类药物、血清制剂或食物、蜂、虫叮咬等)过敏,机体致敏后,即产生抗体吸附在细胞表面,当此致敏物质再次进入机体时,即形成抗原抗体复合物,促使组织释放组胺、5-羟色胺、缓激肽等血管活性物质,导致毛细血管扩张、通透性增加,血液淤滞,有效循环血量急剧减少而致休克。

二、诊断

(一)症状

有明确的变应原接触史,如用药史或毒虫叮咬史。多突然发生,病情凶险,50%的患儿在接触抗原物质后5 min内出现症状。早期可表现为荨麻疹、血管神经性水肿、皮肤瘙痒等;进而患儿面色苍白,出冷汗,气急,胸闷,喘憋,发绀,意识障碍等。也可有恶心、呕吐、腹痛、腹泻等消化道症状。

(二)体征

患儿表现为面色苍白、出冷汗、四肢厥冷、脉弱、血压下降;由于喉头、气管、支气管水肿及痉挛,可出现气急、胸闷、喘憋、发绀,甚至肺水肿、窒息死亡等。患儿还可因脑缺氧、水肿等出现意识障碍、惊厥、昏迷。体检可见皮疹或局限性水肿(部分患儿亦可无明显皮疹)。

(三)实验室检查

1. 血白细胞计数:正常或升高,嗜酸性粒细胞增多。
2. 尿蛋白:可阳性。
3. 血清:IgE升高。
4. 皮肤变应原试验:阳性。
5. 血清电解质紊乱及酸碱平衡失调。
6. 心电图:正常心律或窦性心动过速。
7. 胸部X片:肺纹理模糊。

(四)鉴别诊断

与其他原因所致休克相鉴别,如感染性、心源性、低血容量性、神经源性休克等。

四、治疗

抢救成功的关键在于及早发现、及早给予有效的治疗措施。

1. 一般处理。立即停止使用并清除引起过敏的物质。注意保持气道通畅、吸氧、及时清理气道分泌物,窒息严重者行气管切开,同时保暖并监测生命体征。

2. 肾上腺素。0.1%肾上腺素(1 mL＝1 mg)每次 0.01～0.03 mg/kg,立即静脉注射(亦可皮下或肌内注射),每次最大量不超过 0.5 mL,必要时 5～10 min 后可重复。

3. 异丙嗪。有抗组胺作用,用量为每次 0.5～1.0 mg/kg,肌肉或静脉注射,每日可2～3次。

4. 肾上腺皮质激素。地塞米松每次 0.1～0.3 mg/kg,或氢化可的松每次 8～10 mg/kg,加入 5%葡萄糖液 20～40 mL 中静脉注射,每 4～6 h 可重复使用。

5. 保持呼吸道通畅,给氧。

6. 扩容及血管活性药物。

7. 补充血容量,纠正酸中毒。

8. 10%葡萄糖酸钙。每次 5～10 mL 稀释于 10%葡萄糖液 20 mL 中缓慢静脉注射。

五、并发症及处理

1. 急性喉梗阻:应考虑气管切开。

2. 脑水肿:可用 20%甘露醇、呋塞米或甘油果糖利尿脱水,以减轻脑水肿。

3. 肺水肿:强心,利尿,适当限液。

六、预防

详细询问既往药物、食物过敏史,避免接触或使用致敏物质。

(李雯　王丽云　张萍　刘凤麟)

第十五节　感染性休克

脓毒症(sepsis)是指感染引起的全身炎症反应综合征(SIRS)。脓毒症出现心血管功能障碍称为感染性休克或脓毒性休克(septic shock)。其治疗困难,死亡率高,严重危及重症患儿的生命。早期发现、及时正确地诊治对提高生存率和生存质量至关重要。

一、病因和发病机制

引起感染性休克的病原体很多,包括细菌、病毒、真菌、支原体、立克次体等,但以细菌最常见。

感染性休克是机体对病原体的炎症免疫反应失控,引起循环和微循环功能紊乱,最终导致细胞代谢和脏器功能障碍的循环衰竭综合征。

二、诊断

(一)症状

1. 原发感染部位的局部表现:如肺炎、脑膜炎、脓肿等表现。

2. 皮肤四肢循环不良:皮肤苍白发花,肢端凉,唇及指、趾发绀。晚期皮肤黏膜苍白,四肢厥冷,皮肤毛细血管充盈时间延长。

3. 心率快,脉弱。

4. 血压改变:早期轻度下降或不变,继之脉压变小,血压下降,严重时血压测不出。

5. 呼吸可深快,甚至通气过度。严重时伴脑水肿或中枢性呼衰,表现为呼吸节律不整。

6. 尿量减少,肛指温差加大。

7. 精神意识改变:早期为表情淡漠、反应迟钝,晚期可嗜睡、昏迷。

(二)体征

2006 年中华急诊医学分会儿科组与中华儿科分会急诊组联合制订了儿科感染性休克(脓毒性休克)诊疗推荐方案。诊断标准如下:

1. 感染性休克代偿期(早期)。符合以下 6 项中 3 项。

(1)意识改变:烦躁不安或萎靡,表情淡漠,意识模糊,甚至昏迷、惊厥。

(2)皮肤改变:面色苍白发灰,唇周、指趾发绀,皮肤花纹,四肢凉。如有面色潮红,四肢温暖,皮肤干燥为暖休克。

(3)心率脉搏:外周动脉搏动细弱,心率、脉搏增快。

(4)毛细血管再充盈时间≥3 秒(需除外环境因素影响)。

(5)尿量<1 mL/(kg·h)。

(6)代谢性酸中毒(除外其他缺血缺氧及代谢因素)。

2. 感染性休克失代偿期。代偿期临床表现加重伴血压下降,收缩压低于该年龄组第 5 百分位或低于该年龄组正常值 2 个标准差。即:1～12 个月,<70 mmHg(9.3 kPa);1～10 岁,<70 mmHg+(2×年龄(岁));10 岁及其以上,<90 mmHg(12.0 kPa)。

3. 临床表现分型

(1)暖休克:为高动力性休克早期,可有意识改变、尿量减少或代谢性酸中毒等,但面色潮红、四肢温暖、脉搏无明显减弱,毛细血管再充盈时间无明显延长。此期容易漏诊,且可很快转为冷休克。心率快,血压低,过度通气,中心静脉压(CVP)高,心排出量低多为失代偿表现。

(2)冷休克:为低动力性休克,皮肤苍白、有花纹,四肢凉,脉搏快、细弱,毛细血管再充盈时间延长。儿科以冷休克为多。

(三)实验室检查

1. 血常规:白细胞增高或降低,CRP 增高,提示机体感染。

2. 分泌物直接涂片染色镜检、菌体抗原检查,有利于病原学诊断,有助于抗生素的正确选择。

3. 血、脑脊液培养、分泌物培养,有利于病原学诊断。

4. 尿、便常规及培养,有利于病原学诊断。

5. 脑脊液常规、生化及培养检查。

6. 鲎试验,协助诊断有无真菌和革兰阴性杆菌感染。

7. 心肌酶、肝功能、肾功能、电解质检查,有助于了解各重要脏器功能状态。

8. 凝血功能检查。

9. 血气分析:多有不同程度代谢性酸中毒,提示组织缺氧。

10. 血乳酸:增高提示组织缺氧。

(四)鉴别诊断

1. 低血容量性休克。呕吐、腹泻、失血、烧伤、创伤等为常见原因。临床表现循环灌注不足,黏膜干燥,皮肤弹性差,婴儿前囟凹陷,严重脱水时体重明显减轻。胸片心影常缩小,一般无肺水肿。若合并感染时,两者不易鉴别。血流动力学监测有助于诊断,可见中心静脉压明显降低,容量复苏后很快纠正。

2. 心源性休克。多见于心肌炎、心律失常、心包填塞及先天性心脏病患者,多无脱水征象,但循环灌注差,脉搏明显减弱。胸片心影增大,常有肺水肿征象。中心静脉压增高,混合静脉血氧饱和度下降。心脏超声检查有助于诊断。

3. 过敏性休克。患儿多有明确的过敏源接触史,症状发生极为迅速,若见荨麻疹、红斑或血管神经性水肿等皮肤表现,血 IgE 检查升高更有助于诊断。

三、治疗

(一)目标

维持正常的心肺功能,恢复正常灌注及血压。具体目标为:

1. 毛细血管再充盈时间<2 秒。

2. 脉率与心率无差异。

3. 四肢暖。

4. 精神状态正常。

5. 血压正常。

6. 尿量>1 mL/(kg·h)。

(二)扩充血容量

迅速建立静脉或骨髓输液通道,用血管活性药时,最好放置中心静脉导管。充分液体复苏是逆转感染性休克、降低病死率的最关键措施。

1. 第 1 h 快速输液:常用生理盐水,首剂 20 mL/kg,10~20 min 推注,然后根据血流动力学(心率、血压、脉搏、毛细血管再充盈时间等)评价决定是否继续补液,若循环无明显改善,可再给予第 2 剂、第 3 剂,每次 10~20 mL/kg。第 1 h 最多可达 40~60 mL/kg。第 1 h 补液既要注意补液不足,又要注意心肺功能情况,条件允许应做中心静脉压监测。

第 1 h 液体复苏不用含糖液,但有低血糖应按常规纠正。

2. 维持输液:由于毛细血管的持续渗漏等,感染性休克的液体需要量增加可能要持续数天。因此要继续补液和维持补液。继续补液可用 1/2～2/3 张液体或根据血电解质测定结果进行调整,6～8 h 内输液速度 5～10/(kg·h)。维持输液用 1/3 张液体。可根据血气分析结果给予碳酸氢钠,使 pH 达 7.25 即可。可适当补充胶体液,一般不输血,若血细胞比容(HCT)<30%,应酌情输血使血红蛋白(Hb)>100 g/L。继续及维持补液阶段也要动态观察循环状态,评估液体入量是否充足,随时调整补液方案。休克基本纠正后第 1 个 24 h 的输液量为 50～80 mL/kg,多用含钾维持液匀速输注。

(三)心血管活性药

在扩容的基础上,仍有明显休克表现或血压仍低,可考虑使用血管活性药物提高血压、改善脏器灌注。另外由于感染性休克血流动力学经常处于变化当中,应经常进行评估,适时调整心血管活性药治疗方案,使血流动力学指标达到理想范围。用药可能持续数天,一般不要突然停药。

1. 多巴胺:5 μg/(kg·min)静脉用药,根据血压监测可增加剂量至 10 μg/(kg·min),最大量不宜超过 20 μg/(kg·min)。

2. 肾上腺素:多巴胺抵抗,冷休克,0.05～2 μg/(kg·min)静脉用药。

3. 去甲肾上腺素:多巴胺抵抗,暖休克,0.05～2 μg/(kg·min)静脉用药。

由于对儿茶酚胺反应的个体差异很大,用药要注意个体化原则。若有 α 受体敏感性下调,出现对去甲肾上腺素的抵抗,有条件可试用血管紧张素或精氨酸血管加压素,这类药物发挥作用不受 α 受体的影响。

(四)莨菪类药物

主要有阿托品、山莨菪碱(654-2)、东莨菪碱。

(五)正性肌力药物

儿童感染性休克常有不同程度的心功能障碍,疗效不佳时可使用正性肌力药物。多用多巴酚丁胺 5～20 μg/(kg·min)静脉用药,若有多巴酚丁胺抵抗,可用肾上腺素静脉用药。若存在儿茶酚胺抵抗,可选用磷酸二酯酶抑制剂氨力农、米力农静脉用药。

(六)尽早抗生素治疗

控制感染和清除病灶使用广谱高效抗生素静脉用药,同时注意保护肾脏功能。应争取在使用抗生素以前作血和分泌物培养及药敏试验。在无病原学依据时,可先经验性用药。此时应选择杀菌作用强、覆盖广泛的抗生素,常常选用碳青霉烯类或三代头孢等。根据病史与体征,必要时与万古霉素、氟康唑联合用药。待病原学结果出来后,根据药敏调整用药。抗生素治疗要足量,疗程要足够,采用静脉给药。

(七)肾上腺皮质激素

虽疗效不肯定,但重症休克尤其高度怀疑肾上腺皮质功能低下(如流脑)、长期使用激素或出现儿茶酚胺抵抗性休克时主张使用。目前一般不推荐大剂量,而主张小剂量,氢化可的松 5 mg/(kg·d)或甲泼尼龙 2～3 mg/(kg·d),分 2～3 次给予,可用至 7 d。

(八)呼吸支持

早期有效给氧,保持呼吸道通畅。新生儿、小婴儿可应用鼻塞持续气道正压给氧(NCPAP)心肺功能支持。严重呼吸困难或呼吸衰竭时宜及早气管插管应用呼吸机治疗。

(九)凝血障碍治疗

感染性休克的整个过程中可存在凝血障碍,应早期发现及时治疗。早期可给予小剂量肝素 $5\sim15$ IU/(kg·h)静滴,或每 6 h 一次。若已明确有 DIC 时,按常规治疗。

(十)监护

1. 一般监测:如神志、体温、呼吸、脉搏、血压等。

2. 循环系统:除常规监护外,行心电图检查。必要时行桡动脉和中心静脉置管,监测动脉血压和中心静脉压以观察病情并指导治疗。

3. 呼吸系统:呼吸节律、频率,呼吸困难程度,缺氧征,肺部体征,血气监测。

4. 神经系统:神志意识,瞳孔大小与反射,神经系统体征,眼底检查。意识障碍者应进行 Glasgow 评分。

5. 肾脏:放置导尿管以记录每小时尿量。

6. 胃肠道:腹胀及肠鸣音情况,注意大便。

7. 实验室检查:血、尿、便常规,肝肾功能,电解质,血糖,血乳酸,血气,凝血功能,心电图,胸部 X 线片等至少每天一次。

8. 其他治疗:注意各脏器功能的支持维护及维持内环境的稳定。保证能量营养供给,注意监测血糖、血钾。可采用血浆置换、连续血液滤过等血液净化疗法维持内环境稳定、清除炎症介质。

四、并发症及处理

1. 急性呼吸衰竭:应用呼吸支持,必要时行正压机械通气。

2. 脑水肿:可用 20% 甘露醇、呋塞米或甘油果糖利尿脱水,以减轻脑水肿。

3. 急性呼吸窘迫综合征:见本书相关章节。

4. 心功能障碍:表现为心率增快或心律失常,心脏扩大,心肌收缩力下降等。给予强心和保护心肌治疗。需加用正性肌力药物。如毛花苷丙(西地兰)或地高辛,必要时给予毛地黄化($30\sim40$ μg/kg,首次给 1/2 量,6 h 和 12 h 分别给 1/4 量)。磷酸二酯酶抑制剂氨力农(Amrinone)或米力农(Milrinone),强心效果较好。

5. DIC:表现为出血、休克加重,栓塞症状。给予肝素治疗,首剂 $50\sim75$ IU/kg,维持量 $5\sim15$ IU/(kg·h)。补充凝血因子或血浆。监测凝血功能。

五、预防

早期积极控制感染,认识发生休克的高危因素并采取相应预防措施。

（单既利　周丽萍　郑萍　陈桂芹）

第十六节　心源性休克

心源性休克(cardiogenic shock)为一种严重综合征,由于急性排血功能障碍引起组织和器官的血液灌注不足,以迅速发展的休克为其临床特点。

一、病因和发病机制

1. 心肌疾病:病毒或细菌感染引起的心肌炎等,心肌收缩无力,心排血量急剧下降。

2. 心包填塞症:急性化脓性或结核性心包炎以及心包积血等,心室舒张期充盈受阻,引起心排血量下降。

3. 心律失常:如室上性或室性心动过速,使心室舒张期充盈不足,冠状动脉灌注量减少,心排血量下降,发生休克。

4. 急性肺梗死:突然发生肺动脉主干或多数肺小动脉栓塞,导致肺动脉压力突然升高,使流入左心室的血量下降,心排血量减少。

二、诊断

(一)症状

1. 有引起心功能衰竭的原发病的表现。

2. 心力衰竭和心源性休克表现。伴有烦躁不安,意识障碍,面色苍白,末梢皮肤湿冷、发花,脉搏细弱,血压及脉压下降(收缩压<80 mmHg 即 10.7 kPa,脉压<20 mmHg 即 2.7 kPa,至少>30 min),肝脏肿大,尿量减少。

(二)体征

1. 有心力衰竭和严重心律失常体征。呼吸快,心率快,肝脏大,水肿,咳粉红色泡沫痰,呼吸困难和发绀,或阿斯综合征发作。

2. 有休克体征。急性神志改变(烦躁、萎靡、昏迷),面色苍白,皮肤发凉发花,脉搏细数,血压下降。

(三)实验室检查

1. 血常规检查:病毒感染时白细胞总数正常或偏低,淋巴细胞比例偏高。病毒抗原的血清学检查有助于诊断。

2. 心电图:原发性心脏病心电图改变,严重心律失常。

3. X线胸片:心影扩大、心搏动减弱、肺淤血或肺水肿,可有叶间胸膜增厚及少量胸腔积液。

4. 超声心动图:心腔扩大,心室壁异常,收缩和(或)舒张功能减低,射血分数降低。

5. 血气分析:动脉血氧分压 PaO_2 下降,动脉血二氧化碳分压 $PaCO_2$ 增高,动脉血氧饱和度(SaO_2)降低。

6. 电解质紊乱：可有低血糖或高血糖、高血钾、酸中毒等。

(四)鉴别诊断

1. 感染性休克：有各种严重感染的证据或重症感染的原发病。

2. 低血容量休克：有大量出血或体液丢失的病史，如严重腹泻、呕吐，糖尿病酸中毒，外伤或烧伤等。

3. 过敏性休克：患者有接触某种抗原后在短时间内出现喉头水肿，呼吸困难，皮疹以及休克等。

三、治疗

1. 一般治疗：镇静，吸氧。

2. 原发病治疗和针对性治疗心肌炎、严重心律失常、心包填塞等。

3. 抗休克治疗：增加心肌收缩力，减轻心脏前后负荷。多巴胺 5～10 $\mu g/(kg \cdot min)$，多巴酚丁胺 2.5～10 $\mu g/(kg \cdot min)$ 持续静脉泵入。米力农负荷量 25 $\mu g/kg$，10～20 min 静注，维持量 0.375～0.75 $\mu g/(kg \cdot min)$，最多 1.13 $mg/(kg \cdot d)$。硝普钠 0.5～8 $\mu g/(kg \cdot min)$，酸妥拉明 1～20 $\mu g/(kg \cdot min)$ 等静脉泵入。洋地黄及利尿剂用法同心力衰竭。

4. 纠正电解质紊乱及酸中毒：给予 5% 碳酸氢钠 5 mL/kg，稀释成等张液体输入，以后根据血气酌情处理。

5. 改善心肌代谢药物：大剂量维生素 C 3～5 克/次，静脉注射。磷酸肌酸钠 1～2 克/次，静脉注射。

四、并发症及处理

1. 合并肺水肿和呼吸衰竭：吸氧和保持呼吸道通畅，必要时应用 NCPAP 和气管插管机械通气。呋塞米等利尿剂应用。

2. 合并脑水肿：20% 甘露醇每次 0.5 mL/kg，静脉注射，每 6～8 h 一次。

3. 合并肝肾功能损害：能量合剂保护脏器功能。

五、预防

及时请心脏科会诊，纠正严重心律失常，及早安放临时起搏器，及时心包积液引流，避免发生心源性休克。

（王广军 薛素莉 王菲 李晶）

第二章 新生儿呼吸系统疾病

第一节 新生儿上呼吸道感染

新生儿上呼吸道感染由病毒、细菌、衣原体或其他病原体引起,主要侵犯鼻、鼻咽和咽部,简称上感。

一、病因和发病机制

各种病毒及细菌均可引起上感,常见的病毒有呼吸道合胞病毒、流感和副流感病毒,巨细胞病毒和柯萨奇病毒;常见的细菌有葡萄球菌、溶血性链球菌、大肠埃希杆菌;衣原体和支原体。

新生儿由于呼吸系统的特点,鼻腔小,鼻道狭窄,鼻黏膜柔嫩,富于血管,炎症时黏膜易肿胀而出现严重的鼻腔阻塞和呼吸困难;由于新生儿对感染的局限能力较差,上呼吸道感染易发展成附近组织和器官的炎症。

二、诊断

(一)临床表现

轻重不一,轻者只有鼻塞、喷嚏、流涕,偶有咳嗽;重者发热,伴拒食、呕吐、不安和腹泻。有的新生儿可出现鼻炎、咽炎、结膜炎和喉炎的症状。

(二)并发症

1. 中耳炎:症状不典型,表现为低热不退,烦躁。

2. 颈(或颌下)淋巴结炎:发热持续不退,颈部淋巴结肿大,有压痛。

三、治疗

1. 一般治疗。多喂水湿润和清洁口腔;不能吸吮时用小匙喂入。

2. 因多由病毒感染引起,当有鼻炎时用 0.5% 利巴韦林滴鼻,每侧鼻孔 1 滴,1 日 4 次,连用 3~5 d。以咽炎为主时,可用利巴韦林雾化喷入,1 日 2 次。

3. 继发细菌感染时或发生并发症时选用适当抗生素,口服阿莫西林,30~50 mg/(kg·d),分 3~4 次;无效时改用其他适合的抗生素。

4. 鼻部阻塞严重时,还可滴入生理盐水洗去分泌物,短期少量滴入地麻滴鼻剂。

四、预防

可应用相关的疫苗预防。

(单既利 王菲 郑萍 林辉)

第二节 新生儿感染性肺炎

感染性肺炎是新生儿的常见病。发病早期呼吸道症状和体征均不明显,尤其是早产儿,给早期诊断带来困难,是引起新生儿死亡的重要原因。可发生在宫内、分娩过程中或出生后,由细菌、病毒或原虫引起。

一、病因和发病机制

1. 宫内感染的途径:(1)吸入污染的羊水;(2)血行传播至肺。

2. 产时感染的病原微生物与宫内吸入污染羊水所致肺炎相似,细菌感染以杆菌较多见,此外有 B 组链球菌、沙眼衣原体、解脲脲支原体及 TORCH 病毒等。

3. 生后感染途径:(1)接触传播;(2)血行传播;(3)医源性传播。

二、诊断

(一)病史

宫内感染者有孕母妊娠晚期感染史、羊水早破 24 h 以上或羊膜绒毛膜炎病史。产时感染有产程中吸入被病原菌污染的产道分泌物或断脐不洁史。生后感染多因密切接触者有呼吸道感染史,新生儿败血症、脐炎、皮肤感染史以及反复接受侵入性操作史。

(二)临床表现

宫内感染多于生后 3 d 内出现症状;产时及生后感染多于出生 3 d 后出现症状。常先出现体温不升或发热,反应低下,拒奶等一般感染症状。随后出现咳嗽、喘、口吐白沫、呛奶等症状。患儿口唇青紫,呼吸浅促、鼻翼扇动、吸气三凹征(胸骨上、下,锁骨上窝及肋间隙软组织凹陷),两肺可闻细湿啰音。病情严重者可出现呼吸困难、呼吸暂停,甚至呼吸衰竭和心力衰竭。

(三)实验室检查

1. X 线检查。两肺纹理重,边缘模糊,两肺中、下野内带斑片状阴影,病灶融合时可呈毛玻璃密度影。金黄色葡萄球菌肺炎常出现肺大疱,有时并发肺脓肿等。早发 B 组溶血性链球菌肺炎的 X 线改变显示肺野透明度减低,伴支气管充气影,与呼吸窘迫综合征(RDS)不易区别。

2. 测血清 IgM。升高提示宫内感染。应进一步测血清特异性 IgG 和 IgM 抗体,气管内分泌物和血培养等有助病原学诊断,呼吸困难明显者做血气分析。

三、治疗

1. 保暖。室温 23℃～25℃,湿度 50%。新生儿皮肤温度应达 36.5℃。

2. 供氧。供氧的临床指征是发绀;$PaO_2 < 50$ mmHg(6.7 kPa)。使血 PaO_2 维持在 $50～80$ mmHg(6.7～10.7 kPa)。

3. 雾化吸入。用于湿化痰液,以利排痰。

4. 抗生素治疗。用药原则同败血症。

5. 供给足够的营养和液体。

6. 对症治疗。

四、预防

1. 产前监测孕妇阴道分泌物,查有 TORCH 感染应给予治疗或终止妊娠,育龄妇女在婚前应注射风疹疫苗,及 GBS 荚膜多糖疫苗等。

2. 分娩过程中避免过多指诊,羊水早破应监测,尽早结束分娩。

3. 母婴同室、婴儿室、新生儿病房、新生儿加强监护病房(NICU)应严格执行隔离制度,护理新生儿前必须严格洗手。严格探视制度。

(单既利　王广军　郑萍　李晶)

第三节　哮喘持续状态

中华医学会儿科学分会呼吸学组 2004 年将哮喘持续状态定义为:哮喘发作在合理应用常规缓解药物治疗后,仍有严重或进行性呼吸困难者,称为哮喘持续状态(status asthmaticus),亦称哮喘危重状态。必须紧急救治,否则可因肺通气衰竭而死亡。

一、病因和发病机制

1. 病因有个人或家族过敏史、家族哮喘病史,发作多与接触变应原、冷空气、物理或化学性刺激、病毒性上、下呼吸道感染、运动等有关。

2. 发病机制主要为呼吸道慢性炎症,还涉及Ⅰ型过敏反应和呼吸道高反应性两大原因,表现为支气管平滑肌痉挛,黏膜和黏膜下炎症、水肿,呼吸道内大量的黏液栓。严重呼吸道狭窄使呼吸道阻力大幅度增高,呼气时间延长,从而造成胸腔内压增高和肺过度充气。

长时间的胸腔内压增高和肺过度充气可改变通气/血流灌注比例,导致氧气交换障碍,加以低氧血症使肺动脉收缩,肺动脉压升高,右心负荷增大,最终引起右心功能衰竭。

为代偿低氧血症,呼吸肌增加做功,更会加大体内氧耗,使缺氧更加明显。

二、诊断

(一)症状

主要表现为呼吸急促、呼吸困难、喘息,辅助呼吸肌收缩,心动过速、奇脉及多汗。出现呼吸衰竭时,则有青紫、意识障碍、全身衰竭,甚至心跳呼吸骤停。合并感染时有发热。患儿由于喘息导致脱水。

(二)体征

呼吸急促,喘息,鼻翼扇动,三凹征(胸骨上、下,锁骨上窝及肋间隙软组织凹陷)阳性,胸廓饱满,双肺闻及喘鸣音;严重者出现极度呼吸困难、发绀、意识障碍、呼吸音减弱,几乎听不到哮鸣音及呼吸音,甚至心搏呼吸骤停而死亡(哮喘急性发作时的严重程度可参见表 2-1)。

表 2-1　哮喘急性发作时严重度的评价

	轻度	中度	重度	急性呼吸暂停
呼吸急促	走路时	说话时	休息时	
	可以平卧	喜坐位	前弓位	
谈话	能成句	能短语	单字	嗜睡或意识模糊
意识	可能出现激惹	经常出现激惹	经常出现激惹	
呼吸频率	增快	增快	常≥30 次/分	反常呼吸

婴幼儿哮喘诊断标准:①年龄<3 岁,喘息发作≥3 次;②发作时双肺闻及呼气相喘鸣音,呼气相延长;③具有特应性体质,如过敏性湿疹、过敏性鼻炎等;④父母有哮喘病等过敏史;⑤除外其他引起喘息的疾病。凡具有以上第①②⑤条即可诊断哮喘;如喘息发作 2 次,并具有第②⑤条诊断为可疑哮喘或喘息性支气管炎;如同时具有第③和(或)④条时,可考虑给予哮喘治疗性诊断。

儿童哮喘诊断标准:①年龄≥3 岁,喘息呈反复发作者;②发作时双肺闻及以呼气相为主的喘鸣音,呼气相延长;③支气管扩张剂有明显疗效;④除外其他引起喘息、胸闷和咳嗽的疾病。

(三)实验室检查

1. 呼气峰流速(PEF)或第 1 秒用力呼气容积(FEV1)降低。

2. 血气分析。氧分压降低,过度通气,晚期可伴 $PaCO_2$ 进行性上升,有呼吸性酸中毒或合并代谢性酸中毒存在。

3. 胸片多有过度通气表现,合并肺炎者,可有肺实质浸润。

(四)鉴别诊断

1. 心源性哮喘:常有心衰的症状和体征。

2. 其他慢性阻塞性肺疾病：哮喘患儿早期由于过度通气，二氧化碳分压不升高，甚至轻度降低，一般<40 mmHg(5.3 kPa)，这与其他慢性肺疾病不同。

三、治疗

1. 保持气道通畅并立即吸氧。面罩吸氧不能缓解缺氧时，可予鼻腔持续气道正压通气(NCPAP)或气管插管、机械通气。

2. 立即给予支气管扩张剂

(1)雾化吸入：首选 β_2 受体激动剂，如0.5%沙丁胺醇(用量见表2-2)或特布他林雾化吸入。15～20 min 后可重复吸入，病情好转后可每4～6 h 吸入一次。

表 2-2　沙丁胺醇用量

	1～3 岁	5～8 岁	9～12 岁	12 岁
0.5%沙丁胺醇(mL)	0.25	0.5	0.75	1
生理盐水(mL)	1.75	1.5	1.25	1

(2)氨茶碱：负荷量：6～9 mg/kg，30 min 静脉输入。如果在6 h 内曾用过氨茶碱，则开始剂量减半。有效血浓度10～20 μg/mL，30 min 内追加1 mg/kg，可提高血药浓度2 μg/mL。维持量：0.8～1.0 mg/(kg·h)，至哮喘缓解，肺内喘鸣音消失，停止静脉用药后立即改为口服。口服量：每次5 mg/kg，每6 h 一次。

3. 建立静脉通道，维持体液与酸碱平衡。静脉补液是治疗的关键之一，可按50～100 mL/kg 给予，开始可给1/3张含钠液，以后可改为10%葡萄糖液维持。

4. 肾上腺皮质激素。尽量选择起效快、半衰期短的制剂，如甲泼尼龙每次2 mg/kg，最大量100 mg/次，每4～6 h 一次，24 h 后延长给药间隔。布地奈德雾化吸入，可与 β_2 受体激动剂同时吸入应用。

5. 呼吸支持

(1)机械通气的指征：

①呼吸停止。

②意识障碍、昏迷、血压改变。

③经常规药物治疗后仍有严重的呼吸困难和发绀。

④呼吸音减弱，几乎听不到哮鸣音及呼吸音。

⑤呼吸肌疲劳使胸廓运动受限，患儿处于极度衰竭状态。

⑥在充分氧疗的基础上(FiO$_2$>60%)，仍发绀或 PaO$_2$<60 mmHg(8.0 kPa)。

⑦PaCO$_2$ 进行性上升，每小时增幅>5 mmHg(0.7 kPa)，且绝对值>50 mmHg(6.7 kPa)，出现呼吸性酸中毒。

⑧pH<7.25，有呼吸性酸中毒或合并代谢性酸中毒存在。

凡符合以上任何一项即可考虑上呼吸机，而有前两项者为立即上呼吸机的指征。

(2)呼吸机使用特点：

①气道压力较高，注意避免气压伤。

②选带套囊的气管插管，防止漏气。

③潮气量初调为 6～10 mL/kg，然后根据血气和病情调整。

④应用 PEEP 或 CPAP 使过早萎陷的小气道扩张，调节 PEEP 值低于内源性 PEEP。

⑤呼吸频率较生理频率略慢。

⑥注意呼气时间的调节；哮喘患者呼气时间延长。

⑦如人机不合拍，可使用镇静剂甚至肌松剂以保证有效通气，防止气压伤。如罗库溴铵：负荷量 0.08～0.10 mg/kg，维持量 0.010～0.015 mg/kg。

⑧血气：维持 $PaCO_2$ 50～60 mmHg(6.7～8.0 kPa)，PaO_2 80～100 mmHg(10.7～13.3 kPa)，SaO_2＞90%，pH 7.20～7.30。

6. 抗感染。根据具体情况给予抗生素或抗病毒药物。

7. 镇静。患儿烦躁不安时可用水合氯醛、苯巴比妥等，慎用对呼吸有抑制作用的药物。注意监测心率、呼吸和血压。

对已经行气管插管机械通气的患儿可给予咪哒唑仑或氯氨酮。咪哒唑仑用法见 ARDS 诊疗常规。氯氨酮首剂：1 mg/kg，静脉注射；维持量：20～40 μg/(kg·min)，静脉滴注。出现严重的人机对抗者可用肌松剂。

8. 合并心衰时可应用洋地黄制剂。

9. 异丙肾上腺素。在以上支气管扩张剂等治疗无效时使用，且注意心电监护并监测血压。用法：0.1 μg/(kg·min)，静脉注射。若无效，可在心电图和血气监测的条件下，每 15～20 min 增加 0.1 μg/(kg·min)，直至 6 μg/(kg·min)；当出现心律不齐时，即以 0.1 μg/(kg·min)的速度减量或停用。病情好转可维持 12～24 h，如症状明显减轻，可每 2～4 h 减 0.1 μg/(kg·min)。因异丙肾上腺素可使分泌物黏稠，耗竭糖原储存，有可能加重病情，故慎用。

10. 对症治疗。祛痰、降温、支持等。

四、并发症及处理

急性心功能衰竭：哮喘持续状态易合并本症，出现心率加快，肺部啰音，肝脏增大，尿少等。治疗需强心、利尿（详见相关章节）。

五、预防

应注意防止复发。指导患者长时间合理用药，并查找病因，及时预防，减少或避免再次发作。

（单既利　王广军　郑萍　林辉）

第四节　新生儿吸入性肺炎

吸入性肺炎是新生儿早期发生呼吸困难的症候之一。若胎儿在宫内或分娩过程中吸入大量羊水称羊水吸入性肺炎；若吸入被胎粪污染的羊水称胎粪吸入性肺炎；生后吸入大量乳汁至肺部称乳汁吸入性肺炎。其中以胎粪吸入性肺炎最为严重。

一、病因和发病机制

（1）羊水吸入。任何因素导致胎儿宫内或产时缺氧，由于低氧血症刺激胎儿呼吸中枢，出现喘息样呼吸，导致羊水被吸入呼吸道。

（2）胎粪吸入。当胎儿在宫内或分娩过程中发生窒息，呈急性或慢性低氧血症时，机体血流重新分布，肠道血流量减少，肠壁缺血导致痉挛，肛门括约肌松弛使大量胎粪排出，低氧血症刺激胎儿呼吸中枢，诱发胎儿喘息样呼吸，吸入含胎粪的羊水。

（3）乳汁吸入。常见于吞咽障碍、吮乳后呕吐、食管畸形、食管功能不全和严重腭裂、兔唇的新生儿。

二、诊断

（一）临床表现

1. 羊水吸入性肺炎。多有窒息史，在复苏或出生后出现呼吸急促或呼吸困难伴发绀、呻吟。吸入量少时呼吸急促或无症状。吸入量多时呼吸困难明显，从口腔流出液体或泡沫，肺部可闻及粗湿啰音或细湿啰音。

2. 胎粪吸入性肺炎。常见于足月儿或过期产儿，有宫内窘迫及生后窒息史，羊水粪染。病情往往较重，患儿生后不久出现呼吸困难、呻吟、青紫、三凹征。肺部满布干湿啰音，可引起呼吸衰竭、肺不张、肺气肿、肺动脉高压及缺氧缺血性脑病的中枢神经系统表现。一旦并发气胸、纵隔气肿，病情突变甚至死亡。

3. 乳汁吸入性肺炎。常有喂乳呛咳，乳汁从口、鼻流出，伴气急、发绀等，严重者可导致窒息。

（二）实验室检查

胸部 X 线检查可见两侧肺纹理增粗伴肺气肿。胎粪吸入者往往有明显阻塞性肺气肿和两肺不规则斑片或粗大结节阴影。

（三）鉴别诊断

胎粪吸入性综合征（MAS）需与以下疾病鉴别：

1. 心源性肺水肿。围产儿心源性肺水肿多由于宫内感染病毒性心肌炎，或先天性心脏病合并心力衰竭，或因输液过多、过快引起，出现呼吸急促青紫，肺可闻及粗湿啰音，胸部 X 线示心脏扩大，羊水无胎粪污染可作鉴别。

2. 新生儿呼吸窘迫综合征（NRDS）。以早产儿多见，肺表面活性物质（PS）缺乏为原发性，无羊水污染史。

3. 继发感染性肺炎。MAS 发生继发感染时病情恶化，需与 ARDS 型鉴别，肺部有感染时可有体温波动，痰培养及 X 线胸片可作鉴别，肺炎时呈小灶性或大片实变。

三、治疗

关键是清理呼吸道,改善通气及供氧。

1. 清理呼吸道。

2. 供氧及机械呼吸维持血 PaO_2 在 $60\sim80$ mmHg($8.0\sim10.7$ kPa)。血气分析 pH <7.2,$PaO_2<50$ mmHg(6.7 kPa),$PaCO_2>60$ mmHg(8.0 kPa)时需用呼吸器治疗。

3. 合并气胸、纵隔气肿。轻症等待自然吸收,重症需立刻行穿刺抽气或插管闭式引流。

4. 保暖。新生儿皮肤温度应达 $36.5℃$。

5. 纠正酸中毒。有条件作血气分析,根据结果进行处理,呼吸性酸中毒在改善通气、充分供氧后可得到纠正;代谢性酸中毒可用碳酸氢钠纠正。

6. 供给足够的营养和液体,保证需要量、液量。急性期为 $60\sim80$ mL/(kg·d),合并 ARDS、肺水肿应适当限制液量。恢复期液量 $80\sim100$ mL/(kg·d),不能喂养可鼻饲,亦可给静脉营养。

7. 对症治疗。

四、预防

对羊水胎粪污染者应加强监护,及时发现异常。对娩出婴儿采取正确的处理措施。

(单既利　王广军　肖芳　林辉)

第五节　新生儿湿肺症

一、病因和发病机制

新生儿湿肺症(transient tachypnea of the newborn，TTN)是由于肺内液体积聚引起。急产、剖宫产尤其是选择性剖宫产、宫内窒迫等婴儿发病率较高,主要是剖宫产儿缺乏产道挤压,又缺乏应激反应,而使肺液蓄积。

二、诊断

(一)症状

多见于剖宫产婴儿,大多无症状。部分患儿生后 $1\sim2$ h 出现呼吸急促,轻度呻吟,轻度发绀,吸低浓度氧($<40\%$)青紫可消失,一般经 $24\sim48$ h 症状可缓解。重症者呼吸可达 100 次/分以上,青紫明显,呻吟吐沫,甚至发展至呼吸衰竭。

(二)体征

呼吸快,发绀。肺部体征不多,有时可闻及粗湿啰音。早产儿湿肺症发病早、症状重,呼吸困难和青紫明显,可发生呼衰和心衰,甚至死亡。

(三)实验室检查

胸部 X 线检查:①肺门血管影增多,纹理增粗,由肺门向外延伸;②肺泡积液症:肺野呈斑片状、面纱样或云雾状阴影,严重者类似"白肺;③间质积液:网状条影;④叶间胸膜和胸腔积液症。以上 X 线表现大多在 2～3 d 消失。

(四)鉴别诊断

1. 新生儿吸入性肺炎。多见于自然分娩儿,尤其是有围生期窒息患儿。患儿可出现呼吸急促,青紫,肺部啰音等,胸片多见两下肺野片状影,尤以内带明显。

2. 新生儿肺透明膜病。见于糖尿病母亲的婴儿、选择性剖宫产儿、有围生期缺氧新生儿,尤以早产儿多见。生后 6～12 h 出现呼吸困难,进行性加重并伴呼气性呻吟,吸气性三凹征,吸氧青紫不易缓解,严重者呼吸减慢,节律不整,呼吸暂停。体格检查双肺呼吸音减低。胸片显示细小颗粒影,磨玻璃样,重者呈"白肺"。

三、治疗

1. 氧疗。如有青紫,给低浓度(30%～40%)氧吸入,维持 PaO$_2$ 60～80 mmHg(8.0～10.7 kPa)。如呼吸困难症状明显,青紫明显,胸片改变严重,可行 NCPAP 治疗,个别危重患者也需行气管插管机械通气,一般病情 1～2 d 缓解,如继续加重应考虑除外感染等其他病变。

2. 加强护理,维持营养。轻者在生后 4 h 即可喂养,先用鼻饲。重症不能喂养者应静脉输液,液体应适当控制(60～80 mL/(kg·d))。液量过多不利于肺液吸收,注意电解质和酸碱平衡。

3. 因本病为肺液清除延迟所致,可用呋塞米每次 1 mg/kg,1～2 次,可加快肺液吸收,缩短病程。

四、并发症及处理

1. 新生儿心力衰竭。由于严重缺氧,引起心力衰竭。予以氧疗,镇静,强心,利尿,限液等(详见相关章节)。

2. 新生儿呼吸衰竭。由于严重缺氧,肺内液体积聚,引起通气、换气功能障碍,引起呼吸衰竭,需呼吸支持治疗,可应用 NCPAP 或机械通气。

五、预防

做好孕期检查,严格控制无指征剖宫产。

(单既利　王广军　肖芳　林辉)

第六节　新生儿肺透明膜病

新生儿肺透明膜病（neonatal hyaline membrane disease，HMD）主要表现为生后不久即出现进行性呼吸困难，发病率与胎龄成反比，也可发生于糖尿病母亲婴儿及剖宫产儿。

一、病因和发病机制

本病是由于肺表面活性物质（pulmonary surfactant，PS）缺乏引起的，PS 缺乏使肺泡表面张力增高，肺泡萎陷，肺不张，形成肺内动—静脉短路，导致严重缺氧和代谢性酸中毒；进一步损害肺泡和肺血管，最终导致纤维蛋白外液渗入肺泡、沉着并形成透明膜；同时缺氧和酸中毒损害全身各器官系统，导致多脏器功能障碍。

早产儿尤其是孕周＜35 周的早产儿，由于肺不成熟，PS 缺乏，易发生本病，胎龄越小，发病率越高。糖尿病母亲的婴儿由于体内胰岛素水平较高，可拮抗肾上腺皮质激素，抑制肺成熟和 PS 分泌，虽然婴儿体重较大，但肺不成熟，发病率亦较高；选择性剖宫产儿由于无应激反应，激素水平较低，同时肺液排出减少等，亦易患本病；此外，围生期缺氧、家族中曾有同样病史等均为发病的高危因素。

二、诊断

（一）症状

生后 6～12 h 出现呼吸困难，进行性加重，若有围生期窒息史，可能更早发病。患儿出现反应弱、呻吟、吐沫、青紫等。

（二）体征

进行性加重的呼吸困难并伴呼气性呻吟，吸气性三凹征，青紫但吸氧不易缓解，严重者呼吸减慢，节律不整，呼吸暂停。由于严重缺氧和酸中毒，患儿可出现反应迟钝、肌张力低下、体温不升、心功能衰竭、休克等。体格检查有双肺呼吸音减低，深吸气时听到细湿啰音应警惕合并肺水肿或肺出血。病情于第 24～48 h 达顶峰，若无呼吸支持，多于 3 d 内死于呼吸衰竭。

（三）实验室检查

1. 胸部 X 线检查。有特征性改变，X 线表现与临床病情程度一致。分四期（级）。

Ⅰ期：两肺细小颗粒网状阴影，分布较均匀，心影清楚，支气管充气征不明显。

Ⅱ期：两肺见较大密集的颗粒网状阴影，肺透光度减低，可见支气管充气征。

Ⅲ期：全肺透光度明显减低，呈磨玻璃样，横膈及心界模糊，支气管充气征明显。

Ⅳ期：全肺野一致性密度增高，完全变白，膈面和心影看不见，支气管充气征更明显或消失（发生肺水肿或出血）。

2. 泡沫稳定试验。对怀疑可能发生肺透明膜病（HMD）的患儿生后 30 min 内取胃液 0.5～1.0 mL 加等量 95％酒精于试管内,用力振荡 15 秒,静立 15 min 后观察试管内泡沫多少。

(1)(－):无泡沫。

(2)(＋):试管液面周边 1/3 有小泡沫。

(3)(＋＋):试管液面周边＞1/3 至整个管周有一层泡沫。

(4)(＋＋＋):试管周边有较厚泡沫层。

其中(－)为支持 HMD 诊断;(＋)或(＋＋)为可疑,(＋＋＋)可排除 HMD。

3. 动脉血气分析示酸中毒、低氧血症等。

(四)鉴别诊断

1. 羊水及胎粪吸入综合征。多见于足月儿或过期产儿,病史中往往有胎儿窘迫、产程延长、胎盘功能不良、难产等。发病早,胎粪吸入者有胎粪污染羊水病史。体格检查和胸部 X 线检查可帮助鉴别。

2. 新生儿肺出血。患儿出现反应弱、气促、呻吟、青紫、呼吸困难等,体格检查肺部可闻及细湿啰音,严重者口、鼻流出血性物,或经气管插管可吸出血性物。胸部 X 线检查显示斑片状阴影,严重者可有"白肺"。

3. B 组 β 溶血性链球菌感染。宫内感染或分娩时感染 B 组 β 溶血性链球菌所致肺炎或败血症,症状和胸片与 HMD 有时不易鉴别,应注意有无胎膜早破或母孕末期及产时感染史,患儿有无感染中毒症状,做血常规、C 反应蛋白(CRP)、血培养等以资鉴别,对怀疑者应同时应用青霉素治疗。

三、治疗

(一)支持治疗及护理

应同早产儿加强护理。

1. 保温:最好将患儿置于辐射式抢救台上,可监测体温,又便于抢救和护理,维持患儿体温 36℃～37℃之间。

2. 营养及维持水、电解质平衡:因患儿有缺氧、复苏抢救的过程,为防止发生新生儿坏死性小肠结肠炎(NEC),应适当延迟经口喂养。如患儿已经排胎便,肠鸣音正常,一般情况稳定,可给鼻饲喂奶,每次 2～3 mL,每 2～3 h 一次。然后根据患儿耐受情况每天增加奶量,以每次增加 2～5 mL 为宜,不足部分经静脉补充。

HMD 患儿对液体的负荷耐受差,液体过多可引起肺水肿、动脉导管开放以及支气管肺发育不良等,因此应控制液量。生后 3 d 之内液量应控制在 60～80 mL/(kg·d),3 d 后可渐增至 80～100 mL/(kg·d),但还要根据患儿代谢情况以及不显性失水丢失的多少而增减液量。生后 1～2 d 可以加用氨基酸液和脂肪乳剂,以保证摄入足够的热量。

3. 维持血压和血容量:应连续监测血压,在发生肺出血、颅内出血、NEC、败血症等严重并发症时,血压可下降。应给予扩容,同时给予多巴胺、多巴酚丁胺 5～10 μg/(kg·min),静脉输入,使收缩压维持在 40～50 mmHg(5.3～6.7 kPa)以上。

4. **抗生素**:因宫内肺炎,尤其是B组溶血性链球菌感染,易与HMD混淆,且机械通气又增加了感染的机会,因此应给抗生素治疗,以后应定期做痰培养,根据细菌培养和药敏选择适当的抗生素。

(二)氧疗和机械通气

氧疗目的:维持 PaO_2 在 $60\sim80$ mmHg($8.0\sim10.7$ kPa)。出生体重>1 500克,X线表现为 Ⅰ~Ⅱ 期病变的患儿,可用鼻塞作持续气道正压(CPAP)治疗。治疗成功的关键是早期应用和保持正压的持续性。CPAP的压力 $5\sim8$ cmH_2O($0.49\sim0.79$ kPa),吸入氧浓度(FiO_2)以维持 PaO_2 在 $60\sim80$ mmHg 即可。

1. **机械通气指征**(具备以下任何一条):

(1)用CPAP处压力>8 cmH_2O(0.79 kPa),FiO_2 为80%,PaO_2<50 mmHg(6.67 kPa)。

(2)反复发作呼吸暂停。

(3)严重Ⅱ型呼衰,$PaCO_2$>70 mmHg(9.3 kPa)。

(4)X线胸片有 Ⅱ~Ⅲ 期以上病变,并且发病较早,进展较快。

(5)体重<1 500克。

2. **呼吸器参数初调参考值**:FiO_2 60%~80%,吸气峰压(PIP)20~25 cmH_2O($1.96\sim2.45$ kPa),呼气末正压(PEEP)4~6 cmH_2O($0.39\sim0.58$ kPa),呼吸频率30~40次/分,吸/呼比1:($1.0\sim1.5$)。用呼吸机后应定期复查血气,根据血气调整呼吸器参数。

3. **注意事项**:

(1)病初期病情最重,往往需要较高的条件,若 FiO_2 已达95%,PIP为30 cmH_2O(2.94 kPa),PEEP为6 cmH_2O(0.59 kPa),动脉血氧分压(PaO_2)仍偏低为40~50 mmHg,动脉血氧饱和度(SaO_2)85%~90%,PaO_2 偏高为60~65 mmHg($8.0\sim8.7$ kPa),这是可允许的,不必再增加压力,避免产生气压伤。

(2)48~72 h后,病变逐渐恢复,此时应及时降低呼吸器参数,先降低对患者危险大、容易引起合并症的,如 FiO_2 和压力。

(3)HMD初期肺部无合并感染和肺不张的,可减少注水、拍背吸痰的次数,避免过多刺激患儿及注水多而影响表面活性物质的产生。

(4)无合并症的患儿,一般在3 d后病情好转,可逐渐降低呼吸器参数直至撤离呼吸器。撤机后可继续用鼻塞CPAP辅助呼吸,便于病情进一步恢复。

(5)影响呼吸器撤离的主要因素是并发症。急性并发症有气漏、肺部感染、肺出血、颅内出血、动脉导管开放。慢性并发症有支气管肺发育不良、气管软化或狭窄等。以上并发症使得用机时间延长,或撤机后再次气管插管机械通气,因此应积极预防。

(三)表面活性物质(PS)

替代疗法目前国内外已有数种不同制剂。天然PS(猪肺或牛肺PS),首剂120~200 mg/kg。还可应用第2或3次(一般不超过3次),间隔6~12 h,剂量100~120 mg/kg。药液通过气管插管注入,为使其均匀分布各肺叶,可分次改变体位注入,给药后应用100%纯氧,手控气囊加压给氧,使药物深入肺泡。有效者1~2 h后呼吸困难减轻,血气改善,胸片好转,可降低呼吸器参数,缩短机械通气时间。如病情出现反复,可再给第 2 或 3 次。

四、并发症及处理

(1)新生儿气漏。由复苏或正压通气引起,需密切监测病情进展,及时调整呼吸器参数,必要时做胸腔闭式引流(详见相关章节)。

(2)新生儿肺炎。如呼吸机相关肺炎。应做痰培养,及时调整抗生素的使用,严格无菌操作,预防医院感染。

(3)支气管肺发育不良。由早产儿长期应用呼吸机、氧疗、液体过多等引起,治疗参见"早产儿慢性肺部疾病"章节。

五、预防

(1)产前预防。做好孕妇保健,避免早产,对不可避免的早产,可在产前 1 周到 24 h 之前给孕母用糖皮质激素预防,如地塞米松 5~10 mg/d,连用 2 d。

(2)产后预防。对高危新生儿,可在生后 30 min 内给予气管内注入表面活性物质 100 mg/kg,预防本病。

(单既利　王广军　肖芳　林辉)

第七节　新生儿呼吸衰竭

由于多种原因引起的新生儿通气/换气功能异常,导致缺氧和 CO_2 排出障碍,从而导致新生儿发生急性呼吸功能衰竭。

一、病因和发病机制

(一)病因

1.上呼吸道梗阻:鼻后孔闭锁、小颌畸形、声带麻痹、喉蹼、鼻咽肿物、喉气管软化症、咽喉或会厌炎症水肿、分泌物阻塞上气道等。

2.肺部疾病:肺透明膜病、肺炎吸入综合征、湿肺症、肺不张、肺出血、肺水肿、肺发育不良等。

3.肺外疾病使肺受压:气胸,胸腔积液(如血、脓、乳糜液等),膈疝,胸腔或纵隔肿瘤、肿块,腹部严重膨胀等。

4.心血管疾病:先天性心脏病、心肌炎、急性心力衰竭、休克等。

5.神经系统与肌肉疾病:围生期窒息、脑病、颅内出血、中枢神经系统感染、早产儿原发性呼吸暂停、新生儿破伤风、先天畸形、药物中毒等。

6.其他:代谢紊乱,如低血钠、低血糖、严重代谢性酸中毒等;低体温或体温过高;先天遗传代谢障碍等。

(二)主要病理生理

1. 通气功能障碍:$PaCO_2$ 增高明显,同时可有 PaO_2 降低。

2. 换气功能障碍:PaO_2 降低为主。

二、诊断

(一)症状

1. 呼吸困难:安静时呼吸频率持续>60 次/分或呼吸<30 次/分,出现呼吸节律改变甚至呼吸暂停,三凹征(胸骨上、下,锁骨上窝及肋间隙软组织凹陷)明显,伴有呻吟。

2. 青紫:除外周围性及其他原因引起的青紫。

3. 神志改变:精神萎靡,反应差。

4. 循环改变:肢端凉,皮肤发花等。

(二)体征

主要是呼吸衰竭后缺氧和二氧化碳潴留对机体的影响。

1. 呼吸系统:呼吸困难、鼻翼扇动、三凹征、呻吟样呼吸;呼吸频率和节律改变,出现点头样呼吸、叹息样呼吸、呼吸暂停等。

2. 循环系统:严重缺氧和酸中毒可导致皮肤毛细血管再充盈时间延长、心率增快或减慢、血压下降;$PaCO_2$ 增高可扩张末梢小血管,引起皮肤潮红、结膜充血和红肿。

3. 神经系统:呼吸衰竭引起脑水肿。临床上表现为精神萎靡、意识障碍、肌张力低下、甚至惊厥发作。

4. 其他:包括肾功能损害、胃肠功能衰竭、消化道出血、代谢紊乱、DIC 等。

(三)实验室检查

进行动脉血气分析,可见:

1. Ⅰ型呼吸衰竭。海平面,吸入室内空气时,$PaO_2 \leqslant 50$ mmHg(6.7 kPa)。

2. Ⅱ型呼吸衰竭。$PaO_2 \leqslant 50$ mmHg 和(或)$PaCO_2 \geqslant 50$ mmHg。

注:"症状"中 1、2 项为必备条件,3、4 项为参考条件。无条件作血气时若具备"症状"中 1、2 项,可临床诊断呼吸衰竭,积极按呼吸衰竭处理。

(四)鉴别诊断

主要是病因学鉴别。

三、治疗

(一)病因

治疗积极治疗原发病是最根本的。需排除呼吸道先天畸形者,可请外科或五官科协助诊断治疗。

(二)综合治疗

1. 保持患儿安静,减少刺激。注意保暖,注意体位,以保证上气道通畅和便于分泌物引流。

2. 生命体征监护:体温、心率、呼吸、血压、血气、记出入量等。

3. 支持疗法:维持水电解质平衡及营养摄入。

(1)液量:生后 3 d 给 60~80 mL/(kg·d),以后逐渐增至 100~120 mL/(kg·d);如需要限液者给 60~80 mL/(kg·d),于 24 h 内均匀输入,注意应随不显性失水的增或减而随时调整液量。

(2)热卡:生后 1 周热量应逐渐达到 60~80 kcal/(kg·d)(1 cal=4.186 8 J),以利于疾病恢复,口服不能满足者应进行静脉营养。

4. 并发症处理:见下面"并发症及处理"。

(三)呼吸处理

1. 保持呼吸道通畅:

(1)拍背吸痰和体位引流:可清除鼻腔及气道分泌物,防止气道阻塞和肺不张。每 2~4 h 翻身、拍背、吸痰一次。在整个操作过程中应注意动作轻柔,并注意供氧和观察患儿的耐受程度。

(2)湿化吸入和雾化吸入:可供给气道水分,防止呼吸道黏膜受损和分泌物干燥阻塞,保持气道通畅。加温湿化通过加温湿化器用于普通吸氧、鼻塞 CPAP 以及机械通气治疗时。超声雾化为间歇应用,每次 15~20 min,每日 2~4 次。危重患儿,应用辅助或人工呼吸时,不宜应用。

(3)气管插管:在复苏过程中或需要机械通气的患儿,需气管插管来建立通畅的气道。

2. 氧疗法:指征为在通常吸入空气时,PaO_2 持续<50~60 mmHg。供氧方法有 5 种。

(1)鼻导管法:为低流量给氧,用硅胶管置于鼻前庭,流量 3~5 L/min;改良鼻导管为在胶管上剪两个孔,间距与新生儿鼻孔间距相等,封闭导管一侧断端,另一侧接气源供氧,流量 5~10 L/min,然后对准患儿鼻孔固定。鼻导管供氧可用于缺氧较轻或恢复期患儿。

(2)口罩或面罩法:氧流量 1~2 L/min,患儿口鼻均可吸入氧气,且比较舒适,但应注意固定好,对准患儿口鼻,另外注意不要压迫损伤面部皮肤。

(3)头罩法:能维持氧浓度相对稳定,又不妨碍观察病情。流量需 5~8 L/min。注意流量,若<5 L/min,可致头罩内 CO_2 积聚;流量过大可致头罩内温度下降;在供氧过程中应监测头罩内实际吸入氧浓度,避免因氧浓度过高而导致氧中毒。

(4)鼻塞持续气道正压(NCPAP)法:初调时将 CPAP 压力设置为 4~6 cmH_2O(1 cmH_2O=98.07 Pa),气体流量 6~10 L/min,吸入氧浓度 40%~60%。应根据病情调节 CPAP 压力和吸氧浓度,维持 PaO_2 60~90 mmHg(1 mmHg=0.133 kPa)即可。本辅助通气方式仅适用于有较好自主呼吸的婴儿,若自主呼吸减弱或病情加重或压力>8 cmH_2O,吸入氧浓度(FiO_2)>60%,仍不能使 PaO_2>50 mmHg,应改为机械通气。

(5)机械通气。

需注意的是:在氧疗和机械通气过程中应严密监测吸入氧浓度和患儿的血氧分压,尤其是早产儿,避免由于氧中毒导致早产儿患视网膜病和慢性肺疾病等。一般供氧浓度以能保持患儿的 PaO_2 在 $60\sim90$ mmHg 为宜。

四、并发症及处理

(一)由缺氧引起

1. 新生儿休克:应维持血压、改善心功能。可用生理盐水或胶体液扩容,10 mL/kg,在 $30\sim60$ min 内输入,扩容后仍有持续低血压可静脉输注多巴胺 $2.5\sim10.0$ $\mu g(kg/min)$,有心功能不全者,可加多巴酚丁胺 $2.5\sim10$ $\mu g/(kg \cdot min)$;心功能不全,心率增快可加用洋地黄;有心动过缓和(或)心脏停搏时用肾上腺素,稀释成 $1:10\,000$(0.1 mg/mL),每次用 0.1 mL/kg,静注。

2. 酸中毒:呼吸性酸中毒可通过改善通气纠正。代谢性酸中毒,在改善通气条件下,可用 5% $NaHCO_3$ 每次 $3\sim5$ mL/kg,用葡萄糖稀释成等张液,在 $30\sim60$ min 内输入,如代谢性酸中毒不严重或患儿体重小可先给预计量的 $1/2$,输注速度应更慢些。量过大、速度过快可致高钠血症、高渗透压、心力衰竭、脑室内出血。

3. 脑缺氧、脑水肿:患儿烦躁不安,应慎用镇静剂;若出现惊厥,在应用止惊药时,需做好呼吸支持;注意限液量 $60\sim80$ mL/(kg·d),可给甘露醇每次 $0.25\sim0.5$ g/kg,$30\sim60$ min 输入,根据病情可 $2\sim3$ 次/日。

4. 肾功能损害:出现尿少,应控制液量,呋塞米每次 $1\sim2$ mg/kg,并可用小剂量多巴胺改善微循环、扩张肾血管,剂量 $2.5\sim5$ $\mu g/(kg \cdot min)$,静注。

(二)由氧中毒引起

1. 早产儿视网膜病(ROP):仅见于新生儿,主要是早产儿,其发生与高 PaO_2 有关而与吸入氧浓度无关。因此,早产儿不论吸入氧浓度是多少,只要 $PaO_2>100$ mmHg,并持续一定时间即可引起;$PaO_2<80$ mmHg 时发生率明显减少。此外,胎龄越小,体重越轻,越易发生。因此,早产儿 PaO_2 不宜 >90 mmHg,或动脉血氧饱和度(SaO_2)85%~93% 较为恰当;并且早产儿应进行 ROP 筛查。

2. 慢性肺疾病(CLD):与长时间吸入高浓度氧对肺的直接损害有关。一般吸入纯氧 $\geqslant24$ h 或吸入氧浓度(FiO_2)$\geqslant50$% 数日即可引起。此外,正压通气的气压伤、肺不成熟、感染、液量过多等亦可能有关。患儿表现为呼吸困难、青紫、需长时间吸氧(>28 d)、或不能撤离 CPAP 或呼吸器。胸部 X 线片(或 CT)有广泛间质改变及小囊泡或肺气肿表现。本病以预防为主。加强胸部物理治疗和支持疗法,可能需要较长时间用氧和呼吸支持,还可试用抗氧化剂、激素、利尿剂等治疗(详见有关章节)。

五、预防

针对病因进行预防,及早进行呼吸支持。

(单既利 王广军 肖芳 林辉)

第八节　胎粪吸入综合征

胎粪吸入综合征(meconium aspiration syndrome，MAS)常见于足月儿或过期产儿，由于胎儿发生宫内窘迫或产时窒息，排出胎粪，污染羊水，又吸入后导致。

一、病因和发病机制

当胎儿在宫内或分娩过程中发生窒息，出现低氧血症时，肛门括约肌松弛，使大量胎粪排出，同时可刺激胎儿呼吸中枢，诱发胎儿喘息样呼吸，吸入含胎粪的羊水。因此，MAS 的形成应存在下列因素：①有明确围生期缺氧因素；②大多数羊水重度污染；③胎心监测有异常；④出生时常有窒息。

二、诊断

(一)症状

如果出生时进行了正确的复苏，将胎粪尽量从气道清除干净，临床可无症状。如果有较多胎粪吸入，表现为生后不久出现呼吸困难、呻吟、青紫。

(二)体征

患儿皮肤、指甲、外耳道、脐带、胎盘均被胎粪染成黄绿色，气管内可吸出含胎粪的羊水。胸部饱满，可闻及干湿啰音，重者还可发生气胸、纵隔气肿以及持续肺动脉高压(PPHN)、急性呼吸窘迫综合征(ARDS)等合并症，危及患儿生命。

(三)实验室检查

胸部 X 线检查，表现为：

1. 轻度：肺纹理粗，轻度肺气肿，心影正常。

2. 中度：肺部有粗颗粒影或片状、团块状阴影或有节段性肺不张及透亮区，心影常缩小。

3. 重度：两肺广泛粗颗粒影或斑片状阴影及肺气肿现象。有时可见肺不张和炎症融合的大片状阴影。常并发气漏，表现为气胸或纵隔气肿。合并 ARDS 时，表现为广泛肺突变，甚至"白肺"，可见支气管充气影等。

(四)鉴别诊断

1. 新生儿羊水吸入性肺炎。多见于自然分娩儿，尤其是有围生期窒息患儿，羊水无明显粪染。患儿可出现呼吸急促、青紫、肺部啰音等，胸片多见两下肺野片状影，尤以内带明显。

2. 新生儿肺炎(感染性)。宫内或产时感染可引起本病。母亲可有围生期发热、早破水等感染史。患儿可出现气促、青紫、肺部啰音，严重者可出现感染中毒症状甚至发生呼吸衰竭。胸片示斑片状影，外周血白细胞升高或降低，CRP 升高。

三、治疗

(一)上气道内的胎粪清理呼吸道

在胎头娩出而肩未娩出时,应立即用较粗的吸管吸净口咽胎粪和羊水。胎儿娩出后,若无呼吸或肤色苍白或四肢松软(表明新生儿"无活力"),应立即在直接喉镜下行气管插管吸引,尽可能将气管内的羊水、胎粪吸净。但注意动作要迅速,尽量缩短患儿缺氧时间。重症 MAS 应立即送入新生儿加强监护病房(NICU)进行救治,患儿住进 NICU 之后还可以行气管插管冲洗胎粪,每次注入无菌生理盐水 1 mL,翻身拍背,反复冲洗吸引,直至吸出物清晰。

(二)氧疗和呼吸支持

根据血气分析及临床情况给予不同的呼吸支持。

1. 轻症可给予普通吸氧。

2. 发生 I 型呼吸衰竭可用 NCPAP:FiO_2 40%～60%,PEEP 压力 2～4 cmH_2O($1\ cmH_2O=98.07\ Pa$),流速 8～10 L/min,以利于 CO_2 排出。而 NCPAP 的吸入氧浓度(FiO_2)>60%,压力>4 cmH_2O 时,PaO_2<50 mmHg($1\ mmHg=0.133\ kPa$),$PaCO_2$>60 nimHg 需行机械通气治疗。

3. 机械通气:方式为间歇性正压通气(IPPV)+呼气末正压(PEEP)。工作参数可根据病情确定,如病情以肺气肿为主,血气以 $PaCO_2$ 增高为主,则初调压力应稍低:PIP 20～25 cmH_2O,PEEP 2～3 cmH_2O,呼吸频率 40～60 次/分,适当延长呼气时间,吸/呼比为 1:(1.2～1.5)(频率≥60 次/分时,吸/呼比为 1:1),以利于 CO_2 排出;如病变以肺不张为主,血气以 PaO_2 降低为主,则初调压力可稍高:PIP 25～30 cmH_2O,PEEP 2～5 cmH_2O,频率 35～40 次/分。吸气时间适当延长,吸/呼比为 1:(1～1.2)。注意 PEEP 不宜>5 cmH_2O,否则不利于 CO_2 排出,并且造成肺泡过度扩张,影响肺顺应性和使通气/血流比例失调加重。

还可采用高频通气(high frequency ventilation, HFV)治疗。HFV 利于氧的弥散,减少气压伤的危险性,同时不断的振荡可使肺内胎粪松动更易于吸出。

(三)综合治疗和监护

1. 监护:体温、心率、呼吸、血压、血气、水电解质和代谢平衡。因病患儿有缺氧史,应重点观察中枢神经系统、心血管系统、消化道、肾脏等器官系统有无并发症发生。

2. 维持内环境稳定

(1)注意体温,体温维持在 36℃～37℃之间。

(2)维持血压和各脏器灌注,如有循环障碍或休克表现,应给予扩容,同时可给多巴胺 5～10 $\mu g/(kg\cdot min)$,多巴酚丁胺 5～10 $\mu g/(kg\cdot min)$,持续静脉输入。

(3)维持营养及水电解质平衡:早期(生后 1 周之内)应控制液体量(60～80 mL/$(kg\cdot d)$),纠正低血糖、低血钙等。有代谢性酸中毒者可给碱性液纠正,缺氧严重暂不能经口喂养或经口喂养不足时,应加部分或完全胃肠外营养。

3. 抗生素应用：因病患儿均经过抢救复苏，增加了感染机会，故可应用抗生素。同时积极监测感染，查找病原菌，以及时选用或更换敏感药物。

4. PS 应用：目前有研究表明 MAS 时，补充 PS 可取得一定疗效，能缩短病程，减少并发症和缩短用呼吸机时间。最好在出生后 6 h 内给予，每次 150 mg/kg，每 6 h 一次，约 3～4 次。

四、并发症及处理

1. 脑缺氧、脑水肿。患儿烦躁不安或惊厥，应用镇静剂、脱水剂。

2. 气胸。无机械通气时，如果气胸是非张力性的、单侧的、肺压缩＜50％，可严密观察，保持患儿安静。一般 1～2 d 可自行吸收。如在机械通气时发生气胸，因有正压通气，故气胸均是张力性的，必须做胸腔闭式引流，也可改用 HFV。

3. PPHN 经上述治疗患儿仍持续严重低氧血症应考虑并发本症（详见有关章节）。

五、预防

做好产前检查，密切监测分娩过程，发现胎儿有宫内窘迫或羊水有胎粪污染时，应及时结束分娩，并按照新生儿复苏指南，及时、正确清理呼吸道和复苏婴儿。

（肖芳　秦爱芳　蒋俊玲　王艳萌）

第九节　新生儿呼吸暂停

新生儿呼吸暂停的定义是呼吸停止≥20 秒，伴或不伴心率减慢（＜100 次/分）；或呼吸停止＜20 秒，伴有心率缓慢或青紫。

一、病因和发病机制

引起呼吸暂停的原因分为以下方面。

（一）原发性
早产儿单纯因呼吸中枢发育不全所致。

（二）继发性
1. 缺氧：窒息、肺炎、肺透明膜病、先天性心脏病、惊厥发作、休克和严重贫血等。

2. 感染：败血症、脑膜炎、坏死性小肠结肠炎等。

3. 中枢神经系统疾患：脑室内出血、缺氧缺血性脑病和胆红素脑病等。

4. 环境温度过高或过低。

5. 代谢紊乱：低血糖、低血钠、低血钙、严重代谢性酸中毒和高氨血症等。

6. 胃—食管反流。

7. 因颈部前曲过度而致气流阻塞。

呼吸暂停多见于早产儿,其发病率可高达 50%～60%,胎龄越小发病率越高。

二、诊断

(一)症状

呼吸停止≥20 秒,伴或不伴心率减慢(<100 次/分);或呼吸停止<20 秒,伴有心率缓慢或青紫。

(二)体征

根据不同病因,体格检查可见相应体征,特别注意体温、发绀、心脏、肺部和神经系统的异常表现。

(三)实验室检查

1. 血液学检查

(1)全血常规:血白细胞、血小板、血细胞比容、C 反应蛋白等可以识别贫血、感染等。

(2)血培养:可协助诊断败血症。

(3)血生化、血气分析:可排除水、电解质紊乱和代谢紊乱。

2. 脑脊液检查。协助诊断中枢神经系统感染。

3. 影像学检查

(1)X 线检查:胸部 X 线能发现肺部疾病,如肺炎、肺透明膜病等,并对先天性心脏病诊断有一定帮助;腹部摄片可排除坏死性小肠结肠炎。

(2)头颅 CT:有助于诊断新生儿颅内出血和中枢神经系统疾患。

(3)超声检查:头颅超声检查可排除脑室内出血;心脏超声检查有助于先心病诊断。

4. 脑电图。通过监护脑电图,能区别不同类型的呼吸暂停,尤其是微小发作型惊厥所致呼吸暂停,有助于对呼吸暂停病因的诊断。

5. 监护。对易发生呼吸暂停的高危儿应收入 NICU,单靠临床观察往往不够,应用监护仪进行监护,及时诊断和处理呼吸暂停。

(四)鉴别诊断

根据上述定义诊断呼吸暂停并不困难,关键是鉴别原发性和继发性。因此,对呼吸暂停的患儿应进行详细、全面体格检查,特别注意体温、发绀、心脏、肺部和神经系统的异常表现。早产儿生后 24 h 内很少发生原发性呼吸暂停,发生呼吸暂停的患儿往往可能存在其他疾病,如重症感染、颅内出血等;生后 3 d 至 1 周内出现呼吸暂停的早产儿应排除其他疾病后方可考虑为原发性呼吸暂停;出生 1 周后发生呼吸暂停的早产儿也应寻找病因,排除继发性呼吸暂停。所有足月儿发生呼吸暂停均为继发性的,必须查找引起呼吸暂停的原发病。

三、治疗

(一)治疗原发疾病

对继发性呼吸暂停者,必须对原发疾病给予积极治疗,如纠正贫血、低血糖,控制感染、止惊等。

(二)呼吸暂停的治疗

主要针对早产儿原发性呼吸暂停。

1. 氧疗:大部分呼吸暂停患儿需供氧,避免持续缺氧对患儿的进一步损害。一般可选用头罩或鼻导管给氧,在给氧期间需监测氧合情况,应保持 PaO_2 60～80 mmHg(1 mmHg=0.133 kPa),动脉血氧饱和度在 90% 左右,以防高氧血症导致早产儿视网膜病。

2. 增加传入冲动:发作时给予患儿拍背、弹足底或其他触觉刺激常能缓解呼吸暂停发作,必要时可用面罩—复苏气囊给予加压通气。

3. 药物治疗:氨茶碱为最常用的治疗药物,氨茶碱可直接刺激呼吸中枢或增加呼吸中枢对 CO_2 的敏感性,减少呼吸暂停的发作。使用方法:负荷量 5 mg/kg,用适量 10% 葡萄糖(40～50 mL)稀释后,静脉内输入,15～20 min 内完成。维持量 2.5 mg/kg,每 12 h 一次,静脉用药或灌肠。茶碱的副作用有心动过速、低血压、烦躁、惊厥、高血糖和胃肠道出血等。副作用的发生与药物血浓度有一定关系,必要时监测氨茶碱血药浓度。

4. 经鼻持续气道正压通气(nasal continuous positive air-way pressure, NCPAP):一般供氧不能缓解呼吸暂停者可用 NCPAP,NCPAP 可稳定上气道,防止气道梗阻,还可反射性刺激呼吸中枢,改善自主呼吸功能,可设置压力 3～5 cmH_2O(1 cmH_2O=98.07 Pa),气体流速 8～10 L/min,吸入氧浓度则根据患者的需要设置,同样应注意早产儿氧中毒问题。

5. 机械通气:部分患儿应用上述各种方法治疗后,仍频发呼吸暂停并伴有低氧血症或明显心动过缓时,可用机械通气。

四、并发症及处理

预后与原发病有关。早产儿原发性呼吸暂停预后良好,而由新生儿神经系统疾病,如颅内感染、出血等引起的严重、反复发作的难治性呼吸暂停则预后不好。

五、预防

以下为高危儿:①出生体重≤1 800 g(孕 32 周)的早产儿;②其同胞患有猝死综合征的婴儿;③有神经系统疾患及上述各种疾病的婴儿。

(单既利　王广军　肖芳　林辉)

第三章 早产儿易患疾病

第一节 新生儿败血症

新生儿败血症是指新生儿期细菌侵入血液循环并在其中生长繁殖,产生毒素所造成的全身性感染。

一、病因和发病机制

(一)易感因素

1. 母亲的病史。

2. 产科因素。

3. 胎儿或新生儿因素。

(二)病原菌

我国以葡萄球菌和大肠杆菌为主。

二、诊断

(一)临床表现

1. 全身表现

(1)体温改变:可有发热或低体温。

(2)少吃、少哭、少动、面色欠佳、四肢凉、体重不增或增长缓慢。

(3)黄疸:有时是唯一表现,严重时可发展为胆红素脑病。

(4)休克表现:四肢冰凉伴发花,股动脉搏动减弱,毛细血管充盈时间延长,血压下降,严重时可有弥散性血管内凝血(DIC)。

2. 各系统表现

(1)皮肤、黏膜:硬肿症,皮下坏疽,脓疱疮,脐周或其他部位蜂窝织炎,甲床感染,皮肤烧灼伤,皮斑、瘀点,口腔黏膜有挑割伤。

(2)消化系统:厌食、腹胀、呕吐、腹泻,严重时可出现中毒性肠麻痹或坏死性小肠结肠炎(NEC),后期可出现肝脾大。

(3)呼吸系统:气促,发绀,呼吸不规则或呼吸暂停。

(4)中枢神经系统:易合并化脓性脑膜炎,表现为嗜睡、激惹、惊厥、前囟张力及肌张力增高等。

(5)心血管系统:感染性心内膜炎,感染性休克。

(6)血液系统:可合并血小板减少、出血倾向。

(7)泌尿系统感染。

(8)其他:骨关节化脓性炎症、骨髓炎及深部脓肿等。

(二)实验室检查

1. 细菌学检查

(1)细菌培养:尽量在应用抗生素前严格消毒下采血做血培养,疑为肠源性感染者应同时作厌氧菌培养,有较长时间用青霉素类和头孢类抗生素者应作 L 型细菌培养。怀疑产前感染者,出生后 1 h 内取胃液及外耳道分泌物培养,或涂片革兰染色找多核细胞和胞内细菌,必要时可取清洁尿培养,脑脊液、感染的脐部、浆膜腔液以及所有拔除的导管头均应送培养。

(2)病原菌抗原及 DNA 检测:用已知抗体测体液中未知的抗原,对 B 组溶血性链球菌(GBS)和大肠杆菌 K1 抗原可采用对流免疫电泳、乳胶凝集试验和酶联免疫吸附试验等方法,对已使用抗生素者更有诊断价值;采用 16SrRNA 基因的聚合酶链反应(PCR)分型、DNA 探针等分子生物学技术,以协助早期诊断。

2. 非特异性检查

(1)白细胞(WBC)计数:WBC 减少($<5 \times 10^9 /L$),或 WBC 增多($\leqslant 3$ d 者,WBC $>25 \times 10^9 /L$;>3 d 者,WBC$>20 \times 10^9 /L$)。

(2)白细胞分类:杆状核细胞/中性粒细胞(L/T)$\geqslant 0.16$。

(3)C 反应蛋白(CRP):$\geqslant 8 \mu g/mL$(末梢血)。有条件者可作血清前降钙素(PCT)或白细胞介素 6(IL-6)测定。

(4)血小板$\leqslant 100 \times 10^9 /L$。

(5)微量血沉$\geqslant 15$ mm/h。

(三)诊断标准

依据 2003 年中华医学会儿科学分会新生儿学组制定的新生儿败血症诊疗方案:

1. 确定诊断,具有临床表现并符合下列任一条:

(1)血培养或无菌体腔内培养出致病菌。

(2)如果血培养标本培养出条件致病菌,则必须与另次(份)血、或无菌体腔内或导管头培养出同种细菌。

2. 临床诊断,具有临床表现且具备以下任一条:

(1)非特异性检查$\geqslant 2$ 条。

(2)血标本病原菌抗原或 DNA 检测阳性。

三、治疗

(一)抗生素治疗

1. 一般原则

(1)临床诊断败血症,在使用抗生素前收集各种标本,不需等待细菌学检查结果,即应及时使用抗生素。

(2)根据病原菌可能来源初步判断病原菌种,病原菌未明确前可选择既针对革兰阳性菌又针对革兰阴性菌的抗生素,可先用两种抗生素,但应掌握不同地区、不同时期有不同优势致病菌及耐药谱,经验性地选用抗生素。

(3)一旦有药敏结果,应做相应调整,尽量选用一种针对性强的抗生素;如临床疗效好,虽药敏结果不敏感,亦可暂不换药。

(4)一般采用静脉注射,疗程10~14 d。合并GBS及革兰阴性菌所致化脓性脑膜炎者,疗程14~21 d。

2. 主要针对革兰阳性菌的抗生素

(1)青霉素与青霉素类:链球菌属应首选青霉素G;葡萄球菌属[(金黄色葡萄球菌和促凝酶阴性葡萄球菌(CNS)]应选耐酶青霉素如苯唑西林钠、氯唑西林钠。

(2)第一、二代头孢菌素:第一代如头孢唑林钠对革兰阳性菌和革兰阴性菌部分作用,不易进入脑脊液;头孢拉定对革兰阳性菌和革兰阴性菌作用好,但对革兰阴性菌作用较弱。第二代如头孢呋辛钠对革兰阳性菌比第一代稍弱,对革兰阴性菌及内酰胺酶稳定,对革兰阴性菌更有效。

(3)万古霉素:二线抗革兰阳性菌抗生素,主要针对耐甲氧西林葡萄球菌(MRS)。

3. 主要针对革兰阴性菌的抗生素

(1)三代头孢:易进入血脑屏障。不宜单用,因为对金黄色葡萄球菌、李斯特杆菌弱,对肠球菌完全耐药。

(2)氨基苷类:针对革兰阴性菌,对葡萄球菌较好,进入脑脊液差。注意阿米卡星有肾毒性、耳毒性。

(3)哌拉西林钠:对革兰阴性菌及GBS敏感,易进入脑脊液。

(4)氨苄西林:虽广谱,但对大肠杆菌耐药性高。

(5)氨曲南:为单环,内酰胺类抗生素,对革兰阴性菌作用强,β-内酰胺酶稳定,不良反应少。

4. 其他

(1)针对厌氧菌:甲硝唑。

(2)其他广谱抗生素:亚胺培南—西司他汀钠:二三线,新型β-内酰胺类抗生素,对革兰阳性和革兰阴性需氧和厌氧菌有强大杀菌作用,对产超广谱β-内酰胺酶的细菌有较强的抗菌活性,不易通过血脑屏障,可引起惊厥。头孢吡肟:第四代头孢菌素,对革兰阳性和革兰阴性均敏感,对β-内酰胺酶稳定,不易发生耐药。

(二)清除感染灶

1. 脐炎局部用 3% 过氧化氢、2% 碘酒及 75% 酒精消毒，每日 2～3 次。

2. 口腔黏膜亦可用 3% 过氧化氢，每日 2 次。

(三)保持机体内、外环境的稳定

1. 注意保暖、热卡供给及维持水、电解质平衡。

2. 纠正低氧、酸中毒。

(四)增强免疫功能及其他疗法

早产儿及严重感染者可静注免疫球蛋白(IVIG)200～600 mg/kg，每日 1 次，3～5 d。

四、预防

产前筛查，鉴定出有高危因素的孕母(发热和有绒毛膜炎)，并在其分娩时进行干预。对有高危因素孕母娩出的婴儿给予适当的治疗。

(单既利　王广军　肖芳　逄晓燕)

第二节　新生儿颅内出血

新生儿颅内出血是新生儿期常见的严重疾患，死亡率高，严重者常有神经系统后遗症，主要出血类型为硬膜下出血、蛛网膜下腔出血、脑室周围—脑室内出血、脑实质出血、小脑出血及丘脑、基底节出血。病因可分为缺氧性及产伤性。

一、早产儿脑室周围—脑室内出血

(一)诊断

1. 病史。妊娠分娩史、成熟程度、缺氧复苏史等。

2. 症状及体征。早产儿脑室周围—脑室内出血的早期临床常见特征是呼吸窘迫，依出血程度不同在临床上表现为以下三种类型：

(1)急剧恶化型。较少见，发生在严重出血的小儿。在数分钟至数小时内病情急剧进展，出现意识障碍、呼吸暂停、眼球固定、肌张力严重低下或周身强直性惊厥、难以纠正的酸中毒，可在短时间内死亡。

(2)持续进展型。症状在数小时至数天内继续进展。先表现为大脑皮层兴奋性增高，如烦躁不安、易激惹、惊厥等，继而出现皮质抑制表现，如神志异常、四肢肌张力低下、呼吸异常，可存活或进一步恶化甚至死亡。

(3)临床无表现型。此型最为常见，多在早产儿生后常规头颅 B 超筛查中发现。

3. 实验室检查。主要为影像学检查，如颅脑 B 超、CT、MRI，用以了解出血部位、程度、范围。

(1)影像学检查根据出血发生发展的过程及血液在脑室内填充的量而判断出血程度。

Ⅰ度：单纯室管膜下生发基质出血或伴极少量脑室内出血，旁矢状面探查出血占脑室面积 10％以下。

Ⅱ度：出血进入脑室，所占脑室面积为 10％～50％。

Ⅲ度：脑室内出血伴脑室扩大，所占脑室面积＞50％。

Ⅳ度：同时伴脑室旁局限或广泛的脑实质出血。

(2)在脑室周围—脑室内出血诊断的同时，不应忽视对颅内常见合并症的诊断，如脑室周围白质病变、脑室旁梗死、梗阻性脑积水。

4. 鉴别诊断。需与新生儿缺氧缺血性脑病、新生儿中枢神经系统感染、先天性遗传代谢病等鉴别。

(二)治疗

目前尚无特异性治疗方法，主要为对症治疗，防止继续出血及保护脑细胞。

1. 加强护理。保暖、保持安静，减少干扰，避免剧烈哭闹，保证液量及热卡供给。

2. 对症治疗。可应用维生素 K_1、输新鲜血等，应用镇静剂控制惊厥，可选用适当抗生素预防感染及应用保护脑细胞的药物等。

3. 其他。反复腰穿放脑脊液可降低颅内压、维持脑的血流灌注，并可去除血及蛋白，以减少粘连，防止脑积水，但此法尚存争议。

4. 脑积水的治疗。尚无满意的治疗方法，必要时考虑进行外科分流术。

二、硬膜下出血

(一)诊断

1. 病史。妊娠分娩史、成熟程度、缺氧复苏史等。

2. 症状及体征

(1)严重后颅凹出血：可压迫脑干，短时间内危及生命。神经系统症状在生后立即出现，可有中枢性呼吸衰竭。

(2)后颅凹血肿：根据血肿大小及进展速度不同，临床可有不同表现。神经系统出现症状时间不等，生后数小时至 3、4 d 内可无症状；神经系统症状程度不同，与颅内压增高程度有关；血肿逐渐增大，压迫脑干可危及生命。

(3)大脑镰撕裂：常伴随下矢状窦的损伤，使双侧脑半球受累，出现临床神经系统症状。

(4)上矢状窦损伤。此处的硬膜下出血依程度不同可分为三种类型：①出血量少，临床症状轻微；②出生后第 2～3 d 出现局限性脑损伤表现；③新生儿期无异常表现，但由于慢性硬膜下渗出，至 6 个月左右发展为头围增大。

3. 实验室检查。影像学检查，如颅脑 B 超、CT、MRI，用以了解出血部位、程度、范围。当在大脑半球的硬膜下出血时，也可通过硬膜下穿刺做更直接的诊断，也可用颅骨透照来筛查。

(二)治疗

早期以对症维持生命体征为原则,对硬膜下积液者可做冠状缝硬膜下穿刺抽出积液,以减轻颅内压。若 10 d 后液量无显著减少,则需考虑进行开放引流或硬脑膜下腔分流术。

三、原发性蛛网膜下腔出血

(一)诊断

1. 病史。妊娠分娩史、成熟程度、缺氧复苏史等。

2. 症状及体征。一般分为三种类型:

(1)出血量很少,仅有极轻的或无临床征象,如易激惹、肌张力低下,多于一周内恢复,此种类型最为常见。

(2)由于出血而致惊厥,常始于生后第 2 d,间歇性发作,发作期间表现正常。

(3)大量蛛网膜下腔出血并急剧进展,血液存留于脑间隙及后颅凹,可危及生命。

(三)实验室检查

影像学检查,如颅脑 B 超、CT、MRI,用以了解出血部位、程度、范围。

(二)治疗

基本同其他类型颅内出血。

(单既利　王广军　肖芳　林辉)

第三节　早产儿慢性肺部疾病

早产儿慢性肺部疾病(chronic lung disease, CLD)为一组由多种因素所致的肺部疾病,这些因素包括早产儿本身、宫内感染、曾患过急性肺部疾病、长期呼吸器高压力和(或)高浓度氧治疗及动脉导管未闭等。出生体重小,生后应用机械通气的早产儿发病率高,病死率亦较高,需长期依赖氧和住院治疗,存活者的肺功能需数月甚至数年才能恢复,生后一年内易死于婴儿肺部感染。

一、病因和发病机制

临床上慢性肺疾病主要包括:

(1)支气管肺发育不良(broncho-pulmonary dysplasia, BPD):病因及发病机制是多方面的,主要病因为吸入高浓度氧及高气道正压所致肺泡上皮细胞损伤的结果。因此,生后早期接受呼吸器治疗的早产儿发病率较高,此外,基因的易感性、肺发育不成熟、肺水肿和动脉导管未闭、感染等亦为其致病因素。

(2)Wilson-Mikity 综合征:常见于未应用过机械通气的极低体重出生儿,可能与早产儿肺发育极不成熟、宫内感染等因素有关。

（3）早产儿慢性肺功能不全：多发生于出生体重 1 000 g 以下的早产儿，主要与其肺发育极不成熟有关。

二、诊断

(一)症状

1. 支气管、肺发育不良。患儿反应弱、气促、呼吸困难、体重增长缓慢。

2. Wilson-Mikity 综合征。此综合征少见，多发生于体重<1 500 克婴儿。患儿呼吸增快、有轻度吸气性三凹征。

3. 早产儿慢性肺功能不全。发生于<28 周胎龄、体重<1 000 g 的早产儿，早期无肺部疾病。出生后前三天无临床症状，一般于生后第 4~7 d 发病，可见呼吸困难、青紫等。

(二)体征

1. 支气管肺发育不良。本症常见于有新生儿呼吸窘迫综合征（NRDS）患儿，有时亦见于胎粪吸入综合征或重症肺炎患儿，早期应用过机械通气。在原发病急性期后病情改善不明显，于第 10~14 d 后患儿仍存在呼吸困难，不能离氧或不能脱离呼吸机，甚至对氧要求反而增加。此种情况可持续超过 3~4 周并有二氧化碳潴留，造成慢性肺功能不全。轻症患儿在数月后可逐渐恢复，重症多于生后第一年内死于继发性肺部感染、肺动脉高压、心肺衰竭等。

2. Wilson-Mikity 综合征。出生后肺部 X 线正常或偶有轻微呼吸困难，有些可查找到宫内感染的证据。常在生后一周左右出现呼吸困难、缺氧等体征。重者需要呼吸支持，病程可持续数周至数月。

Wilsorr-Mikity 综合征诊断标准包括：①无肺透明膜病（HMD）；②呼吸增快，有轻度吸气性三凹征，持续 4 周以上；③生后 8 周内有 2 次以上胸片呈片状浸润阴影，晚期出现小囊性改变；骨质疏松，伴后肋多发性骨折；④部分患儿脐带血 IgM 在 300 mg/dL 以上，胎盘有慢性羊膜炎等感染依据。

3. 早产儿慢性肺功能不全。一般于生后第 4~7 d 发病，可见呼吸困难、低氧及高碳酸血症，并有呼吸暂停发作需氧气治疗。常于出生后 2 个月左右恢复正常。

(三)实验室检查

1. 支气管肺发育不良。胸部 X 线可见早期两肺野密度增高，以后出现多发小囊肿，严重者可有肺气肿，并伴有条索纤维样改变或肺不张等。

2. Wilson-Mikity 综合征。胸部 X 线可见肺呈多发性囊性。改变的高透亮区与增厚的间质结构相间，常呈蜂窝状肺。并伴有骨质稀疏或肋骨多发性骨折。

3. 早产儿慢性肺功能不全。胸部 X 线检查可见部分肺呈过度充气现象，部分肺部有小气囊肿形成，但少见弥漫性病变。

(四)鉴别诊断

新生儿肺炎尤其是病毒或衣原体、支原体等宫内或产时感染者，其肺部 X 线表现与

CLD 相似,母亲可有围生期感染史,有早破水或宫内窘迫史等,应作有关检查,如 TORCH 等。

三、治疗

1. 氧及辅助通气支持疗法:常需长期依赖氧气及呼吸支持。呼吸支持治疗的原则是以最低压力和氧浓度使 PaO_2 维持在 50~70 mmHg(1 mmHg=0.133 kPa), $PaCO_2$ 40~50 mmHg 即可。然后根据患儿病情恢复情况,逐渐降低呼吸机压力、吸入氧浓度和呼吸频率,并过渡到 NCPAP,直至停机停氧。

2. 纠正贫血:需维持血细胞比容在 30%~40%。

3. 营养及液体疗法:给充分营养,热卡 100~130 kcal/(kg·d)(1 cal=4.186 8 J),常需行全静脉营养及喂以高热卡奶,注意补充各种维生素。患儿常不能耐受正常量的液体摄入,即使按正常需要量给液亦可能出现液体负荷增加及肺水肿现象,故必须控制液量及钠摄入量,一般 80~100 mL/(kg·d)。并需每天监测血电解质及体重变化,可用利尿剂辅助治疗,如呋塞米每次 1 mg/kg,静脉注射,每日 1~2 次,疗程 1~2 周(根据临床情况掌握)。

4. 激素治疗:地塞米松,可缩短患儿机械通气时间,改善临床症状及血气结果。目前,临床常用小剂量、短疗程,0.5 mg/(kg·d)×3 d,0.25 mg/(kg·d)×3 d,0.125 mg/(kg·d)×3 d,部分患儿可重复疗程。应注意激素的副作用。

5. 茶碱治疗:茶碱可解除支气管痉挛,降低气道阻力,剂量 2 mg/kg。每 12 h 一次,静脉注射。用时需测药物血浓度,应将其维持于 12 μg/mL。亦可用 β-肾上腺素激动剂等雾化吸入,有助于缓解支气管痉挛。

6. 根据肺部情况每天做胸部物理治疗。

四、并发症及处理

1. 肺炎。任何情况下病情恶化需考虑并发肺炎,积极抗感染治疗,呼吸支持等综合治疗。

2. 气管、支气管软化症。严重 $PaCO_2$ 潴留者提示预后不良,需考虑继发性气管、支气管软化症,必要时作支气管镜证实。

3. 其他。生后第一年中常有骨质疏松及佝偻病,甚至有自发性骨折现象,治疗中应注意补充维生素 D 及钙剂。

五、预防

针对病因预防,做好孕期保健,避免宫内感染、早产。尽量避免长时间正压通气和吸入高浓度氧气。

(单既利 王广军 肖芳 林辉)

第四节 新生儿母子血型不合溶血病

新生儿母子血型不合溶血病是因母婴血型不合,母亲的血型抗体通过胎盘引起胎儿、新生儿红细胞破坏产生溶血。这类溶血性疾病仅发生在胎儿与早期新生儿,是新生儿溶血性疾病中相当重要的病因。人类的血型系统有 26 个,虽然有多个系统可发生新生儿溶血,而 Rh、ABO 系统血型不合引起的最常见。

一、Rh 血型不合溶血病

(一)病因和发病机制

因胎儿红细胞的 Rh 血型与母亲不合,若胎儿红细胞所具有的抗原恰为母体所缺少,当胎儿红细胞通过胎盘进入母体循环,因抗原性不同使母体产生相应的血型抗体,此抗体(IgG)又通过胎盘进入胎儿循环作用于胎儿红细胞并导致溶血。

1. 诊断

(1)症状及体征。本病的临床症状是由溶血所致,症状的轻重程度和母亲抗体的量、抗体与胎儿红细胞的结合程度及胎儿的代偿能力等因素有关,常见的症状如下:①胎儿水肿:多见于病情重者。水肿的发生与低血浆蛋白有关。这类患儿胎盘的重量与新生儿出生体重之比可达1∶(3～4)(正常为 1∶7)。②黄疸:具有出现早、上升快的特点,其黄疸的程度与溶血程度及肝脏形成结合胆红素的能力有关。特别应注意有少数患儿在病程恢复期可出现"胆汁淤积综合征"。③贫血:程度不一,与溶血的程度有关,特别应注意晚期(重度)贫血。患儿在生后第 2～6 周发生明显贫血,血红蛋白<80 g/L,称为晚期贫血。④肝脾肿大:程度不一,与骨髓外造血有关。⑤低血糖:见于重度 Rh 溶血病患儿,因大量溶血致还原型谷胱甘肽增高,进而刺激胰岛素释放。⑥核黄疸:见于总胆红素升高明显者,患儿可有神经系统症状。⑦出血倾向:见于重症者,与血小板减少、毛细血管缺氧性损害有关。

2. 实验室检查

(1)生前检查。

①母血抗体测定或测定胎儿血型:Rh 阴性的孕妇应查其丈夫的血型,若不合应测抗体。第一次测定一般在妊娠第 16 周进行。②羊水检查:胎儿溶血程度愈重,羊水含胆红素就愈高,故此检查结果对进一步处理方法的决定有参考价值。③B超检查:主要观察有无胎儿水肿、腹水,胸腔积液,肝脾是否大,胎盘有无水肿,羊水量等。

(2)生后检查。生后诊断的主要依据是血清特异性免疫抗体的检测。

①子直接抗人球蛋白试验(直接 Coombs 试验):检查婴儿红细胞是否被致敏,若阳性则说明婴儿红细胞被血型抗体致敏,还可作稀释试验以了解是何种 Rh 血型抗体。②子间接抗人球蛋白试验(间接 Coombs 试验):检查婴儿血清中有无血型抗体存在及其类型。③母间接抗人球蛋白试验:检查母体血清中有无血型抗体存在及其类型。④血常

规检查:包括血型、血色素、网织红细胞。

3. 鉴别诊断。需与其他血型不合溶血病鉴别。

(二)治疗

除极少数重症患儿在宫内已开始接受治疗以减轻病情、防止死胎,绝大多数 Rh 溶血病患儿的治疗在生后进行。

1. 产前治疗。目的是纠正贫血、减轻病情。包括:①血浆置换术;②宫内输血;③母或胎儿注射 IVIG;④提前分娩。

2. 新生儿治疗

(1)胎儿期重度受累者,出生时有胎儿水肿、腹水、贫血、心功能不全者,应尽快做交换输血。

(2)出生后一旦明确诊断,可给静脉滴注丙种球蛋白,按每次 1 g/kg,于 2 h 内滴入。

(3)出生时一般情况尚正常,但生后很快出现黄疸,应采取措施降低血清胆红素,以防止胆红素脑病的发生。可采用光疗、交换输血并辅以药物治疗,如输注白蛋白治疗。

(4)纠正贫血,早期重度贫血者往往胆红素很高,需交换输血;晚期贫血若患儿症状严重时,可适当少量输血,输入的血最好没有引起发病的血型抗原。

(三)预防

通过给 Rh 阴性孕妇注射 Rh(D)IgG 来预防 Rh(抗 D)溶血病已取得满意效果。一般预防剂量可肌内注射抗 Rh(D)IgG 300 μg。

二、ABO 血型不合溶血病

ABO 血型不合溶血病在新生儿母婴血型不合溶血病中最常见,主要发生在 O 型产妇、胎儿为 A 型或 B 型。本病第一胎也可发病,占 40%~50%。

(一)诊断

1. 症状及体征。与 Rh 溶血病相比较,症状较轻,以黄疸为主要症状。如不及时处理也可发生胆红素脑病。贫血、肝脾肿大程度均较轻,发生胎儿水肿者更为少见。

2. 实验室检查。根据病史、临床检查怀疑本病时应作血清学检查以确诊。先确定母婴 ABO 血型不合,然后作子改良直接 Coombs 试验、抗体释放试验及游离抗体试验。其中改良直接 Coombs 试验和(或)抗体释放试验阳性均表明小儿的红细胞已致敏,可以确诊;若仅游离抗体阳性只能表明小儿体内有抗体,并不一定致敏,此时应参考母游离抗体效价,若母抗体效价≥1∶64 则有意义。

3. 鉴别诊断。需与其他血型不合溶血病鉴别。

(二)治疗

治疗原则同 Rh 溶血病,重点是降低血清胆红素,防止胆红素脑病。

(单既利　王广军　肖芳　林辉)

第五节　新生儿母乳性黄疸

母乳性黄疸其主要特点是新生儿母乳喂养后未结合胆红素升高,临床出现黄疸。

一、病因和发病机制

母乳性黄疸的病因和发病机制迄今尚未完全明确。最近认为本病是在多种因素作用下,由新生儿胆红素代谢的肠—肝循环增加所致。

1. UDPGT(尿苷二磷酸葡萄糖醛酸基转移酶)受抑制学说。

2. 新生儿肠—肝循环增加学说。

二、诊断

(一)症状及体征

主要为母乳喂养的新生儿出现黄疸,足月儿多见,黄疸在生理期内(2～14日)发生,但不随生理性黄疸的消失而消退,以未结合胆红素升高为主,其分型见表3-1。患儿的一般情况良好,生长发育正常。

表 3-1　新生儿母乳性黄疸分型

	早发型	迟发型
喂哺乳类	母乳	母乳
黄疸出现时间	出生后3～4日	出生后6～8日
黄疸高峰时间	出生后5～7日	出生后2～3周
黄疸消退时间		出生后6～12周

(二)实验室检查

目前尚缺乏实验室检测手段确诊母乳性黄疸。

(三)鉴别诊断

1. 各种原因引起的新生儿黄疸。

2. 先天性甲状腺功能减退。

3. 半乳糖血症。

4. 遗传性葡萄糖醛酸基转移酶缺乏症。

三、治疗

本病确诊后无需特殊治疗,对于足月健康儿,一般不主张放弃母乳喂养,而是在密切观察下鼓励母乳少量多次喂哺。门诊监测胆红素的浓度,一旦高达 256.5 μmol/L

(15 mg/dL)以上时停母乳改配方乳并进行光疗。

四、预后

一般认为母乳性黄疸预后良好。

(单既利　王广军　肖芳　林辉)

第六节　新生儿胆红素脑病

一、病因和发病机制

1. 新生儿临床状态与血清胆红素水平。
2. 胆红素联结状态与游离胆红素水平。
3. 血脑屏障功能状态与脑内胆红素水平。
4. 脑细胞功能状态和能量代谢水平。
5. 胆红素的神经毒性机制。

二、诊断

(一)症状及体征

胆红素脑病患儿黄疸多较严重,全身皮肤黏膜呈重度黄染,此病多见于出生后 4～10 d,发生胆红素脑病的血清胆红素阈值是 307.8～342 μmol/L,在此浓度以上极易发生胆红素脑病。胆红素脑病临床症状分期见表 3-2。

表 3-2　胆红素脑病临床症状分期表

		Van Praagh 分期	北京儿童 医院分期	时限
新生儿期	1. 警告期	肌张力减退、嗜睡、吸吮反射弱	黄疸突然明显加深 嗜睡、吸吮反射弱、发热	12～24 h
	2. 痉挛期	发热(80%)痉挛	痉挛或松弛、发热、呼吸衰竭	12～24 h
	3. 恢复期	症状消失	症状消失	约 14 d
1 个月后	4. 后遗症期	持久性锥体外系神经异常	持久性锥体外系神经异常	

(二)实验室检查

血清胆红素浓度的测定,一旦发现胆红素浓度超过 256.5 μmol/L 就该密切注意神经系统症状的出现。

三、预防和治疗

防止新生儿高胆红素血症的发生是预防胆红素脑病的要点。药物疗法、光照疗法和换血疗法均能降低血清胆红素。

1. 产前预防
2. 产后预防

(1)治疗各种合并症。

(2)药物疗法酶诱导剂如苯巴比妥。

(3)光照疗法、换血疗法。

3. 已发生核黄疸者,根据各期表现给予对症治疗。后遗症期可指导早期干预智能和运动发育。

(单既利　王广军　肖芳　林辉)

第七节　新生儿病理性黄疸

新生儿病理性黄疸是在新生儿时期出现皮肤、巩膜黄染超过正常生理范围,其病因特殊而复杂,严重者可引起胆红素脑病,常导致死亡和严重后遗症。

一、分类

(一)按发病机制

1. 红细胞破坏增多(溶血性、肝前性)。
2. 肝脏胆红素代谢功能低下(肝细胞性)。
3. 胆汁排出障碍(梗阻性、肝后性)。

(二)按实验室测定总胆红素和结合胆红素浓度的增高程度

1. 高未结合胆红素血症。
2. 高结合胆红素血症。

二、病因

1. 胆红素生成过多。由于红细胞破坏增多,胆红素生成过多,引起未结合胆红素增高。

2. 肝细胞摄取和结合胆红素能力低下,可引起未结合胆红素增高。

3. 胆红素排泄异常。

4. 肠—肝循环增加,如先天性肠道闭锁、巨结肠、饥饿、喂养延迟等。

三、诊断

(一)诊断要点

新生儿黄疸出现下列情况之一时要考虑为病理性黄疸：

1. 生后 24 h 内出现黄疸，胆红素浓度＞102 μmol/L(6 mg/dL)。

2. 足月儿血清胆红素浓度＞220.6 μmol/L(12.9 mg/dL)，早产儿＞255 μmol/L (15 mg/dL)。

3. 血清直接胆红素＞26 μmol/L(1.5 mg/dL)。

4. 血清胆红素每天上升＞85 μmol/L(5 mg/dL)。

5. 黄疸持续时间较长，超过 2～4 周，或进行性加重。

(二)实验室检查

根据不同的病因进行相应的检查。

(三)鉴别诊断

需与生理性黄疸鉴别。

四、治疗

采取措施降低血清胆红素，以防止胆红素脑病的发生。可采用光疗、换血、输注白蛋白及其他药物治疗。同时要针对不同的病因进行治疗。

（单既利　张丹霞　肖芳　林辉）

第八节　新生儿硬肿症

新生儿硬肿症是以皮肤、皮下脂肪变硬，兼有水肿为特点的一组症候群。

一、病因和发病机制

(一)新生儿生理因素的特殊性。

1. 新生儿体温调节功能低下。

2. 皮下脂肪组成特点：饱和脂肪酸含量高，缺少使饱和脂肪酸变为不饱和脂肪酸的酶，当体温降低时皮脂易发生物理性状变化。

3. 新生儿红细胞相应较多：血液黏滞易引起微循环障碍。

(二)外在因素

1. 寒冷环境。

2. 摄入不足。

3. 疾病。

二、诊断

(一)病史

寒冷季节,环境温度过低,保温不当;严重感染史;窒息史;产伤,畸形,摄入不足或能量供给低下。

(二)临床表现

1. 早期哺乳差,哭声低,反应低下。

2. 低体温,体温≤35℃,重症常<30℃,腋—肛温差随病程由正值转为负值。夏季感染者不一定出现低体温。

3. 硬肿多发生在全身皮下脂肪积聚部位,皮肤紧贴皮下组织不能移动,表现为硬、亮、肿、冷、色泽暗红,常呈对称性,依次从小腿→大腿外侧→臀→面颊→上肢→全身,严重时肢体僵硬,不能活动。

4. 多器官功能受损(MOD)甚至衰竭(MOF),常合并肺炎、败血症。

(三)实验室检查

1. 血气分析:低氧血症及代谢性酸中毒。

2. 血常规:半数以上患者血小板<100×10⁹/L。

3. 合并DIC者:凝血酶原时间延长(生后4 d内≥20秒,超过4 d≥15秒),凝血酶及部分凝血活酶时间延长,3P试验阳性,纤维蛋白原≤1.6 g/L。

4. 血生化:血糖可降低,尿素氮、肌酐增高,高血钾、低血钠等。

5. 心电图:PR间期延长,QT间期延长,低电压、T波低平,ST段下降

6. X线胸片:可有肺淤血、肺水肿、肺出血等改变。

(四)诊断分度及评分标准

本症按体温、硬肿范围及器官受损情况分轻、中、重三度(表3-3),总分0分属轻度,1~3分为中度,4分以上为重度。硬肿范围按烫伤面积估计,头颈部20%,双上肢18%,前胸及腹部14%,双下肢26%。

表3-3 新生儿硬肿症诊断分度、评分标准

评分	体温(℃)	肛温、腋—肛温差	硬肿范围	器官功能改变
0	≥35	0	<20%	无明显改变
1	<35	0或正值	20%~50%	明显功能低下
4	<35或<30	负值	>50%	功能衰竭

(五)鉴别诊断

应与皮下坏疽、皮下脂肪硬化坏死、各种原因水肿(心、肾,低蛋白血症)及局部淋巴回流障碍鉴别。

三、治疗

(一)复温

对低体温患儿复温是治疗关键。复温期间注意监护生命体征,包括血压、心率、尿量、液量、呼吸等。

1. 轻、中度(>35℃):产热良好,患儿置预热至 30℃ 的温箱内,通过暖箱自动调温装置或人工调节箱温于 30℃～34℃ 使患儿 6～12 h 恢复正常体温。

2. 重度:体温<30℃ 或产热衰竭者,先以高于患儿体温 1℃～2℃ 暖箱温度(不超过 34℃)开始复温或辅以温水浴疗法(水温 39℃～40℃,每次 15 min,每天 1～2 次),浴后立即擦干放于红外辐射抢救台快速复温,床温从 30℃ 开始,根据患儿体温恢复情况逐步调高床面温度(最高 35℃)待体温恢复正常。

(二)热量及液体补充

开始每天 209 kJ(50 kcal)/kg 并迅速增至 418.4～502.0 kJ(100～120 kcal)/kg 经口给予,部分或完全静脉营养,静滴葡萄糖 6 mg/(kg·min),液体量按 1 mL/kJ 给予,重症伴少尿、无尿或明显心肾功能损害时,严格限制输液速度和液量。

(三)纠正器官功能紊乱

1. 循环障碍:有循环障碍或休克体征时在维持心功能前提下及时扩容,纠正酸中毒,心率低者首选多巴胺 5～10 μg(kg·min)和(或)酚妥拉明每次 0.3～0.5 μg/kg,每 4 h 一次。纳洛酮每次 0.01～0.03 μg/kg 对抗休克、缓解肺水肿有益。

2. DIC:在血小板减少、高凝状态时立即用肝素 1 mg/kg,6 h 后按 0.5～1.0 mg/kg 给予,病情好转后逐步延长时间到停用,两剂肝素后应给予新鲜血或血浆或低分子肝素 10～20 IU/kg

3. 急性肾衰竭:少尿或无尿者在循环量保证前提下给呋塞米 1～2 mg/kg,限制液量,防止高血钾。

4. 肺出血:一经确诊,早期给予气管插管,进行正压呼吸,同时给予凝血酶,或凝血酶原复合物及纤维蛋白原,并治疗肺出血原因。

(四)控制感染

根据并发感染性质选用敏感、肾毒性小的抗生素。

(五)中药

可用丹参注射液,中药浴。

(六)其他

有缺氧者进行氧疗。大剂量维生素 E 5 mg/kg 有抗氧化作用,稳定膜的结构和功能。

四、预防

孕妇保健,提高产科技术,避免早产、窒息、产伤、感染;做好宣传教育;初生婴儿合理保暖;尽早喂养补充热量。

(单既利　王广军　肖芳　林辉)

第九节　早产儿贫血

早产儿贫血分为生理性及病理性贫血,与胎龄及出生体重有直接关系,亦与营养情况有关。早产儿代偿能力差,易出现贫血后淡漠、喂养困难、体重不增等,甚至呼吸困难、心率加快、心力衰竭、循环障碍,危及患儿生命。

一、病因和发病机制

1. 早产儿生理性贫血。指早产儿在生后 4～8 周,血红蛋白 65～90 g/L,其发生时间较足月儿早,贫血程度更重,可能与以下方面有关:①早产儿红细胞寿命较足月儿更短;②生长迅速,血浆容量扩张导致血液稀释;③红细胞生成素(EPO)产生减少;④营养缺乏。

2. 病理性贫血。其病因由失血、溶血、红细胞生成障碍三种原因组成。

二、诊断

(一)症状

1. 部分患儿虽有贫血,但无症状,多为生理性贫血。

2. 另一部分患儿临床表现为面色苍白、唇色淡、淡漠、喂养困难、体重不增、气促、心率增快。

3. 原发病表现,如失血、溶血等症状。

(二)体征

1. 面色苍白,口唇色淡。重症患儿心率增快、脉搏细数、血压下降、休克。

2. 原发病体征,如肝脾大、黄疸;皮肤出血点、瘀斑、头颅血肿、脐部渗血等。

(三)实验室检查

1. 贫血诊断:确诊有无早产儿贫血,通过末梢或静脉血血常规检查了解血红蛋白等情况,确诊有无贫血(参见新生儿贫血部分)。

2. 病因诊断:详细询问病史并查体,针对性做相关检查。

(四)鉴别诊断

主要是关于贫血的病因鉴别。

三、治疗

1. 原发病治疗。

2. 输血治疗。应根据贫血程度及起病缓急来决定是否输血(参见新生儿贫血),早产儿输血还应考虑患儿的胎龄、日龄、体重等。

3. 重组人类红细胞生成素(rHuEPO)疗法。可预防早产儿贫血,并可减少贫血患者的输血量及次数。用法:皮下注射,每次 400 U/kg,2 次/周;或每次 100~200 U/kg,5 次/周,均连用 4 周。

4. 铁剂补充。元素铁 2~4 mg/(kg·d),补铁时间最早为生后 2 周,不能迟于生后 2 个月,应持续 12~15 个月。

5. 维生素 E 补充。维生素 E 为抗过氧化剂,对维持红细胞膜的完整性及稳定性很重要,用法:25 IU/d,疗程 2 周。

四、预防

应注意及时补充铁剂、维生素 E,避免医源性失血。

(单既利　王广军　肖芳　林辉)

第四章 新生儿代谢性疾病

第一节 先天性代谢异常

一、病因和发病机制

先天性代谢异常是遗传性生化代谢缺陷导致的疾病。本类疾病多有染色体异常,下一胎再发病的几率较高,并且大多数在新生儿期和婴幼儿期起病,临床无特殊表现,常被误诊为重症感染、心肺疾病、脑病等,新生儿常在确诊前死亡。及时诊断和正确处理是非常重要的。

二、诊断

(一)临床特点

1. 大多数在 1 岁之内发病,新生儿期发病往往病情严重、进展迅速、病死率高。

2. 家族史,包括有流产、死胎史或同胞不明原因死亡(尤其是新生儿死亡)史;家族中有不能解释的发育落后、惊厥等。

3. 患儿出生时多正常,大多无特殊面容及可见畸形。

4. 急性起病者,最常见的四大临床症状为喂养困难、呕吐、精神反应低下、惊厥,常被误认为败血症、中枢神经或心肺系统疾病,病情进展快,且一般对症治疗不缓解。

5. 化验检查:常表现较严重代谢性酸中毒、顽固性低血糖、高血氨、肝功能损害等。

(二)症状及体征

先天性代谢异常临床表现见表 4-1。

表 4-1 先天性代谢异常临床表现

	新生儿期和婴儿期
非特异性表现	拒食,反复呕吐,黄疸,腹泻,哭声异常,脱水,嗜睡等
神经、呼吸等系统表现	吸吮、喂养困难,硬脑膜下出血,视网膜出血,惊厥,昏迷,肌张力异常,肌阵挛,呼吸异常,心率缓慢,低体温,贫血(非免疫溶血性),肾结石等
多系统表现	生长发育迟缓,肝脾肿大,免疫缺陷,白内障,特殊气味等

（续表）

	婴儿后期、儿童、成人
神经、肌肉系统表现	智力—运动发育迟缓/倒退,癫痫,肌张力异常,感觉障碍,共济失调,外周神经功能异常,硬脑膜下出血,视网膜出血,锥体束征,双侧痉挛,脑瘫,说话延迟,肌病,心肌病等
消化系统表现	持续性喂养困难,反复呕吐,腹泻,对特定食物厌食等
多系统表现	生长障碍,顽固性皮炎,胰腺炎(慢性/反复),肝脾肿大,免疫缺陷,肾结石,贫血(非免疫溶血性),反复发作的严重感染,骨髓增生综合征,白内障,白质病等

(三)实验室检查

1. 新生儿筛查。常规新生儿出生时的足跟血筛查,可筛查先天性甲状腺功能低下和苯丙酮尿症。有上述可疑家族史和临床表现者,应做尿或血的代谢筛查。

2. 血液检查。代谢性酸中毒(常见),低血糖,尿酮体阳性,血氨升高,甘油三酯、游离脂肪酸增高,尿酸降低,肌酐降低,尿有异味,血小板减少,嗜中性白细胞减少,肝功能异常,肾功能异常等。

3. 染色体检查。有助于协助诊断。

4. 其他。B超、血常规等。

(四)鉴别诊断

败血症,脑室内出血,脑瘫,癫痫,发育迟缓,突然原因不明的新生儿死亡(sudden death in newborn),病毒性脑炎,缺血缺氧性脑病等。

三、治疗

针对不同病因,替代治疗或对症支持治疗。

四、预防

1. 高危患儿。有先天性代谢病症状及体征者,有家族病史者,有同胞可疑死亡史者,父母近亲结婚者,临床诊断不明、用其他疾病无法解释者。

2. 对育龄妇女进行宣传教育,做好孕期检查。

(单既利　王广军　肖芳　林辉)

第二节　先天性肾上腺皮质增生症

先天性肾上腺皮质增生症(CAH)是一组常染色体隐性遗传性疾病。由于肾上腺皮质类固醇合成过程中某些酶的先天性缺陷,使皮质醇分泌不足,经负反馈作用刺激垂体分泌促肾上腺皮质激素(ACTH)增多,而导致肾上腺皮质增生,同时影响盐皮质激素及性激素生物合成紊乱。

一、病因和发病机制

肾上腺皮质类固醇合成过程中 5 种酶的缺陷,使其阻断部位以前的前体物质增加,阻断后的合成产物减少,引起不同程度的生化改变和临床表现。

二、诊断

21-羟化酶缺乏为最常见类型,占 90%～95%,也是两性畸形最常见原因,发病率为 1/5 000～1/4 000。

(一)临床表现

1. 单纯男性化型。为 21-羟化酶不完全性缺陷,无肾上腺皮质功能减低和失盐表现。有明显男性化表现,女性胎儿不同程度外生殖器男性化,严重者外生殖器性别难辨;男性胎儿外生殖器正常或阴茎较大,生后 6 个月内逐渐出现假性性早熟;男女均出现男性第二性征,女孩出现男性体征,皮肤黏膜色素增加,乳晕及外生殖器皮肤发黑。

2. 男性化伴失盐型。为 21-羟化酶完全性缺陷,生后很快出现肾上腺皮质功能不全和失盐表现,常在生后第 6～14 d 出现精神萎靡、拒奶、呕吐、腹泻和脱水、消瘦、呼吸困难甚至发绀及皮肤黏膜色素沉着显著。电解质紊乱特点包括低血钠、低血氯、高血钾及代谢性酸中毒。男性化更为严重。

3. 非典型型(又称晚发型)。主要为女性,生后正常,直至儿童晚期或青春期出现多毛、痤疮、初潮延迟及月经紊乱或多囊卵巢与不育症等表现。

(二)实验室检查

1. 测电解质,包括血糖、血钾、血钠、血氯、二氧化碳结合力(CO_2CP)及血 pH。

2. 24 h 尿液尿游离皮质醇(UFC)及 17-酮类固醇(17-KS)测定。

3. 血 17-羟孕酮(17-OHP)测定对 21-羟化酶缺陷极有诊断价值。

4. 非典型 21-羟化酶缺陷的诊断需做 ACTH 刺激试验。

5. 骨龄测定,对性别难辨者需进行性染色体检查。

6. 肾上腺 B 超或 CT 检查。

(三)鉴别诊断

1. 需要鉴别 11-羟化酶缺陷和 17-羟化酶缺陷。

2. 急性失盐型患儿需与先天性肥厚性幽门狭窄、暂时性肾上腺皮质功能不全、肾上腺皮质出血等疾病相鉴别。

3. 女性假两性畸形需与真两性畸形、获得性女性假两性畸形鉴别。

4. 男性假两性畸形需与真两性畸形、睾丸女性化综合征、XY 性腺不发育综合征、5α-还原酶缺乏、17,20-碳链裂解酶或 17-酮还原酶缺乏鉴别。

三、治疗

1. 常规维持治疗。

2. 糖皮质激素。应尽早开始治疗并终身服用,应根据临床改善情况、生化指标及生长状况调节药量,既保证有效抑制过多的雄性激素的分泌,又保证正常生长。一般用醋酸可的松,生理替代剂量为 16 mg/(m² · d),肌注作用时间为 3 日,可每 3 日肌注 45～50 mg/(m² · d),1.5～2 岁后改口服治疗。也可用氢化可的松,25 mg/(m² · d),每 8 h 口服一次。

3. 盐皮质激素。严重失盐者可予以醋酸去氧皮质酮(DOCA)肌注,每日 1～2 mg;或予 9-氟氢可的松口服,常用剂量为 0.05～0.2 mg/d,分 2 次口服。病情严重者可用至 0.4 mg/d,在婴幼儿还需每日补充氯化钠 0.1～0.2 g/(kg · d),分 3～8 次口服。

4. 肾上腺危象及应激治疗

(1)纠正水盐代谢紊乱:扩容、纠正酸中毒、补充累积损失量和生理需要量。

(2)补充盐皮质激素:扩容同时予醋酸去氧皮质酮(DOCA)肌注,每日 1～2 mg,根据血清电解质、脱水、体重及血压恢复情况调整。

(3)补充糖皮质激素:应用补液和 DOCA 仍不能恢复血压和肾上腺皮质功能时,氢化可的松琥珀酸钠 50 mg/m² 静注,继用 50～100 mg/m² 在 24 h 内静滴。

(4)高血钾治疗。

(单既利　王广军　肖芳　李雯)

第三节　先天性甲状腺功能减低症

先天性甲状腺功能减低症(简称甲低)又称克汀病或呆小病,多见于甲状腺先天缺陷,主要表现为体格和精神发育障碍,早期诊断和治疗可防止症状的发生或发展,否则可导致严重的脑损害和智力低下。

一、病因和发病机制

(一)原发性甲状腺功能减低

1. 甲状腺发育异常。

2. 甲状腺激素合成或代谢障碍(家族性甲状腺功能减低)。

3. 终末器官不反应。

4. 暂时性甲状腺功能障碍。

(二)继发性甲状腺功能减低

常伴有脑发育异常。

1. 促甲状腺激素释放激素(TRH)缺乏。孤立的或伴有其他促垂体激素缺乏和下丘脑功能障碍。

2. 促甲状腺激素(TSH)缺乏。孤立的或伴有其他垂体激素缺乏。

二、诊断

(一)临床表现

1. 大多数患儿出生时外表正常,症状出现的早晚及轻重与甲低(包括代偿)的程度和持续时间有关。

2. 少数较重患儿出生时或出生后数周出现症状。出生时身长正常,体重较重,早期表现包括:前后囟门、颅缝宽、嗜睡、少动、动作慢、反应迟钝、少哭、声音嘶哑、喂奶困难、吸吮缓慢无力、肌张力低、腹膨大、常有脐疝、肠蠕动慢、首次胎便时间延迟、经常便秘、生理性黄疸持续时间延长、体温低、少汗、四肢凉、苍白、常有花纹,呼吸道黏膜黏液性水肿可致鼻塞、呼吸困难、口周发绀或呼吸暂停,可伴有肺透明膜病。

3. 随年龄增长,症状更显著。身长及体重的增长和动作及精神发育均明显落后。黏液性水肿加重,非凹陷性,皮肤干燥粗糙,出现特殊面容:头发干枯、发际较低、前额较窄、常有皱纹、眼距宽、眼睑增厚、睑裂小、鼻梁低平、鼻短而上翘、唇较厚、舌大而宽厚、常伸出口外,重者影响呼吸。四肢短,躯干相对较长,手掌方形、指粗短。偶有心脏黏液性水肿导致心脏增大、心音低钝、心脏杂音、脉搏较慢、血压偏低、心电图呈低电压、PR 间期延长、T 波平坦或倒置。可有贫血。

4. 由酶系统缺陷所致的家族性甲低,少数在出生时即存甲状腺肿,多生后数月或数年出现症状。

5. 继发性甲低患儿出现症状缓慢,可为单纯 TRH 或 TSH 缺乏,或伴有其他下丘脑或垂体功能障碍,或有垂体、下丘脑发育不良或脑畸形。

(二)实验室检查

1. 甲状腺功能检查:三碘甲状腺原氨酸(T_3)、甲状腺素(T_4)、TSH、游离三碘甲状腺原氨酸(FT_3)、游离甲状腺素(FT_4)。

2. 甲状腺 B 超及同位素扫描。

3. 骨骼 X 线检查。

三、治疗

(1)甲状腺激素替代疗法。如出生前未发生严重甲低者,生后 1 个月内开始治疗,治疗越晚智力障碍越严重。

(2)左甲状腺素钠片(优甲乐)。首选,首剂 10~15 $\mu g/(kg \cdot d)$,1 次/日,口服,每周增加 10 $\mu g/kg$,在 3~4 周时达 25~125 $\mu g/(kg \cdot d)$交替服用,若仍需增量,宜减小、放慢,至 T_4 恢复正常,持续应用到 1 岁,此时为 7~9 $\mu g/(kg \cdot d)$。以后随年龄调整剂量,约为 4 $\mu g/(kg \cdot d)$。

(3)甲状腺片。60 mg 约相当于 L-甲状腺素钠 100 μg(0.1 mg),将所需剂量分 3 次口服。

(单既利　王广军　肖芳　林辉)

第四节　巨大儿及糖尿病母亲婴儿

巨大儿指出生体重≥4 000 克的新生儿。

一、病因和发病机制

巨大儿中有一部分属于生理性的,与遗传或母孕期营养过度有关,婴儿除肥胖外无其他异常,但因婴儿过大,分娩过程中易发生产伤、颅内出血。另一部分属病理情况,又以母亲患糖尿病所生婴儿为常见。

二、诊断

(一)症状

体形大而胖,脸圆似库欣综合征(Cushing's syndrome)面容。胎盘、脐带、心、肺、肝、脾等都较正常儿大。少动嗜睡,毛发多而密,有些患儿有多血貌,呼吸急促,甚至惊厥。

(二)体征

1. 低血糖症:多于生后第 24 h 内,尤其第 1～12 h 之内发生,发生率为 60%～75%,多为暂时性,因胰岛素水平暂时性增高所致。

2. 低钙血症:发生率约为 60%,系甲状旁腺功能低下所致,可伴高磷和低镁血症。

3. 红细胞增多症:其中 10%～20%可发生高黏滞血症,导致深静脉栓塞、血尿、蛋白尿、肾功能不全等。

4. 高胆红素血症:多发生于生后第 48～72 h。

5. 肺透明膜病:由于肺发育不成熟,或胰岛素过多抑制了磷脂的合成,使肺泡表面活性物质缺乏。

6. 其他:先天畸形的发生率较高,约 10%;胎儿过大可发生围生期窒息缺氧或产伤。

(三)实验室检查

1. 出生时有窒息、产伤者应测血气、拍胸片、做头颅 B 超或 CT。

2. 生后 1 h 内取胃液做泡沫振荡试验,了解肺成熟情况。

3. 定期监测血糖、血钙和胆红素。生后第 1、2、4、6、12、24、36、48 h 各监测血糖一次,第 6、12、24 和 48 h 各测定血钙一次;第 24、48 h 测血胆红素。

4. 外周血和静脉血血细胞比容。外周血 HCT≥75%或静脉血 HCT≥65%可诊断红细胞增多症。

三、治疗

1. 出生时对发生窒息或产伤者应积极复苏抢救。

2. 出现呼吸困难时,应注意可能发生了肺透明膜病,立即拍胸片协助诊断并给予呼吸支持。

3. 低血糖

(1)无症状者:应早期喂养,生后 1 h 喂 10% 葡萄糖 10～20 mL,每 2～3 h 喂一次。生后 4～6 h 开始喂奶。

(2)不能口服者:生后 1 h 可静脉输注 10% 葡萄糖 60 mL/(kg·d),以 6～8 mg/(kg·min)输糖速度维持输液。

(3)有症状者或血糖<2.2 mmol/L(40 mg/dL)者:给 25% 葡萄糖 2～4 mL/kg(早产儿给 10% 葡萄糖 2～4 mL/kg),以 1 mL/min 速度静注,后给 10% 葡萄糖以 6～10 mg/(kg·min)速度滴注,以维持血糖>2.2 mmol/L(40 mg/dL)。

4. 高胆红素血症,给予照蓝光等退黄治疗。

5. 红细胞增多症,必要时可进行部分换血。

6. 全面体检,查有无畸形及其他并发症。

(单既利　王广军　肖芳　林辉)

第五节　新生儿晚期代谢性酸中毒

新生儿晚期代谢性酸中毒(neonatal late metabolic acido-sis,LMA),是指由于喂食高蛋白和(或)乳清蛋白与酪蛋白比例不当的牛乳造成的代谢性酸中毒,多见于不存在其他疾病的新生儿,特别是早产儿。

一、病因和发病机制

1. 足月新生儿和早产儿的消化功能和氨基酸代谢不完善。

2. 喂食蛋白质的量过多和(或)乳清蛋白与酪蛋白的比例不当。

3. 肾脏发育不成熟和排酸能力差。

二、诊断

(一)临床表现

1. 多见于早产儿,足月儿发生率较低。

2. 常在第 1 周末开始发生,持续到第 3 周,以后逐渐减轻,至第 4 周基本恢复。

3. 临床症状不明显,摄入充足热量和蛋白质情况下患儿出现面色苍白、食欲不振、反应低下,体重不增,严重者可有心衰、休克。

(二)实验室检查

血气 pH$<$7.2，$HCO_3^-$$<$15 mmol/L。

三、治疗

1. 去除病因。终止患儿体内额外的大量内生酸的继续产生，减少内生酸蓄积的来源，主张母乳喂养，不能母乳喂养的选择人乳化配方奶(乳清蛋白：酪蛋白＝70：30)。

2. 限制蛋白入量。$\leqslant$4.0 g/(kg·d)。

3. 纠正酸中毒。pH$<$7.2 时，口服 5% $NaHCO_3$ 2.5 mL/(kg·d)，3～5 日，维持 pH$>$7.3。

（林辉　孙晓红　赵洁　孙晓玲）

第六节　新生儿低血糖症

新生儿低血糖是指各种原因造成的血糖低于正常同龄新生儿的最低血糖值的临床综合征，目前国内外多采用全血血糖低于 2.2 mmol/L(40 mg/dL)作为低血糖的界限值。

一、病因和发病机制

1. 糖原和脂肪贮备不足。

2. 耗糖过多。

3. 高胰岛素血症：暂时性高胰岛素血症；持续性高胰岛素血症。

4. 内分泌和代谢性疾病。

二、诊断

(一)临床表现

1. 常缺乏典型临床症状，多出现在生后数小时至 1 周内，或伴发于其他疾病过程而被掩盖。

2. 无症状性低血糖较有症状性低血糖多 10～20 倍，同样血糖水平的患儿症状差异也很大。

3. 症状和体征常非特异性，主要表现为反应差、阵发性青紫、震颤、眼球不正常转动、惊厥、呼吸暂停、嗜睡、不吃等，有的出现多汗、苍白及反应低下等。

(二)实验室检查

1. 血糖监测。

2. 电解质及肝肾功能检查。

3. 血常规及血型。

4. 尿常规及酮体。

5. 感染相关检查：血培养及脑脊液检查。

6. 内分泌相关检查：腹部 B 超、肾上腺 B 超、胰岛素测定、甲状腺素测定。

7. 遗传代谢检查：尿筛查、血氨基酸测定。

三、治疗

1. 积极治疗原发病。

2. 无症状者预防比治疗更重要，对可能发生低血糖者生后 1 h 开始喂（或鼻饲）10％葡萄糖液，每次 5～10 mL/kg，每小时 1 次，连续 3～4 次，生后 2～3 h 提早喂奶，24 h 内每 2 h 1 次。体重低于 2 kg 或窒息儿复苏困难时予 5％～10％葡萄糖液 2～6 mL/kg。

3. 有症状者，25％葡萄糖液 2～4 mL/kg（早产儿用 10％葡萄糖液 2 mL/kg）速度为 1 mL/min，随后继续滴入 10％葡萄糖液 6～8 mg/(kg·min)，以维持正常血糖水平。如为糖原储备不足引起的低血糖（小于胎龄儿）或血糖不能维持正常水平时，持续滴入 12.5％～15.0％的葡萄糖液，速度 8～10 mL/(kg·min)，24～48 h 后溶液中应给生理需要量的氯化钠和氯化钾。症状好转后应及时喂奶，同时逐渐减少葡萄糖入量。血糖≥2.2 mmol/L 后 1～2 d 改为 5％葡萄糖液滴注，以后逐渐停止。

4. 上述方法不能维持血糖水平时加用激素，氢化可的松 5～10 mg/(kg·d)或泼尼松 1 mg/(kg·d)至症状消失，可用至 1 周；或同时用高血糖素每次 0.1～0.3 mg/kg，肌内注射，必要时 6 h 后重复应用。肾上腺素、二氮嗪、生长激素仅用于慢性难治性低血糖。

（李雯　程红　周沛红　王冲）

第七节　新生儿高血糖症

新生儿高血糖症是指各种原因造成的血糖高于正常同年龄新生儿血糖值的临床综合征，目前国内外多采用全血血糖高于 7 mmol/L(125 mg/dL)作为高血糖的诊断指标。

一、病因和发病机制

1. 医源性高血糖

（1）血糖调节功能不成熟。

（2）疾病影响。

（3）其他因素。

2. 新生儿暂时性糖尿病（新生儿假性高血糖）。

3. 新生儿真性糖尿病。

二、诊断

(一)临床表现

1. 高血糖不重无临床症状,主要防治引起高血糖的病因及控制葡萄糖输入速度。

2. 血糖显著增高或持续时间长的患儿可发生高渗血症、高渗性利尿,出现脱水、烦渴、多尿等。呈特有面貌,眼闭合不严伴惊恐状。体重下降,严重者可发生颅内出血。

3. 血糖增高时,常出现糖尿。医源性高血糖,糖尿多为暂时性和轻度。暂时性糖尿病尿糖可持续数周或数月。除真性糖尿病外,以上二者尿酮体常为阴性或弱阳性,伴发酮症酸中毒少见。

(二)实验室检查

1. 血糖监测。

2. 电解质、肝肾功能检查及血渗透压、血气分析。

3. 尿常规及酮体。

三、治疗

1. 医源性高血糖要根据病情暂停或减少葡萄糖入量,严格控制输液速度,监测血糖、尿糖。

2. 重症高血糖伴脱水者应及时补充电解质,以迅速纠正血浆电解质紊乱,并降低血糖浓度,减少尿糖。

3. 胰岛素治疗用于空腹血糖>14 mmol/L(250 mg/dL)、尿糖阳性或持续高血糖无好转者,$1\sim3$ U/(kg·d),$1\sim2$ 次/日,监测血糖、尿糖,避免低血糖。

4. 持续高血糖、尿酮体阳性者,应血气监测,及时纠正酮症酸中毒。

5. 积极治疗原发病。

(单既利　王广军　陈文香　林辉)

第五章　儿童传染性疾病

第一节　暴发性流行性脑脊髓膜炎

暴发性流行性脑脊髓膜炎(暴发性流脑)是脑膜炎双球菌引起的重症感染,起病急,病情凶险,治疗难度大,病死率高。

一、病因和发病机制

病原菌为脑膜炎双球菌,有三个血清型。我国以 A 型为主,B 型和 C 型主要为散发病例。该菌经飞沫传播,通过上呼吸道感染,感染后经血液循环侵入脑脊髓膜形成脑脊髓膜炎。暴发性流脑分休克型、脑膜炎型和混合型三种。以冬春季发病率高。

潜伏期 2～3 d,最短 1 d。临床分期为上呼吸道感染期、败血症期、脑膜炎期。

二、诊断

(一)症状

1. 休克型。多见于 2 岁以下小儿。早期有严重感染中毒症状,高热、萎靡,面色苍白,肢端发凉,皮肤瘀点、瘀斑,迅速发生休克及弥散性血管内凝血(DIC)。晚期循环衰竭严重,面色苍白,脉细数,血压明显下降,意识不清。

2. 脑膜炎型。多见于年长儿。多以高热、惊厥起病,患儿剧烈头痛、呕吐,血压正常或偏高。数小时内即可出现昏迷,频繁惊厥,甚至呈角弓反张。严重者迅速出现脑疝表现。

3. 混合型。兼有休克型和脑膜炎型表现,可先后或同时出现,病情发展迅速,可在 4～8 h 内死亡。

(二)体征

面部和全身皮肤均可见瘀点、瘀斑,并融合成大片,昏迷,频繁惊厥,四肢发凉发花,毛细血管再充盈时间延长,心音低钝,脉搏细数,可肝脏肿大。

(三)实验室检查

1. 血常规。白细胞总数、中性粒细胞比例增高,核左移。

2. 瘀点涂片检菌。可发现革兰阴性双球菌。

3. 脑脊液常规和生化检查。呈化脓性脑炎改变(细胞数升高,以中性为主,蛋白质升高,糖降低),培养和涂片检菌可明确诊断。

(四)鉴别诊断

1. 过敏性休克。患儿有药物或其他物质过敏史,常伴有皮肤荨麻疹。

2. 心源性休克。患儿有原发性心脏病或心律失常,有心力衰竭的表现等。

3. 过敏性紫癜。患儿一般无发热、休克等感染中毒症状,紫癜皮疹多表现为双下肢对称性。

三、治疗

1. 抗休克。及时进行液体复苏(首次扩容 20 mL/kg 生理盐水,继续输液 50～100 mL/kg),应用血管活性药物如多巴胺($5～20$ $\mu g/(kg \cdot min)$)、多巴酚丁胺($5～20$ $\mu g/(kg \cdot min)$)、肾上腺素($0.5～2$ $\mu g/(kg \cdot min)$)、去甲肾上腺素($0.5～2$ $\mu g/(kg \cdot min)$)等循环功能支持。同时纠正水电解质紊乱及酸碱平衡失调。

2. 控制脑水肿和颅内高压。适当限制液量,给予甘露醇等脱水剂减轻脑水肿、降低颅内压,可同时应用呋塞米等利尿剂。同时存在休克时应抓住主要矛盾,若以脑水肿为主,应"快脱慢补";若休克为主,则应"快补慢脱";若二者均较严重,则需"快脱快补"。

3. 早期足量抗感染治疗。首选青霉素 40 万～60 万 U/(kg·d),亦可选用三代头孢菌素如头孢曲松钠、头孢他啶或头孢唑肟等。

4. 控制惊厥,退高热,保持呼吸道通畅,及时给予 NCPAP 和机械通气呼吸支持等。保护重要脏器功能等对症治疗。

5. 并发 D1C 者,可予肝素抗凝,并根据需要及时补充凝血因子。

6. 肾上腺皮质激素。可选用地塞米松 0.3～0.5 mg/(kg·d),首剂在抗生素应用前 15 min 静脉注射;氢化可的松 5～10 mg/(kg·d)或甲泼尼龙 1～2 mg/(kg·d)。病情控制后停用。

四、预防

及时接种流脑疫苗可有效预防本病。已接触本病患者,未接种疫苗者,可口服磺胺嘧啶或利福平预防。

(单既利　王广军　肖芳　林辉)

第二节　细菌性脑膜炎

细菌性脑膜炎(bacterial meningitis)为小儿常见急重症,早期诊断和治疗非常重要。

一、病因和发病机制

新生儿最常见的病原体为 B 组链球菌、大肠杆菌、李斯特菌和其他革兰阴性杆菌；儿童则以肺炎球菌、流感嗜血杆菌、脑膜炎双球菌为常见。病原体侵入的途径常见为血行播散，局部组织感染如中耳炎等弥散至脑膜，以及外伤等造成细菌直接进入脑膜引起脑膜炎。

二、诊断

(一)症状

1. 婴儿期。主要表现为非特异性的症状，如淡漠、烦躁、嗜睡、尖叫、拒奶、眼神发直，多有发热。脑膜刺激征常不明显，前囟隆起常是晚期表现。

2. 儿童期。常表现为发热、头痛、烦躁、嗜睡、惊厥。可有头痛、呕吐。脑膜刺激征阳性。晚期可有昏迷。

(二)体征

神志改变，前囟张力增高，骨缝可以裂开，瞳孔改变，脑膜刺激征(＋)，表现为颈抵抗、布氏征(＋)、克氏征(＋)。可出现血压升高，呼吸节律不整。

(三)实验室检查

1. 血常规。白细胞总数、中性粒细胞比例增高，可有核左移。

2. 脑脊液检查。外观浑浊或脓性，白细胞总数常达数千，分类以中性粒细胞为主。蛋白明显增高，糖降低，氯化物多正常。

3. 影像学检查。如颅脑 CT 扫描等有助于及早发现并发症。

4. 病原学检查。脑脊液涂片或培养有助于明确病原菌。还有血培养或感染部位分泌物培养等，以及特异性细菌抗原测定。

(四)鉴别诊断

根据脑脊液检查和临床表现可与病毒性脑膜脑炎、结核性脑膜炎鉴别。

三、治疗

(1)一般治疗。评估并处理呼吸道、呼吸、循环情况，保证气道通畅，必要时行液体复苏，纠正休克。

(2)抗感染治疗。腰穿后立即给予抗生素治疗。病原菌明确前应联合使用广谱抗生素，兼顾革兰阳性和阴性菌，可予青霉素和头孢曲松钠。青霉素剂量为 40 万～60 万 U/(kg·d)，分 2～4 次；头孢曲松钠 100 mg/(kg·d)，每日一次。病原菌明确后应根据药敏实验结果选用抗生素。

(3)降低颅内压。应适当限制液量，应用甘露醇、利尿剂等，减轻脑水肿。

(4)肾上腺皮质激素。可选用地塞米松。

(5)对症治疗。控制高热和惊厥，维持水电解质和酸碱平衡，保证营养摄入等。

四、并发症及处理

(1)硬膜下积液或积脓。细菌性脑膜炎经正规治疗 3 d 后仍发热,或热退后复升,应考虑硬膜下积液的可能。透光试验阳性有助于诊断,颅脑 CT 扫描不仅能明确诊断,还可协助确定积液的范围和量。治疗包括硬膜下穿刺放液、局部应用抗生素,必要时行手术治疗。

(2)脑室管膜炎。表现为正规治疗后无好转。颅脑 CT 或 B 超可发现脑室增大,侧脑室穿刺检查脑室液可发现炎症改变。治疗应及时行脑室穿刺放液或引流,局部应用抗生素。

(3)抗利尿激素异常分泌综合征。血钠降低和血浆渗透压下降(脑性低钠血症)。

(单既利　王广军　肖芳　林辉)

第三节　中毒型痢疾

中毒型痢疾为细菌性痢疾(bacillary dysentery)的危重类型,以急性起病、高热、惊厥、昏迷为特征,严重者发生呼吸/循环衰竭,可在 24 h 内导致死亡。

一、病因和发病机制

病原体为痢疾杆菌,以福氏痢疾杆菌最常见。发病机制主要是痢疾杆菌内毒素激发机体应激反应,导致微血管舒缩功能紊乱,引起微循环障碍,组织缺氧、代谢性酸中毒、细胞能量代谢障碍,严重者出现多脏器功能不全。

二、诊断

(一)症状

1. 休克型。早期表现面色苍白,皮肤青紫,四肢发凉,尿量减少,血压正常或偏低。晚期面色苍白和皮肤发花更明显,四肢厥冷,心率增快,血压下降,神志不清。

2. 脑型。主要为颅内压增高表现,早期烦躁,嗜睡,呕吐,面色苍灰,晚期面色死灰,昏迷,频繁惊厥,血压增高或波动。严重者有脑疝表现。

3. 混合型。兼有休克型和脑型的表现。脓血便往往滞后于临床症状,多数情况下行肛管取便才能及时诊断。

(二)体征

神志不清,血压下降,呼吸急促,心率增快,皮肤青紫,四肢发凉发花,尿量减少。

(三)实验室检查

1. 血常规。白细胞总数、中性粒细胞比例增高,可有核左移。

2. 便常规。较多脓细胞,少许红细胞。

3. 便培养。可明确病原菌。

(四)鉴别诊断

与高热惊厥、中枢神经系统感染等相鉴别。

三、治疗

(1)抗休克。及时进行液体复苏、扩容、纠酸。同时纠正电解质紊乱和酸碱平衡失调。扩容的同时或稍后予血管活性药物改善微循环。具体方案见感染性休克章节。

(2)积极控制感染。选择三代头孢菌素如头孢曲松钠等静脉注射。同时口服粘菌素(多粘菌素 E)、小檗碱(黄连素)等治疗肠道细菌感染。

(3)肾上腺皮质激素。可选用甲泼尼龙每次 $1\sim2$ mg/kg,或地塞米松每次 $0.5\sim1.0$ mg/kg。

(4)对症治疗。控制惊厥、降高温。呼吸衰竭者及时予吸氧,必要时予呼吸支持(NCPAP或机械通气)。并发 DIC 者予肝素抗凝治疗,并适当补充凝血因子。

四、并发症及处理

脑水肿:应控制颅内高压,适当限制液量,应用甘露醇、呋塞米等脱水、利尿,减轻脑水肿。

五、预防

主要是注意饮食卫生。

（单既利　王广军　刘芹　林辉）

第四节　轮状病毒肠炎

小儿秋冬季常发生腹泻,病原体主要为轮状病毒,亦称为轮状病毒肠炎(rotavirus enteritis)。容易并发脱水、代谢性酸中毒和电解质紊乱,不及时治疗,可导致死亡。

一、病因和发病机制

轮状病毒感染后造成肠黏膜上皮细胞损害,导致水、电解质等的吸收障碍,从而引起腹泻。由于此时患儿常有呕吐、食欲不振,加之腹泻导致水、电解质丢失增多,容易发生脱水、代谢性酸中毒、电解质紊乱。

二、诊断

(一)症状

常发生于晚秋和早冬季节,初期常有轻微呼吸道症状,随之发热、频繁呕吐,1~2 d 后呕吐缓解,但腹泻加重。大便为水样或蛋花汤样,每日可多达 10 余次。

(二)体征

发生脱水时,则有尿少、口渴、皮肤干燥、眼窝凹陷等,严重者可有皮肤发花、血压下降、精神萎靡,甚至昏迷。酸中毒则可表现为呼吸深大。

(三)实验室检查

1. 血常规。白细胞总数、中性粒细胞比例多正常。

2. 便常规。多正常,或仅有少量白细胞,常为 1~2 个/高倍视野。

3. 便轮状病毒抗原检测可呈阳性。

4. 血气分析和血生化检查。提示代谢性酸中毒、低钾血症。等渗脱水时血清 Na^+ 在 130~150 mmol/L,高渗脱水 $Na^+>150$ mmol/L,低渗脱水以 $Na^+<130$ mmol/L。

(四)鉴别诊断

早期与呼吸道感染鉴别。腹泻病可根据大便性状和便常规检查区别其他细菌感染所致腹泻病。

三、治疗

1. 纠正脱水、电解质紊乱及酸碱平衡失调。轻、中度脱水可口服补液,中重度脱水或呕吐严重者应静脉补液,补液原则为"先快后慢、先浓后淡、先盐后糖、见尿给钾"。纠正脱水阶段补液量为轻度脱水约 50 mL/kg,中毒脱水 50~100 mL/kg,重度脱水 100~120 mL/kg。液体的性质:等渗脱水可选用 1/2~2/3 张含钠液,低渗脱水用 2/3~1 张含钠液,高渗脱水用 1/3 张含钠液。补液同时注意纠正代谢性酸中毒和电解质紊乱,尤其是低钾血症。

2. 继续补液。脱水纠正后,可予口服补液补充因腹泻继续丢失的液体,以防再次发生脱水。

3. 秋季腹泻为自限性疾病,病程 1 周左右。双八面体蒙脱石等可减轻腹泻。

四、并发症及处理

(1)病毒性脑炎。轮状病毒腹泻患儿可有轮状病毒血症导致病毒性脑炎或脑膜炎,表现为抽搐,可伴中等程度发热或不发热。立即镇静止惊,苯巴比妥每次 5~10 mg/kg,肌内注射;地西泮每次 0.3~0.5 mg/kg,静脉注射。有颅内压升高者给予 20%甘露醇每次 0.5~1 g/kg,静脉注射,每 6 h 一次。

(2)病毒性心肌炎。表现为精神萎靡,面色苍白,心律失常,心肌酶升高等。给予保护心肌治疗,根据心律失常类型和严重度给予抗心律失常药物治疗。

五、预防

接种轮状病毒疫苗有助于预防轮状病毒感染引起的腹泻。

（单既利 王广军 肖芳 林辉）

第五节 新生儿破伤风

新生儿破伤风是破伤风杆菌由脐部侵入引起的一种急性严重感染,常在生后 7 d 左右发病;临床上以全身骨骼肌强直性痉挛、牙关紧闭为特征。

一、病因及发病机制

1. 病原菌:破伤风梭状杆菌。

2. 感染方式:用未消毒的剪刀、线绳来断脐、结扎脐带;接生者的手或包盖脐残端的棉花纱布未严格消毒;偶可发生于预防接种消毒不严之后。

3. 发病机制:破伤风杆菌可产生痉挛毒素和溶血毒素。毒素与灰质中突触小体膜的神经节苷脂结合后,使它不能释放抑制性神经介质,以致运动神经系统对传入刺激的反射强化,导致屈肌与伸肌同时强烈地持续收缩。

二、诊断

凡有不洁接生史的围产新生儿,出生后第 4~8 d 发病,牙关紧闭,"苦笑"面容,刺激患儿即诱发痉挛发作,一般容易诊断。早期尚无典型表现时,可用压舌板检查患儿咽部,若越用力下压,压舌板反被咬得越紧,也可诊断。

1. 诊断标准:①有不洁接生史;②牙关紧闭、"苦笑"面容、痉挛反复发作。

2. 按病情分为轻度和重度。

(1)轻度:①潜伏期>7 d;②开始期>24 h;③牙关紧闭、无频繁发作的全身痉挛。

(2)重度:①潜伏期≤7 d;②开始期≤24 h;③入院时体温(腋温)≥39℃或体温不升者;④频繁自发痉挛发作、发绀、角弓反张和(或)呼吸异常(不规则、暂停);⑤合并败血症、肺炎、硬肿症等。具备其中 3 条为重度(第 4 条为必要条件)。

三、治疗

控制痉挛,预防感染,保证营养是治疗中的三大要点。在疾病初期,控制痉挛尤为重要。

1. 中和毒素。只能中和尚未与神经节苷脂结合的毒素。破伤风抗毒素(TAT)2 万 U,其中 1 万 U 肌注,1 万 U 加入 10%葡萄糖液 50 mL 中,缓慢静脉滴入。之前一定要做皮试。若皮试阳性需脱敏。

2. 止痉。首选地西泮。重度者首次缓慢静脉推注地西泮 2~3 mg,止痉后,插鼻胃管并保留胃管,给予地西泮计划治疗,轻度 2.5~5 mg/(kg·d),重度 7.5~10.0 mg/(kg·d),分 6 次鼻饲(与鼻饲牛乳同步),达到地西泮化,使患儿处于深睡状态。大剂量维持 4~7 d,逐渐减量,直至张口吃奶、痉挛解除才停药。在地西泮计划治疗过程中,再出现痉挛者,则临时辅用苯巴比妥,水合氯醛或氯丙嗪。用药期间注意观察药物副作用,如四肢松弛、呼吸浅表、反复呼吸暂停,应及时调整剂量,并使用东莨菪碱。

3. 控制感染。选用青霉素 20 万~40 万 U/次,加入 10%葡萄糖液中静脉滴注,每天 2 次,亦可选用或联合应用甲硝唑每次 7.5~15.0 mg/kg 加入葡萄糖液滴注,每天 2 次。合并其他细菌感染者,采用有效抗生素。

4. 维持营养。鼻饲母乳(牛奶)及多种维生素,乳量每次 20~30 mL,逐渐增加至 40 mL。如痉挛窒息发作者,停止鼻饲,止痉后恢复鼻词。供给热卡 60~80 kcal/(kg·d) (1 cal=4.186 8 J),不足部分静脉输注葡萄糖、复方氨基酸或血浆,维持水及电解质平衡。

5. 其他对症治疗。有呼吸衰竭表现时,采用东莨菪碱每次 0.03~0.05 mg/kg,间隔 10~30 min,病情好转后延长使用时间,直至呼吸平稳、面色红润、循环情况良好停用。合并脑水肿用脱水剂或利尿剂。

四、护理

保持环境清洁安静,禁止一切不必要的刺激,保持呼吸道通畅,必要时吸痰;频繁痉挛发作、面色发绀时给氧。做好脐部皮肤护理,预防硬肿及皮肤感染(如尿布性皮炎)。鼻饲药物及奶液时严格按操作程序进行,一切操作和治疗集中进行。

五、预防

1. 严格执行新法接生,接生时必须严格无菌。

2. 接生消毒不严的新生儿,争取在 24 h 内剪去残留脐带的远端再重新结扎,近端用碘酒消毒,并注射 TAT 1500 U 用于预防。

3. 对不能保证无菌接生的孕妇,于妊娠晚期注射破伤风类毒素。

(单既利　王广军　肖芳　李雯)

第六章　新生儿泌尿系统疾病

第一节　新生儿泌尿系感染

新生儿泌尿系感染是指因某种细菌感染引起的菌尿或尿中白细胞或脓细胞增多。包括肾盂肾炎、膀胱炎及尿道炎。由于感染病变难以局限在尿路某一位置,临床上无法定位,统称为泌尿系感染。新生儿易血行感染,以男婴发病率较高,与婴儿期女婴发病较多不同。

一、病因和发病机制

可由多种细菌引起,大肠杆菌是最常见的致病菌,占 $60\% \sim 80\%$。感染途径有以下几种:①血行感染为新生儿期泌尿系感染的最常见途径;②上行感染;③淋巴感染;④直接感染。

二、诊断

(一)症状

新生儿期泌尿系感染多为血行感染,同时有全身或局部感染,症状极不一致,以全身症状为主且缺乏特异性。主要表现为不规则发热或体温不升,吃奶差甚至拒乳,面色苍白,萎靡或不安,呕吐、腹泻、腹胀、体重不增等。可有黄疸或惊厥。

(二)体征

无特异性。如因尿道梗阻引起的,可于腹部触及胀大的膀胱或肾盂积水的肿块或输尿管积水的肿块。

(三)实验室检查

1. 尿常规检查。沉渣尿检,白细胞>10 个/HP;非离心尿标本,白细胞>5 个/HP,即应考虑为泌尿系感染。

2. 尿培养及菌落计数。这是确诊的重要依据,菌落计数>10^5/mL 示感染,$10^4 \sim 10^5$/mL 为可疑,<10^4/mL 多系污染。在新生儿期应做耻骨上膀胱穿刺术采取尿标本避免外阴污染。

3. 尿液直接涂片查找细菌。此方法迅速简便易行。

4. 其他。如病情久治不愈或反复发作时,应做腹部超声波、泌尿系造影等,了解有无泌尿系畸形。血常规、血培养检查,了解同时是否有败血症。

(四)鉴别诊断

应与不伴泌尿系感染的其他感染性疾病如败血症等鉴别,尿液检查可助分析。

三、治疗

1. 一般治疗。注意局部护理清洁,同时保证足够的入量及营养,保持水、电解质和酸碱平衡。

2. 抗生素。因新生儿泌尿系感染以大肠杆菌或其他革兰阴性杆菌占大多数,故多选用氨苄西林或第三代头孢类药物;或根据尿液培养药敏结果选用有效抗生素。疗程一般为 2~4 周,或根据尿检及培养结果决定疗程。

四、预防

积极控制感染性疾病,及早发现并治疗泌尿系畸形可减少泌尿系感染的发生。

(单既利　刘凤麟　肖芳　张萍)

第二节　新生儿急性肾衰竭

新生儿急性肾衰竭(ARF)是指新生儿由于不同病因,在短时间内肾脏生理功能急剧下降甚至丧失,表现为少尿或无尿、体液代谢紊乱酸碱失衡以及血浆中经肾排出的代谢产物(尿素、肌酐)浓度升高的一种临床危重综合征。

一、病因和发病机制

新生儿在出生前、出生时及出生后的各种致病因素,均可引起 ARF。按肾损伤及部位的不同,可将病因分为三类:①肾前性,肾血流灌注不足引起;②肾性,肾前性 ARF 如不及时处理,可引起肾实质损伤,发生肾性 ARF;③肾后性,主要为尿路梗阻引起,见于各种先天泌尿系畸形,如后尿道瓣膜、尿道狭窄等。

二、诊断

(一)症状

新生儿期急性肾衰竭表现为少尿或无尿,此外尚有精神弱、吃奶差、拒乳、萎靡、呕吐等非特异性表现。临床分为少尿型及非少尿型,以少尿型多见。少尿型又可分为以下三期。

1. 少尿或无尿期

(1)少尿或无尿:新生儿尿量<25 mL/d 或 1 mL/(kg·h)为少尿,尿量<15 mL/d

或 0.5 mL/(kg·h)为无尿。此外出生后 48 h 内不排尿者也应考虑有 ARF。新生儿 ARF 少尿期持续时间长短不一,持续 3 d 以上者病情危重。

(2)电解质紊乱:高钾血症(血钾>5.5 mmol/L)、低钠血症(血钠<130 mmol/L)及高磷、低钙、高镁血症。

(3)代谢性酸中毒。

(4)氮质血症。

(5)水潴留:可致全身水肿、心力衰竭,甚至肺水肿、脑水肿,是死亡的重要原因。

2. 多尿期。随着肾小球和部分肾小管功能恢复,尿量增多,一般情况逐渐恢复。

3. 恢复期。一般情况好转,尿量逐渐恢复正常,尿毒症表现和血生化改变逐渐消失。

(二)体征

无特异性,见症状所述。

(三)实验室检查

1. 血清肌酐(Scr)及尿素氮(BUN)测定。Scr≥88~142 μmol/L,BUN≥7.5~11.0 mmol/L,或 Scr 每日增加≥44~142 μmol/L,BUN≥3.75~11.00 mmol/L。

2. 生化及血气。电解质紊乱及酸中毒。

3. 肾脏超声检查。可精确描述肾脏大小、形态等。结合 CT 及 MR 检查有助于肾后性梗阻的诊断。

4. 肾小球滤过率(GFR)的计算。临床上可应用 Schwartz 公式计算新生儿 GFR:GFR[mL/(min·1.73 m²)]=0.55×L/Pcr[L 为身长(cm),Pcr 为血浆肌酐(mg/dL)]。

(四)鉴别诊断

应鉴别是肾前性、肾性或肾后性 ARF,肾后性 ARF 可根据影像学检查诊断。肾前性、肾性 ARF 可通过尿常规、尿钠、尿排钠分数、尿渗透压、尿 BUN/血 BUN 等协助分析。

三、治疗

新生儿 ARF 的治疗重点包括去除病因,保持水及电解质平衡,供应充足热量,减少肾脏负担等。

(一)早期防治

重点为去除病因和对症治疗。对高危儿密切监测血压、电解质、记出入量。纠正低氧血症、休克、低体温及防治感染等,肾前性 ARF 应补足容量及改善肾灌注。

(二)少尿或无尿期治疗

1. 严格控制液量:全天入量=不显性失水+前日尿量+胃肠道失水量+引流量-内生水。

2. 纠正电解质紊乱:①高钾血症:停止一切外源钾的摄入,阳离子交换树脂口服或灌肠降低血钾,5%碳酸氢钠静脉用药可碱化血液促进钾转移至细胞内,也可用葡萄糖和胰岛素输入促进钾进入细胞内;②低钠血症:以稀释性低钠多见,限制入量多可纠正,血钠

＜120 mmol/L 可适当补充 3％氯化钠；③低钙血症：可给予 10％葡萄糖酸钙 1 mL/kg 静脉用药。

3. 纠正代谢性酸中毒：pH≤7.2 或血碳酸氢钠≤15 mmol/L 时，应给予碳酸氢钠，5％碳酸氢钠 1 mL/kg 可提高血碳酸氢盐 1 mmol/L，可按提高 2～3 mmol/L 给予。

4. 供给营养：充足的营养可减少组织蛋白的分解和酮体的形成，而适合的热量摄入及外源性必需氨基酸的供给可促进蛋白质合成和新细胞成长，并从细胞外液摄取钾、磷。

5. 若上述治疗仍无效，伴有严重的心力衰竭、肺水肿、严重的代谢性酸中毒及高钾血症、持续加重的氮质血症者，可给予腹膜透析或血液透析。

(三)多尿期治疗

多尿期的前 3～4 d 仍按少尿期的原则处理，大量利尿者应注意脱水、低钠或低钾血症。

四、预防

对高危儿密切监测血压、电解质、记出入量。及时纠正可能引起肾功能损害的因素如缺氧、低血压、低体温等。

（单既利　王广军　肖芳　王菲）

第三节　先天性肾病综合征

先天性肾病综合征是指在 1 岁以内（多在出生后 3～6 个月内）发病的肾病综合征。典型的临床表现多在初生或出生后数周内出现。

一、病因和发病机制

根据病理和病因可分为 4 个类型：①芬兰型先天性肾病综合征，又称婴儿小囊性病，为常染色体隐性遗传，可能是某种遗传因素导致肾小球基底膜通透性及结构改变，使大量血浆蛋白从尿中排出，同时进一步损伤肾小管，使其扩大成囊状；②肾小球弥漫性系膜硬化症；③微小病变型和灶性肾硬化型肾病；④继发于先天性梅毒肾病综合征、伴有生殖器畸形的综合征、肾静脉栓塞、巨细胞包涵体病、弓形虫病等。

二、诊断

(一)症状

1. 发病早，26％患儿于出生时即有水肿，其余在出生后 3 个月内出现明显水肿和腹水。蛋白尿亦出现甚早，19％出生时即出现，70％于出生后一周内出现，88％于出生后一个月内出现。

2. 母亲常有妊娠高血压，胎盘大，占婴儿出生体重的 25％～40％，胎盘水肿，功能不足。

3. 有宫内受累者表现为低体重儿,早产率高,因大胎盘影响胎儿在宫内的活动,臀位产发生率高。73%有羊水污染史,出生后窒息占75%。

4. 早期肾功能可正常,2 岁以后渐发展为尿毒症。

(二)体征

出生后或不久即出现水肿,程度重,伴腹胀、腹水,常有身材矮小、耳位低、眼距宽、鼻小、颅缝宽。骨龄及智力发育均较正常儿迟缓。

(三)实验室检查

1. 尿常规检查,尿蛋白增高(＋＋～＋＋＋＋),可高至 4～13 g/dL,主要是白蛋白,也可有 α_1 球蛋白。镜下血尿常见,偶可见白细胞和上皮细胞。

2. 血浆蛋白明显减低,一般在 16～30 g/L 之间,白蛋白及 α_1 球蛋白减低,α_2 球蛋白增高。IgG 减低,IgM 增高。

3. 血胆固醇多在 5.2～15.6 mmol/L 之间,有高达 20.8 mmol/L 者。

4. 血 BUN 及肌酐于病程后期增高。

如病情久治不愈或反复发作时,应做腹部超声波、泌尿系造影等,了解有无泌尿系畸形。血常规、血培养检查,了解同时是否有败血症。

(四)鉴别诊断

出生后即出现的水肿应与重症溶血病鉴别。后者具备母婴血型不合的条件,水肿同时伴有贫血,尿常规检查无异常,与先天性肾病不难区别。

三、治疗

芬兰型先天性肾病综合征及肾小球弥漫性系膜硬化症无特殊有效的治疗,各种对症治疗或交换输血等可暂时减轻症状,但最终仍不免死亡,一般于 1～19 个月内死亡,多死于感染、肾衰竭、出血等。

发病于 1 岁以内的微小病变型肾病,对肾上腺皮质激素和免疫抑制剂敏感。而继发于先天性梅毒的肾病综合征,青霉素治疗有效。

四、预防

目前主张产前明确诊断并终止妊娠。胎儿时期血浆蛋白中分子量较小的蛋白包括甲胎蛋白通过肾小球滤进尿液排入羊水,又经胎盘吸收进入母血。因此母血甲胎蛋白试验阳性则属诊断可疑,于妊娠第 16～20 周行羊水穿刺检查其中甲胎蛋白含量,以便早期确诊。

(单既利 王广军 肖芳 李晶)

第七章　新生儿血液系统疾病

第一节　新生儿贫血

贫血是指单位体积周围血液中红细胞、血红蛋白和血细胞比容低于正常值，或其中一项明显低于正常。临床多以红细胞、血红蛋白作为衡量有无贫血的指标。新生儿期贫血多数为伴随其他症状出现，容易被忽视。而急性失血可致循环衰竭，重度溶血可致胆红素脑病，两种情况均可危及患儿生命，或遗留后遗症。故必须及时对新生儿期贫血及其病因做出诊断，以便正确治疗。

一、病因和发病机制

新生儿贫血原因众多，有生理性及病理性之分，病理性贫血一旦确定，可从血液丢失、红细胞破坏增加、红细胞生成减少三方面进行分析。

二、诊断

(一)症状

贫血的临床表现与病因、失血量以及贫血的速度有关。

1. 原发病表现：如失血性疾病可有便血、呕血、脐部渗血等，溶血性贫血可伴有黄疸。

2. 贫血非特异性表现：面色苍白、唇色淡，重者可出现气促、淡漠、喂养困难。

(二)体征

1. 面色苍白，口唇色淡。

2. 溶血患儿同时可肝脾肿大、水肿。

3. 急性失血患儿心率增快、脉搏细数、血压下降、休克。

(三)实验室检查

1. 贫血诊断。正常情况下，新生儿的血红蛋白随日龄不同有生理性变化，一般认为日龄 2 周内新生儿末梢血血红蛋白≤145 g/L，2 周后末梢血血红蛋白＜100 g/L 可诊断为贫血。

2. 病因诊断。根据病史、临床表现、家族史等针对性做网织红细胞、胆红素、直接抗人球蛋白试验、母子交叉免疫试验、凝血三项检查，必要时查凝血因子活性、母血抗碱血红蛋白含量、葡萄糖-6-磷酸脱氢酶(G-6-PD)活性测定、骨髓常规及红细胞抗体、血小板抗体等检测。

(四)鉴别诊断

需要与新生儿生理性贫血相鉴别。后者是指足月儿生后 6~12 周时血红蛋白下降达 95~110 g/L;早产儿在生后 4~8 周血红蛋白为 65~90 g/L。其原因是:①生后血氧饱和度上升,红细胞生成素下降;②新生儿红细胞寿命短;③体重增加,血容量扩充使红细胞稀释。

三、治疗

(一)原发病治疗

1. 针对病因治疗和支持治疗。

2. 补充铁剂、维生素 B_{12} 和叶酸等。

3. 手术治疗:遗传性球形红细胞增多症可行脾切除术。

(二)输血治疗

应根据贫血程度及起病缓急来决定是否输血。

1. 失血性贫血输血指征:①出生 24 h 内静脉血血红蛋白<130 g/L;②急性失血≥10%总血容量;③静脉采血所致失血≥5%~10%总血容量;④患肺部疾患时应维持血红蛋白≥130 g/L;⑤先心病左向右分流时应维持血红蛋白≥130 g/L,可增加肺血管阻力,减少左向右分流;⑥贫血同时有气促、淡漠、喂养困难等。

2. 输血量计算:一般为每次 10~30 mL/kg,输注 3 mL/kg 压缩红细胞或 6 mL/kg 全血可提高血红蛋白 1 g。

3. 溶血性贫血输血:见新生儿溶血病。

四、预防

应注意产前检查,避免产时意外及损伤性失血,溶血病的产前诊断可减少同族免疫性溶血性贫血的发生。

(单既利　王广军　郑萍　林辉)

第二节　新生儿溶血性贫血

溶血是指红细胞提前破坏,如破坏速度超过红细胞生成能力就产生贫血。新生儿溶血几乎均伴有血清胆红素的升高,出现黄疸,可伴有贫血。

一、病因和发病机制

根据病因可分为三大类:①同族免疫性溶血性贫血,在我国最常见的是 ABO 血型不合,其次是 Rh;②红细胞先天性缺陷(酶、膜、血红蛋白)所致的溶血性贫血,以 G-6-PD 缺陷病常见;③红细胞免疫性(获得性)溶血性贫血(感染、代谢紊乱、药物、维生素 E 缺乏),其中感染占多数。

二、诊断

(一)症状

1. 溶血的表现:黄疸,黄疸出现早,程度重,进展快。
2. 贫血的表现:面色苍白、唇色淡,重者可胎死宫内,胎儿、胎盘水肿。

(二)体征

1. 皮肤苍白,同时有黄疸者皮肤呈苍黄色。
2. 肝脾肿大、水肿。

(三)实验室检查

1. 贫血诊断:血红蛋白下降,网织红细胞增高,外周血有核红细胞增多。
2. 胆红素增高:以间接胆红素增高为主。
3. 病因诊断:根据病史、临床表现、家族史等针对性查母子血型、直接抗人球蛋白试验、母子交叉免疫试验、G-6-PD 活性测定、酸化甘油溶解试验、血红蛋白电泳及红细胞抗体等检测。

(四)鉴别诊断

黄疸伴有贫血的患儿不难与其他原因的贫血区分;死胎或生后即苍白水肿者应与先天性肾病相鉴别,后者尿蛋白增高,血浆蛋白尤其白蛋白明显下降,血胆固醇增高。

三、治疗

1. 病因治疗。对于同族免疫性溶血可在宫内或生后给予丙种球蛋白静脉用药阻断溶血进展。
2. 贫血治疗。胎儿期可用宫内输血;急性溶血性贫血伴有黄疸患儿常需要换血治疗;急性溶血期后骨髓处于抑制期,可少量多次输血。输血量计算:一般为每次 10～30 mL/kg,输注 3 mL/kg 压积红细胞或 6 mL/kg 全血可提高血红蛋白 1 g。血源选择必须根据病因而定。
3. 高胆红素血症治疗见新生儿溶血病。

四、并发症及处理

重症溶血可合并胆红素脑病,详见新生儿溶血病。

五、预防

应注意产前检查,监测胎儿及羊水胆红素变化,母子 Rh 血型不合时通过给 Rh 阴性孕妇注射 Rh(D)IgG 可预防抗 DRh 溶血。避免或慎用易导致溶血的药物,尽量避免围生期损伤及窒息。

（单既利　周丽萍　郑萍　林辉）

第三节　先天性白血病

生后 4 周内起病的白血病称之为先天性白血病，临床较少见，与儿童相反，以急性粒细胞型多见，其次为淋巴细胞型和单核细胞型，慢性粒细胞型、巨核细胞型白血病罕见。

一、病因和发病机制

不能确定，可能与以下有关：①家族倾向，可在几代人中找到同样患者或同胞中有同样患者，称家族性白血病；②21-三体综合征中白血病的发生率是普通人群的 20～30 倍，故推测染色体质和量的改变可导致细胞增殖及成熟的调节缺陷及疾病；③可能有关的因素如父母与放射线接触，服用某些药物如保泰松、肾上腺皮质激素等；④病毒感染尤其EB 病毒感染。

二、诊断

(一)症状

可于出生后即有症状，起病急、进展快、预后差。因白血病细胞广泛脏器浸润，表现为各型浸润性结节、肝脾淋巴结肿大；其皮肤损害最为突出，甚至可为首发症状，呈结节性皮肤浸润，质地硬、可移动，表面皮肤常呈蓝色或灰色。发热、贫血、出血点、瘀斑，重者可有颅内出血、消化道出血、肺出血，穿刺处出血不止，于生后 2～3 个月内死亡，多死于感染及失血。

(二)体征

各种皮肤浸润性结节，肝脾及淋巴结肿大，皮肤苍白，出血倾向。部分患儿可合并其他畸形。

(三)实验室检查

1. 血常规可见红系、血小板均减少，有泪滴样红细胞，有核红细胞、白细胞及大量未成熟白细胞显著增多。

2. 骨髓涂片，以幼稚白细胞为主。

3. 新生儿期白血病合并重症感染时因感染调动机体免疫系统，可使白血病暂时缓解，骨髓无异常，几个月后出现典型表现。

4. 骨髓病变可为局限性。

(四)鉴别诊断

1. 类白血病反应。发生多与感染、创伤、缺氧、糖皮质激素应用等诱因有关，脏器浸润轻、无出血、皮肤改变,末梢血 WBC>50×10⁹/L,常是中性粒细胞增高,周围血中幼稚细胞较骨髓中多见,血小板无减少。

2. 新生儿溶血病。重症溶血病尤其是 Rh 溶血,由于溶血骨髓代偿性增生,血常规检查可见贫血,有核红细胞、白细胞显著增多,且有肝脾肿大,应与白血病鉴别。溶血病发病于母子血型不合的患儿,贫血同时有明显的黄疸,且白细胞增多非持续性,与白血病不难区别。

三、治疗

抗白血病的药物及输血仅收到暂时的效果,且易复发。在早期缓解期用骨髓移植或脐血干细胞移植是一种可能得到完全缓解的方法。

四、并发症及处理

易并发出血及感染,应给予相应处理。

五、预防

对有高危因素的孕妇如有家族病史或射线接触史者应严密产前监测。

(单既利　王广军　郑萍　林辉)

第四节　新生儿出血病

新生儿出血病(HDN)是由于维生素 K 缺乏,体内维生素 K 依赖因子的凝血活力低下所致的自限性出血性疾病。患儿一般情况较好,突然发生出血,重者可导致低血容量性休克、重度贫血、致命性颅内出血甚至死亡。

一、病因和发病机制

本病病因是维生素 K 缺乏,与下列因素有关:①维生素 K 不易通过胎盘,新生儿(尤其早产儿及小于胎龄儿)出生时血中维生素 K 水平普遍较低;②人乳中维生素 K 含量很少,远低于牛奶中含量,故母乳喂养儿好发出血病;③新生儿出生时肠道无细菌,维生素 K 合成少;④慢性腹泻或口服抗生素抑制肠道正常菌群,使维生素 K 合成不足;⑤肝胆疾患影响维生素 K 的吸收;⑥母亲产前应用抗惊厥药、抗凝药、抗结核药,可影响维生素 K 的代谢。

二、诊断

(一)症状和体征

根据出血发生时间可分为下列三型:

1. 早发型。少数患儿在娩出过程中或出生后 24 h 内即发生出血,出血程度轻重不一,可仅为轻度皮肤出血、脐部渗血,亦可有大量消化道出血、颅内出血。多与母亲产前应用抗惊厥药、抗凝药影响患儿维生素 K 代谢有关。

2. 经典型。多数患儿于生后第 2～3 d 发病,最迟可于生后一周发病,以脐残端渗血、消化道出血、皮肤受压处及穿刺处出血多见,一般为少或中量出血,多为自限性,严重者可有皮肤大片瘀斑或血肿,个别发生胃肠道或脐残端大量出血而至休克。颅内出血多见于早产儿,可致死亡。

3. 迟发型。多见于母乳喂养儿及慢性腹泻、肝胆疾病患儿,于生后第 1～3 个月发生出血,个别患儿生后 20 余天即可发病。最常见颅内出血,可首先表现为阵发哭闹,易并发神经系统后遗症如脑积水等。

(二)实验室检查

1. 出血时间、血小板计数正常。

2. 凝血酶原时间及部分凝血活酶时间延长(为对照的 2 倍以上意义更大)。

(三)鉴别诊断

1. 咽下综合征。婴儿娩出时吞下母血,于生后不久便可发生呕血或便血,开奶后呕吐加重,多于生后 1～2 d 内将吞入血液吐净后呕吐即消失。碱变试验可鉴别呕吐物中的血是吞入的母血还是新生儿胃肠道出血:呕吐物经稀释离心后加入碱性液(1％氢氧化钠),颜色保持不变者提示为胎儿血,变为棕黄色者,提示为母血。

2. 应激性溃疡。发病多与围生期窒息、感染、喂养不当有关,除消化道出血外,还可见腹胀等,内科保守治疗即可治愈。

3. 其他出血性疾病。多部位出血者需要与血小板减少性紫癜、DIC 等其他出血性疾病相鉴别。实验室检查可协助分析。

三、治疗

对已发生出血者,应立即给予维生素 K_1 1～5 mg 肌注或静脉注射。出血较重者尤其出现休克者应立即给予输血或血浆 10～20 mL/kg,以提高血中的凝血因子水平、纠正低血压和贫血。消化道出血者应暂时禁食,肠道外补充营养;注意脐残端及皮肤穿刺处止血。

四、并发症及处理

出血量多者可导致低血容量性休克。

五、预防

全部新生儿出生后立即肌注维生素 K_1 1～3 mg。母乳喂养儿生后 3 个月内及慢性腹泻、肝胆疾病患儿注意补充维生素 K_1。母亲产前应用抗惊厥药、抗凝药、抗结核药者在妊娠最后的 3 个月期间应肌注维生素 K_1,每次 10 mg,共 3～5 次。

(郑萍　陈桂芹　薛素莉　王菲)

第五节 新生儿红细胞增多症

红细胞增多症和高黏滞度不是同义名称,但常伴随同时存在。血细胞比容(HCT)、红细胞变形性及血浆黏滞度这三个因素决定全血黏度,但最重要的是 HCT,为临床诊断本病的主要依据。

一、病因和发病机制

本病病因可分为两大类:①主动型:由于宫内缺氧,胎儿血浆红细胞生成素增加,红细胞生成增加;②被动型:继发于红细胞的输注。HCT 的增加使血液黏滞度增高,血流速度减慢,心搏出量减少,导致各脏器灌注减少、缺氧酸中毒的发生。

二、诊断

(一)症状

非特异性,与累及器官有关,严重度各异。

1. 神经系统。淡漠、嗜睡、激惹、呼吸暂停、甚至惊厥。肌张力低下、震颤、新生儿反射不完全。

2. 心脏。心脏增大、心电图异常。

3. 呼吸系统。气促、发绀、肺出血。

4. 消化系统。食欲不振、腹胀、呕吐、便血等。

5. 肾脏。尿量减少、血尿、氮质血症、急性肾衰竭。

6. 血液。高胆红素血症、血小板减少,甚至弥散性血管内凝血。

7. 代谢异常低血糖。

(二)体征

皮肤发红,甚至紫红,尤其活动及哭闹后,为多血质貌,同时有不同脏器受累的体征。

(三)实验室检查

1. 出生后一周内,静脉血 HCT≥65%,或连续两次末梢血 HCT≥70%可诊断为红细胞增多症。同时末梢血常规检查可有:血红蛋白≥220 g/L,红细胞计数≥$7.0×10^{12}$/L。

2. 监测血电解质、酸碱平衡及各脏器功能等,及时了解有无多脏器受累。

(四)鉴别诊断

1. 新生儿缺血缺氧性脑病。二者均发病早,可同时有多系统受累的表现,且可能同时存在。通过 HCT 检查二者不难区别。

2. 面青紫。为分娩时面先露部受压所致局部青紫,若无其他产科意外,患儿一般情况良好,无需特殊治疗。

三、治疗

(一)对症治疗

监测血糖、电解质、酸碱平衡及各脏器功能等,了解有无多脏器受累,以便及时处理。

(二)换血治疗

1. 对于静脉血 HCT 在 65%~70% 而无症状的患儿应密切观察,可给予白蛋白、生理盐水或新鲜冰冻血浆 10~20 mL/kg 静脉用药扩充血容量,降低血液黏滞度。若考虑为被动型红细胞增多、血容量增多的患儿,可静脉放血 10%。

2. 静脉血 HCT>70%,无论有无症状,因其血黏滞度高易致组织缺血而产生后遗症,应给予部分静脉换血治疗。换血成分为白蛋白、生理盐水或新鲜冷冻血浆,部位可用脐静脉或外周血管,换血量计算如下:

换血量=血容量×(实际 HCT−预期 HCT)/实际 HCT

血容量=体重(kg)×(80~100 mL/kg)

四、并发症及处理

常见的并发症有高胆红素血症、充血性心力衰竭、急性肾衰竭、坏死性小肠结肠炎等。处理详见相关部分。

五、预防

应注意产前检查,避免或减低各种围生期缺氧因素,及时结扎脐带。

(单既利 于春华 肖芳 林辉)

第八章　新生儿神经系统疾病

第一节　新生儿化脓性脑膜炎

新生儿化脓性脑膜炎是化脓性细菌从血液进入脑膜引起的颅内化脓性感染,多继发于败血症。

一、病因和发病机制

(1)病原菌:早发型国内以革兰阴性杆菌多见,尤其以大肠杆菌最常见。晚发型以革兰阳性球菌,特别是金黄色葡萄球菌占优势,可在新生儿室暴发流行。

(2)感染途径:①产前感染;②产时感染;③产后感染。

二、诊断

(一)病史

1. 宫内感染。有孕母妊娠晚期感染史、羊水早破 24 h 以上或羊膜绒毛膜炎病史。

2. 产时感染。有产程中吸入被病原菌污染的产道分泌物或断脐不洁史。

3. 生后感染。多因密切接触者有呼吸道感染史。新生儿败血症、脐炎、皮肤感染史以及反复接受侵入性操作史。

(二)临床表现

1. 一般表现。与败血症相似,但常表现更重。

2. 特殊表现。

(1)容易激惹,突然尖叫。

(2)眼部的异常:双眼无神,双目发呆,落日眼,眼球震颤或斜视。

(3)前囟紧张,有柔韧感,饱满。

(4)骨缝可进行性增宽。

(5)惊厥:可仅眼睑抽动或面肌小抽动如吸吮状;亦可阵发性面色改变,呼吸暂停。

(三)实验室检查

1. 脑脊液检查。新生儿脑脊液的"正常值"生后头几天差别颇大。

(1)压力:>2.94~7.84 kPa(30~80 mmH$_2$O)。

(2)外观:不清或混浊,早期偶尔可清晰透明。

(3)白细胞:>20×10⁶/L,多核白细胞>60%。

(4)蛋白:>1.5 g/L,若>6 g/L,预后差。

(5)葡萄糖:<1.1～2.2 mmol/L(20～40 mg/dL)或低于当时血糖的50%。

2.涂片及培养。是确诊病原菌的可靠依据。

3.血常规。白细胞增多,以中性增高为主,多见核左移及中毒颗粒。血红蛋白及血小板减少。

4.免疫学检查。乳胶凝集(LA)试验、对流免疫电泳(CIE)、免疫荧光技术检查可测定菌体抗原。脑脊液鲎溶解物试验(LLT)阳性者可确诊为革兰阴性细菌感染。

5.B超及CT检查。用于确定并发症。

三、治疗

1.抗菌治疗。选择通过血脑屏障良好的抗生素。用药后24～36 h应复查脑脊液。足够疗程2～3周。

2.肾上腺皮质激素的应用。对控制脑水肿,减少炎症渗出及并发症,减轻中毒症状等均有作用。地塞米松每日0.6 mg/kg,每6 h一次,连用4 d。

3.脱水剂的应用。有严重颅内高压症状者需用20%甘露醇,每次0.25～1 g/kg,每日2～3次,或加用呋塞米每次1 mg/kg,静注。

4.一般治疗和支持疗法。加强护理,及时对症处理,可予人免疫球蛋白(丙种球蛋白)支持治疗。

四、并发症及处理

1.硬膜下积液。行硬膜下穿刺,每次放液不超过15～20 mL,每日或隔日一次,至症状消失为止。有积脓者可注入抗生素。保守疗效不好者可手术治疗。

2.脑室炎。侧脑室穿刺注入抗生素。

3.阻塞性脑积水。行引流手术。

五、预防

预防新生儿感染是预防本病的关键。

(单既利　王广军　肖芳　林辉)

第二节　新生儿缺氧缺血性脑病

新生儿缺氧缺血性脑病(HIE)是指在围生期窒息而导致脑的缺氧缺血性损害,临床出现一系列脑病表现。本症不仅严重威胁新生儿的生命,并且是新生儿期后病残儿中最常见的病因之一。

一、病因和发病机制

缺氧是新生儿缺氧缺血性脑病的主要病因,缺氧缺血性损伤可发生在围生期各个阶段。出生前、出生时、出生后均可发生。缺氧后可引起脑血流动力学改变、脑细胞能量代谢障碍、自由基损伤、细胞内钙超载、兴奋性氨基酸堆积导致的"兴奋毒"作用及神经细胞凋亡,多种发病机制交互作用,逐渐导致不可逆的脑损伤。

二、诊断

(一)症状及体征

1. 轻度。生后 24 h 内症状最明显,以后逐渐减轻。无意识障碍。其特点为过度兴奋状态,如易激惹、对刺激反应过强。肌张力正常或增加,拥抱反射活跃,颅神经检查正常,前囟不紧张,无惊厥发生,脑电图正常。很少留有神经系统后遗症。

2. 中度。患儿有意识障碍,如嗜睡或意识迟钝,出现惊厥、拥抱反射减弱、肌张力减退、呼吸暂停,前囟可饱满,脑电图检查可异常。

3. 重度。生后即处于浅昏迷或昏迷状态,深呼吸不规则或呈间歇性,生后 12 h 之内开始惊厥,浅反射及新生儿反射均消失,肌张力低下,瞳孔对光反射消失,前囟膨隆,脑电图呈现暴发抑制波形,死亡率高,幸存者多留有神经系统后遗症。

(二)诊断标准

诊断标准为中华医学会儿科学分会新生儿学组 2004 年 11 月修订:

1. 临床表现。是诊断 HIE 的主要依据,同时具备以下 4 条者可确诊,第 4 条暂时不能确定者可作为拟诊病例。

(1)有明确的可导致胎儿宫内窒迫的异常产科病史,以及严重的胎儿宫内窒迫表现(胎心<100 次/分,持续 5 min 以上,和(或)羊水Ⅲ度污染)或者在分娩过程中有明显窒息史。

(2)出生时有重度窒息:指 Apgar 评分 1 min≤3 分,并延续至 5 min 时仍≤5 分;和(或)出生时脐动脉血气 pH≤7.00。

(3)出生后不久出现神经系统症状,并持续至 24 h 以上,如意识改变(过度兴奋、嗜睡、昏迷),肌张力改变(增高或减弱),原始反射异常(吸吮、拥抱反射减弱或消失),病重时可有惊厥,脑干症状(呼吸节律改变、瞳孔改变、对光反应迟钝或消失)和前囟张力增高。

(4)排除电解质紊乱、颅内出血和产伤等原因引起的抽搐,以及宫内感染、遗传代谢性疾病和其他先天性疾病所引起的脑损伤。

2. 辅助检查。可协助临床了解 HIE 时脑功能和结构的变化及明确 HIE 的神经病理类型,有助于对病情的判断,作为估计预后的参考。

(1)脑电图:在生后 1 周内检查。表现为脑电活动延迟(落后于实际胎龄),异常放电,缺乏变异,背景活动异常(以低电压和暴发抑制为主)等。有条件时,可在出生早期进行振幅整合脑电图(aEEG)连续监测,与常规脑电图相比,具有经济、简便、有效和可连续监测等优点。

(2)B超:可在 HIE 病程早期(72 h 内)开始检查。有助于了解脑水肿、脑室内出血、基底核、丘脑损伤和脑动脉梗死等 HIE 的病变类型。脑水肿时可见脑实质不同程度的回声增强、结构模糊、脑室变窄或消失,严重时脑动脉搏动减弱;基底核和丘脑损伤时显示为双侧对称性强回声;脑梗死早期表现为相应动脉供血区呈强回声,数周后梗死部位可出现脑萎缩及低回声囊腔。B超具有可床旁动态检查、无放射线损害、费用低廉等优点。但需有经验者操作。

(3)CT:待患儿生命体征稳定后检查,一般以出生后第 4~7 d 为宜。脑水肿时,可见脑实质呈弥漫性低密度影伴脑室变窄;基底核和丘脑损伤时呈双侧对称性高密度影;脑梗死表现为相应供血区呈低密度影。有病变者 3~4 周后应复查。要排除与新生儿脑发育过程有关的正常低密度现象。CT 图像清晰、价格适中,但不能做床旁检查,且有一定量的放射线。

(4)MRI:对 HIE 病变性质与程度评价方面优于 CT,对矢状旁区和基底核损伤的诊断尤为敏感,有条件时可进行检查。常规采用 T_1WI,脑水肿时可见脑实质呈弥漫性高信号伴脑室变窄;基底核和丘脑损伤时呈双侧对称性高信号;脑梗死表现为相应动脉供血区呈低信号;矢状旁区损伤时皮质呈高信号、皮质下白质呈低信号。弥散成像(DWI)所需时间短,对缺血脑组织的诊断更敏感,病灶在生后第 1 d 即可显示为高信号。MRI 可多轴面成像、分辨率高、无放射性损害,但检查所需时间长、噪声大,检查费用高。

3. 临床分度。HIE 的神经症状在出生后是变化的,症状可逐渐加重,一般于 72 h 达高峰,随后逐渐好转,严重者病情可恶化。临床应对出生 3 d 内的新生儿神经症状进行仔细地动态观察,并给予分度。HIE 的临床分度见表 8-1。

表 8-1　HIE 临床分度

项目		轻度	中度	重度
意识		兴奋和抑制交替	嗜睡	昏迷
肌张力		正常或稍增高	减低	松软或间歇性伸肌张力增高
原始反射	吸吮反射	正常	减弱	消失
	拥抱反射	活跃	减弱	消失
惊厥		可有肌阵挛	常有	有,可呈持续状态
中枢性呼吸衰竭		无	有	明显
瞳孔改变		正常或扩大	常缩小	不对称或扩大,对光反射迟钝
EEG		正常	低电压,可有痫样放电	暴发抑制
病程及预后		症状在 72 h 内消失,预后好	症状在 14 d 内消失,可能有后遗症	症状可持续数周,病死率高存活者多有后遗症

(三)实验室检查

1. 颅脑超声检查。检查时可发现患儿脑室变窄或消失(提示有脑水肿)。

2. 头颅 CT 检查。可分为四级:①正常:脑实质所有区域密度正常;②斑点状:区域性局部密度减低,分布在两个脑叶;③弥漫状:两个以上区域密度减低;④全部大脑半球普遍密度减低,灰白质差别消失,侧脑室变窄。

3. 脑电图。

4. 磁共振扫描。

5. 经颅多普勒超声测定新生儿前脑动脉血流阻抗指数。

6. 脑脊液检查。

7. 磷酸肌酸激酶脑型同工酶(CK-BB)的活性测定。

8. 血生化、血气分析检查。

(四)鉴别诊断

需与新生儿颅内出血、新生儿中枢神经系统感染、先天性遗传代谢病等鉴别。

三、治疗

(一)疾病极期综合治疗

1. 三项支持疗法

(1)维持良好的通气、换气功能,使血气和 pH 值保持在正常范围,可酌情应用 5‰碳酸氢钠纠正酸中毒,24 h 之内使血气达到正常范围。

(2)维持各脏器血液灌流,使心率和血压保持在正常范围,根据病情应用多巴胺 2~5 $\mu g/(kg \cdot min)$,如效果不佳,可加用多巴酚丁胺 2~5 $\mu g/(kg \cdot min)$ 及营养心肌药物,ATP、细胞色素 C 等。

(3)维持血糖在正常高值(5.0 mmol/L),以保证神经细胞代谢所需能源,及时监测血糖,调整静脉输入葡萄糖浓度,一般 6~8 $mg/(kg \cdot min)$,必要时可 8~10 $mg/(kg \cdot min)$。根据病情尽早开奶或喂糖水,保证热卡摄入。

2. 三项对症处理

(1)控制惊厥:首选苯巴比妥,负荷量为 20 mg/kg,12 h 后给维持量 5 $mg/(kg \cdot d)$,根据临床及脑电图结果增加其他止惊药物并决定疗程,如苯妥英钠、10‰水合氯醛,地西泮类药物因呼吸抑制明显,应用时需密切观察呼吸情况。

(2)降颅内压:如有颅内压高表现,可及时应用甘露醇 0.25~50 g/kg 静脉推注,酌情 6~12 h 一次,必要时加呋塞米 0.5~0.10 mg/kg,争取 2~3 d 内使颅内压明显下降。

(3)清除脑干症状:当重度 HIE 临床出现呼吸节律异常、瞳孔改变,可应用纳洛酮,剂量 0.05~0.10 mg/kg,静脉注射,连用 2~3 d 或用至症状消失。

3. 阶段性治疗目标及疗程

(1)生后 3 d 内:维持内环境稳定。

(2)生后 4~10 d:治疗重点为应用脑细胞代谢激活剂和改善脑血流药物,使神经细胞能量代谢恢复正常,受损神经细胞修复和再生,减少或避免迟发性神经细胞死亡,常选用药物为 1,6-二磷酸果糖 2.5 mL/(kg·d),静脉点滴。胞二磷胆碱 100～125 mg 加入 5％葡萄糖 100 mL 中,静脉点滴,或脑蛋白水解物(脑活素)5 mL 加入 5％葡萄糖 50 mL 中,静脉点滴。

(3)生后 10 d 后的治疗:针对重度 HIE 和部分神经恢复不理想的中度 HIE。中度 HIE 总疗程 10～14 d,重度 3～4 周。治疗原则为在维持内环境稳定的基础上,应用上述促进脑细胞代谢的药物。

4. 新生儿期后的治疗及早期干预

(1)对脑损伤小儿的智能发育,要有计划地进行早期干预。

(2)对有脑瘫早期表现的小儿及时开始康复训练,在 3～4 个月内尽早接受治疗。

(3)对有明显神经系统症状或影像检查、脑电图检查仍表现出明显的脑结构、脑发育异常者,6 个月内继续应用促进脑细胞代谢、脑发育的药物 4～6 个疗程。

四、预后

1. 确切了解缺氧的严重程度。

2. 动态临床观察。

3. 临床及辅助检查的变化。

(单既利　王广军　李晶　林辉)

第三节　新生儿惊厥

新生儿惊厥是新生儿期常见的病症。可由多种原因引起,表现亦多种多样,有些预后良好,而有些则病情凶险,还可能影响新生儿脑的发育,产生神经系统后遗症。

一、病因和发病机制

(1)围生期并发症。窒息缺氧或产伤,引起缺氧缺血性脑病(hypoxic-ischemic encephalopathy, HIE)或颅内出血(intracra-nial hemorrhage, ICH)。HIE 主要见于足月儿,惊厥常发生在生后第一天,可表现为微小型惊厥、多灶性甚至强直型惊厥。ICH 包括蛛网膜下腔出血、硬膜下出血和脑实质出血,多与产伤有关,已较少见。值得注意的是,早产儿窒息缺氧后常发生脑室内出血,出血量多者常在 1～2 d 内病情恶化死亡。

(2)感染。宫内感染或生后感染,引起脑炎、脑膜炎、败血症等。病原可以是细菌、病毒等,注意新生儿化脓性脑膜炎症状常不典型,易漏诊,败血症患儿应做脑脊液检查,及时诊断。宫内感染患儿常有全身多脏器功能损害表现。

(3)代谢紊乱。这些疾病惊厥常表现为灶性和多灶性阵挛型惊厥。原因有:低血糖、低血钙、低血镁、低血钠或高血钠、胆红素脑病、维生素依赖症、遗传代谢缺陷(先天性酶缺陷)等。

(4)药物相关性惊厥。包括药物中毒和撤药综合征。

(5)其他。先天脑发育不全、染色体病、基因缺陷病等,如良性家族性惊厥、色素失禁症、神经纤维瘤等。

二、诊断

(一)症状

1. 病史。母孕期病史及用药史、家族遗传史、围生期窒息史、患儿的喂养情况、黄疸情况、有无感染等。

2. 惊厥表现(惊厥类型)

(1)微小型:最常见,26%～50%的新生儿惊厥表现为微小惊厥,可由多种病因引起,可与其他发作类型同时存在,可损伤脑组织。表现为呼吸暂停、眼强直性偏斜、反复眨眼、吸吮、咀嚼、单一肢体的固定姿势、上下肢游泳及踏车样运动等。

(2)强直型:四肢强直性伸展,有时上肢屈曲、下肢伸展伴头后仰,常伴呼吸暂停和双眼上翻、意识模糊。是疾病严重的征象,表示有脑器质性病变而不是代谢紊乱引起的。常见于胆红素脑病、严重中枢神经系统病变,如晚期化脓性脑膜炎、重度颅内出血或早产儿较大量脑室内出血等,预后不良。

(3)多灶性阵挛型:由一个肢体移向另一个肢体或身体一侧移向另一侧的游走性、阵挛性抽动。常伴意识障碍,可影响呼吸引起青紫,常见于 HIE、ICH、中枢神经系统感染等,亦反映神经系统损害较重。

(4)局灶性阵挛型:身体某个部位局限性阵挛,常起自一个肢体或一侧面部,然后扩大到身体同侧的其他部位,通常意识清醒或轻度障碍,无定位意义,多见于代谢异常,有时为蛛网膜下腔出血或脑挫伤引起。大多预后较好。

(5)全身性肌阵挛型:表现为肢体反复屈曲性痉挛,有时躯干也有同样痉挛。此型在新生儿少见,表示有弥漫性脑损害,预后不良。脑电图(EEG)显示暴发抑制类型和逐渐演变成高峰节律紊乱。

(二)体征

1. 认真检查胎盘、脐带。有无畸形、感染、老化等。

2. 体格检查。除观察了解惊厥表现、神经系统体征外,还要注意有无其他部位的畸形,皮肤的改变如皮疹、黄疸、色素沉着或脱失,其他感染灶,眼睛和眼底等。

(三)实验室检查

1. 血生化检查。血糖、血生化、肝肾功能、血气分析,必要时做氨基酸、有机酸、血氨等测定。

2. 宫内感染检查。TORCH 的血清抗体测定或病毒分离。

3. 脑脊液检查。

4. 影像学检查。X 线片、头颅 CT、头颅 B 超。

5. 脑电图。对病因诊断意义不大,但对于评估预后有一定价值。目前采用床边脑电多图像监护仪进行动态监护,可同时录下异常放电和惊厥动作,减少漏诊。

6. 眼底检查。

7. 维生素 B_6 50 mg 静脉输入,对于原因不明、临床惊厥持续难止者,可用维生素 B_6 试验性治疗并协助诊断。

(四)鉴别诊断

1. 颤抖(抖动、震颤)大幅度、高频率、有节律的活动,特别是一打开包被的时候,肢体束缚被解除,皮肤受到寒冷刺激而出现,有时见踝部、膝部和下颌抖动,有时见于 HIE、低血钙、低血糖患儿,正常新生儿亦可见。与惊厥鉴别:发生时无眼球凝视、斜视等;在弯曲抖动的肢体时,发作立即停止;可因声音、皮肤刺激或牵拉某一关节而诱发,而惊厥是自发的;不伴有 EEG 的异常。

2. 早产儿原发呼吸暂停。呼吸暂停>20 秒,伴心率下降、青紫,无眼球活动改变,刺激后缓解,用呼吸兴奋药有效。

3. 周期性呼吸。呼吸暂停<10 秒,无心率下降、青紫等,呼吸暂停后,出现一次深长呼吸,有周期性变化。

4. 活动睡眠期。新生儿 50% 的睡眠时间为活动睡眠,可表现呼吸不规整,眼球转动,有肌肉活动,如张口、笑、呦嘴、睁眼等,而在清醒时消失,注意与微小惊厥鉴别。

三、治疗

(一)一般治疗

保暖,保持呼吸道通畅,吸氧,维持水、电解质及酸碱平衡,监护生命体征。

(二)病因治疗

尽量去除或缓解引起惊厥的原发病因。

1. HIE、ICH:维持内环境稳定,限制液量,降低颅内压,控制惊厥发作。

2. 低血糖:25% 葡萄糖(早产儿用 10% 葡萄糖)2~4 mL/kg,缓慢静脉输入,继用 10% 葡萄糖维持输糖速度 4~8 mg/(kg·min)[10% 葡萄糖溶液(GS)60~120 mL/(kg·d)],维持血糖在正常水平(3.89~6.67 mmol/L(70~120 mg/dL))。加奶后,可逐渐减少输糖量,一般 2~3 d 可治愈。如治疗 3 d 血糖仍持续低,可加地塞米松 0.5 mg/(kg·d),一般用 5~7 d,血糖维持正常 3 d 后,先减输糖量,后减激素。

3. 低血钙:10% 葡萄糖酸钙 2 mL/kg+10% 葡萄糖等量稀释,静推 1 mL/min,6~8 h 一次。病情缓解后减 1/2 量,血钙正常 3 d 后改口服。在推钙过程中要做心电监护。

4. 低血镁:约一半低血钙同时可存在低血镁,给 25%~50% 硫酸镁 0.2~0.4 mL/kg,静脉输入。

(三)抗惊厥药物治疗

1. 苯巴比妥:首选药,负荷量 15~20 mg/kg,静注,可分 2 次给。如仍不止惊,可每隔 5~10 min 再给 5 mg/kg,总量可达 30 mg/kg。惊厥停止后 12~24 h 给维持量 5 mg/

(kg·d),分 2 次静注,间隔 12 h,2～3 d 后改口服,有效血浓度为 20～30 μg/mL,负荷量＞20 mg/kg 时,应监护呼吸和循环。

2. 苯妥英钠:作用快、效果好。负荷量 10～20 mg/kg,缓慢静注,负荷量可分两次静注,间隔 20～30 min。12 h 后可给维持量 3～4 mg/(kg·d),分 2 次静注或口服。有效血浓度 15～20 μg/mL,应监测血浓度,且不宜长期使用。

3. 地西泮:为惊厥持续状态首选药,效果好,每次 0.3～0.5 mg/kg,缓慢静注,可 15～20 min 后重复。一日可用 3～4 次。注意对呼吸和心血管系统有抑制作用,尤其是已用过其他止惊镇静药之后,此时应给予适当的呼吸和循环支持。

4. 氯硝西泮:安全有效,每次 0.05 mg/kg,缓慢静注(2～5 min),20 min 后可重复一次。半衰期较长,平均 9 h,每日可用 2～3 次。

5. 水合氯醛:每次 50 mg/kg,口服或加等量生理盐水后灌肠。起效快,效果肯定,持续时间可达 4～8 h。

(四)脱水剂

反复长时间惊厥常并发脑水肿,必要时可给 20% 甘露醇每次 0.25～0.50 g/kg,每日 2～4 次。呋塞米每次 5～1 mg/kg,每日 1～2 次。

四、预防

1. 主要针对原发病预防。

2. 对先天因素引起的惊厥,主要是做好育龄妇女宣传教育,孕期检查。对新生儿密切监测,及时加用抗惊厥药。

3. 预后

(1)胎龄越小,惊厥的发生率和死亡率越高。

(2)与病因有关,早产儿脑室内出血、低血糖、新生儿胆红素脑病(核黄疸)、发育畸形、重度 HIE、化脓性脑膜炎(晚期)等预后差。

(3)与惊厥类型有关,强直型惊厥、肌阵挛型惊厥等预后不良,微小型约有一半预后不良。

(4)EEG 表现:EEG 显示波形平坦或低电压,预后极差;暴发抑制波形的预后也差;脑电图异常持续时间超过 1 周不恢复,预后不良。

(5)其他与预后不良的相关因素:

①Apgar 评分:5 min≤6 分,生后需要 5 min 的正压复苏,生后 5 min 仍肌张力低下。

②早期出现惊厥,惊厥持续超过 30 min;或≥3 d 惊厥难以控制,用抗惊厥药效果不好或需用多种抗惊厥药。

③惊厥间歇期有明显意识障碍及神经系统异常。

④影像学检查显示颅内明显器质性病变。

(李晶　张娟　于春华　李欢)

第四节 发 热

发热是指人的体温因为各种原因超过正常范围。正常小儿的体温略有个体差异,一般来说,正常体温范围是:肛温为 36.5℃～37.5℃,舌下温度较肛温低 0.3℃～0.5℃,腋下温度为 36.0℃～37.0℃。一般肛温超过 37.8℃,舌下温度超过 37.5℃,腋下温度超过 37.4℃,可认为发热。肛温在 37.8℃～38.5℃称为低热,超过 39.0℃为高热,超过 41.5℃为超高热。

一、病因和发病机制

(一)病因

引起小儿发热的原因一般分为感染性和非感染性两大类。非感染性原因又包括血管炎及过敏性疾病、肿瘤类、中毒、中枢神经系统疾病、代谢性疾病等。

1. 感染性疾病

(1)中枢神经系统:脑膜炎、脑炎、脑脓肿。

(2)头面部器官感染。

(3)上呼吸道:咽炎及扁桃体炎,中耳炎,急性颈淋巴腺炎,急性鼻窦炎,扁桃体炎,咽后壁及咽侧壁脓肿,喉炎,会厌炎。

(4)肺:支气管炎、毛细支气管炎、肺炎及肺脓肿、肺结核。

(5)心脏:心肌炎、感染性心内膜炎、化脓性心包炎。

(6)胃肠道:急性胃肠炎、肝炎、胆管炎、阑尾炎、腹膜炎、胰腺炎、急性肠系膜淋巴结炎、腹腔内脓肿。

(7)泌尿生殖系统:泌尿道感染,肾脏周围脓肿,急性输卵管炎,输卵管、卵巢脓肿、副睾炎、睾丸炎。

(8)皮肤:蜂窝织炎、脓疱病、皮下坏疽。

(9)骨骼、肌肉系统:化脓性关节炎、骨髓炎、肌炎。

(10)全身感染:败血症、猩红热、病毒感染(麻疹、水痘、风疹、幼儿急疹、手足口病、传染性单核细胞增多症)。

2. 血管炎性及过敏性疾病(结缔组织病):急性风湿热、少年类风湿关节炎、系统性红斑狼疮、结节性多动脉炎、川崎病、皮肌炎及多发性肌炎、混合结缔组织病、过敏性紫癜、血清病、药物及免疫反应。

3. 恶性肿瘤及血液病:白血病、神经母细胞瘤、淋巴瘤、Ewing 肉瘤、组织细胞增生症、恶性组织细胞病。

4. 药物中毒:阿托品中毒、水杨酸中毒。

5. 中枢神经系统疾病:下丘脑及脑干损伤、惊厥持续状态。

6. 内分泌、代谢性疾病:甲状腺危象、血卟啉病。

7.其他：脱水热、血管内溶血、内脏出血、先天性外胚叶发育不良、类肉瘤病、亚急性坏死性淋巴结炎等。

(二)发病机制

分为致热原性和非致热原性发热。

1.致热原性发热。致热原可分为来自体外的外源性致热原和自机体细胞产生、可作用于体温调节中枢的内源性致热原。外源性致热原包括各种微生物、毒素和微生物的其他产物。

2.非致热原性发热。

(1)产热过多：如癫痫持续状态或惊厥后发热，由于肌肉抽搐，短时期内产生的热量大于散热而发热。甲状腺功能亢进因基础代谢增高、产热增多而发热。

(2)散热减少：如广泛性皮炎、外胚叶发育不良、鱼鳞病等，因皮肤散热障碍而发热。

(3)中枢神经系统体温调节失常：如暑热症、颅内出血、颅骨骨折等，因体温调节中枢受损伤而致发热。

二、诊断

(一)症状

1.年龄。生后1～2日内应注意新生儿脱水热。幼儿急疹多见于1岁以下婴儿。中毒型痢疾以2～5岁小儿多见。麻疹常在婴幼儿。

2.季节。中毒型痢疾多发生在夏季，呼吸道疾病以冬春季最多见。流行性乙型脑炎多见于夏秋季。流行性脑脊髓膜炎多见于冬末春初。

3.流行地区。如血吸虫病、肺吸虫病、疟疾、黑热病、流行性出血热等，均有一定的流行地区。

发热时伴随各系统症状：如呼吸系统为咳嗽、气促；消化系统为恶心、呕吐、腹痛、腹泻；神经系统为头痛、嗜睡、惊厥、昏迷；泌尿系统为尿频、尿急、尿痛；血液系统为出血、黄疸等。

(二)体征

对发热患儿应进行详细的体格检查，阳性体征对发热的诊断有重要价值。

1.全身情况。首先应观察患儿的神态、精神状态、面容等，并测量患儿的血压、呼吸、脉搏等生命体征。

2.皮疹及出血点。注意患儿的皮肤有无皮疹及出血点。皮疹在小儿发热疾病的鉴别上有重要意义，要注意皮疹出现的时间、皮疹的形态等。

3.淋巴结。要注意淋巴结的部位、大小、压痛、活动度等。

4.胸部体征。呼吸系统：发热伴有呼吸急促、肺部干湿啰音及实变体征。循环系统：发热伴有心音低钝、奔马律、心脏杂音、心包摩擦音等。

5.腹部体征。应注意腹部压痛的位置，有无肌紧张及反跳痛，肠鸣音情况，肝脾是否肿大等。

6. 神经系统体征。发热伴神志改变、惊厥、肢体瘫痪、脑膜刺激征、神经系统病理反射等。

7. 泌尿系统。肾区压痛、叩痛，水肿、高血压等。

(三)实验室检查

1. 尿便常规检查。白细胞总数及分类计数对感染性疾病的诊断有重要的参考价值，尿常规检查是诊断泌尿系统疾病所必需。大便常规检查则是肠道疾病诊断所必需。

2. 胸部 X 线检查。可进一步协助诊断呼吸系统疾病及心血管系统疾病。

3. 超声心动图及腹部超声波检查。前者可以协助诊断心脏疾病，后者可以协助诊断腹部各脏器疾病及占位性病变。

4. 特殊检查。脑脊液检查对中枢神经系统感染的诊断有重要价值。尿、粪、血液、脑脊液、胸水、腹水的细菌培养有助于明确病原。血清免疫反应如抗链球菌溶血素"O"、肥达反应、冷凝集试验、嗜异凝集试验以及某些病毒性疾病的病毒分离及血清学检查都有助于明确诊断。怀疑有血液系统疾病可做骨髓检查。怀疑有结核可做结核菌素试验。对淋巴结增大者还可进行活组织检查以明确诊断。

(四)鉴别诊断

1. 根据发热的病因分类进行诊断，临床常将发热分两类。

(1)感染性发热：此类发热的共同特点是常有中毒症状，发热前多有寒战，体检时可查出感染病灶。

(2)非感染性发热：此类发热的特点是热程长，中毒症状少，热程不规则，可有皮疹。此类发热见于结缔组织病、肿瘤类疾病、变态反应、中枢神经系统体温调节失常、内分泌及代谢性疾病等。

2. 根据热型进行鉴别，发热疾病的热型特点对鉴别诊断有一定帮助。

(1)稽留热多见于伤寒、副伤寒、大叶性肺炎、流行性乙型脑炎等。

(2)弛张热多见于败血症、局灶性化脓性感染、风湿热、重症结核病、感染性心内膜炎、恶性组织细胞病等。

(3)双峰热多见于脊髓灰质炎、麻疹及某些病毒性疾病。

(4)不规则热多见于脓毒败血症、风湿热、恶性疟等。

(5)波浪热多见于布鲁菌病、恶性淋巴瘤、周期热等。

3. 根据发热病程长短进行鉴别。

(1)短程发热：又称急性发热，系指热程在 2 周以内的发热。

①伴皮疹：首先应想到小儿出疹性传染病，应注意皮疹的形态学特点、出疹时间等。麻疹、风疹、幼儿急疹多为斑丘疹，猩红热则为弥漫性粟粒样皮疹。起病至出疹时间，风疹为 1 d，猩红热 2 d，麻疹、幼儿急疹 3～4 d。发热伴出血性皮疹应注意有流行性脑脊髓膜炎、败血症及血液病发生的可能。若皮疹呈环形红斑或多形易变性红斑，同时伴关节痛者，应考虑风湿热或类风湿病。

②发热伴有呼吸道症状，如咳嗽、胸痛、咯血等，应考虑呼吸道感染性疾病。

③发热伴有消化道症状,如恶心、呕吐、腹痛等,应考虑消化系统疾病。

④发热伴神经系统症状,如头痛、呕吐、惊厥、昏迷等。脑膜刺激征阳性,病理反射阳性,常提示中枢神经系统感染,如各种脑炎、脑膜炎等。

⑤发热伴尿频、尿急、尿痛,应考虑泌尿系统感染。

⑥发热伴淋巴结肿大,如局部淋巴结肿大、疼痛、压痛,多系局部急性感染所致。枕后淋巴结肿大可由风疹、幼儿急疹或局部皮肤感染引起。全身淋巴结肿大,无压痛,应考虑血液病、结核病、传染性单核细胞增多症、恶性病等。

⑦发热伴肝脾肿大,肝脾均轻度肿大者,见于伤寒、败血症等。以肝大为主者,见于病毒性肝炎、肝脓肿。以脾大为主者,见于白血病、溶血性贫血、恶性淋巴瘤、恶性组织细胞病等。

⑧发热伴多系统损害见于某些结缔组织病,如系统性红斑狼疮、结节性动脉周围炎等。

⑨发热伴药疹:常在应用治疗原发病的药物 6～10 d 后,原发病好转,但热度不降或复升,中毒症状可不明显,血象中嗜酸性粒细胞增多,停药后热降,疹退。

(2)长期发热:一般 2 周以上的发热称为长期发热。首先应考虑常见病,其中以感染性疾病多见,如伤寒、败血症、粟粒性结核,肝脓肿、肾盂肾炎、心内膜炎、骨髓炎等。其次为风湿病、类风湿病、红斑狼疮、皮肌炎等结缔组织病。一些恶性疾病也可引起长期发热。

有些疾病长期发热,病程超过 2 周,但热度不高,一般在 38℃ 以下,称为长期低热。常见于某些慢性感染,如结核感染、泌尿系感染、慢性咽炎、扁桃体炎、鼻窦炎、颈淋巴结炎等。长期低热也可为功能性,系由自主神经功能紊乱引起,需排除器质性疾病后方可诊断。

三、治疗

1. 对症处理,药物降温(阿司匹林、对乙酰氨基酚、布洛芬)和物理降温(温水或 35% 酒精擦浴)。

2. 积极完善相关检查,明确原发病,针对病因治疗。

四、预防

增加机体免疫力,预防呼吸道、消化道等感染性疾病。

(单既利　王广军　肖芳　林辉)

第九章 新生儿循环系统疾病

第一节 新生儿先天性心脏病

先天性心脏病(以下简称先心病)是由于胚胎时期心血管发育异常所致畸形。

一、病因和发病机制

1. 胎儿发育环境的因素。以子宫内病毒感染最为重要,其中又以风疹病毒感染最为突出,其次为柯萨奇病毒感染。

2. 早产。早产儿患心室间隔缺损和动脉导管未闭者较多,前者与心室间隔在出生前无足够时间完成发育有关,后者与早产儿的血管收缩反应在出生后还不够强有关。

3. 高原环境。

4. 遗传因素。遗传学研究认为,多数的先心病是多个基因与环境因素相互作用所形成。

5. 其他因素。高龄母亲(35 岁以上)产患法洛四联症婴儿的危险性较大。

二、诊断

(一)症状

新生儿先心病的临床表现大都不典型,常因青紫、呼吸急促、喂养困难、难治性肺炎、反复心力衰竭、缺氧发作或发现心脏杂音来就诊。

(二)体征

1. 青紫。必须区分三种青紫的类型,即中央型、周围型及差异型,且要认识到新生儿青紫可见于许多疾病,诸如呼吸系统疾病(肺部换气不足)、血液疾病(异常血红蛋白增多)或中枢神经系统疾病(颅内出血)。

2. 呼吸类型。新生儿患心脏病者,呼吸可有减速、深沉、肋下凹陷、呻吟样呼吸甚至呼吸暂停等表现。气促多见于肺血增多、肺静脉梗阻、左心梗阻病变等先心病;过度呼吸见于右室流出道梗阻性先心病或完全性大动脉转位。

3. 心音。第二心音的性质有助于诊断,单一第二心音见于肺动脉闭锁、左心发育不良综合征、永存动脉干等。第二心音明显分裂可发生于完全性肺静脉异位引流。正常新生儿可闻及第三心音,但出现奔马律见于心力衰竭。

4. 心脏杂音。出生 $1\sim2$ d 的新生儿常有心脏杂音,如多次听诊新生儿期呈现心脏杂音往往提示有心脏疾患,但听不到杂音也不能否认先心病的存在。由于新生儿期心脏杂音不典型,不能单凭心脏杂音判断心脏病性质

5. 脉搏及血压测定。新生儿的桡动脉、足背动脉及股动脉均可触及。四肢波动均弱者提示左心发育不良综合征、严重主动脉瓣狭窄或重症心肌炎。

6. 肝脏肿大。往往是右心室负荷增加的表现,左右两叶对称分布为水平肝,常为心脾综合征的表现之一。

(三)辅助检查

1. X 线检查。胸部正位、左前斜/左侧位片为先心病基本检查方法。通过平片提供先心病的线索有:

(1)心脏位置:正常位、右位及不定位心。

(2)肺血管:肺纹理正常、肺血量增多或肺血量减少。

(3)心脏大小及形态:心胸比例 $>(0.58\sim0.60)$ 应考虑心脏增大,判断左右心房、心室增大情况。

(4)主动脉弓(左位或右位)。

(5)胸廓骨性结构。

2. 心电图。心率、节律、电轴、右心或左心室的电压有助于诊断。新生儿期生理性右室肥大常和病理性右室肥大相重叠。新生儿右室肥大征象为:T_{V_1} 直立(3 d 后);V_1 呈 qR 型,$R_{V_1}>1.5$ mV,R_{aVR} 超过 1.0 mV,S_{V_5}、S_{V_6} 加深,表现为 RS 型;新生儿左室肥大征象为:$S_{V_1}>1$ mV,$V_1R/S<1$,$R_{V_6}>15$ mm,$Q_{V_6}>0.3$ mV。心电轴:新生儿额面心电轴普遍右偏,平均为 $135°$,$+30°$ 以下为电轴左偏,$+180°$ 以上为电轴右偏,大部分青紫型先心病呈电轴右偏,而电轴左偏者常提示三尖瓣闭锁、肺动脉闭锁、右室发育不良,共同心房、单心室、大动脉换位伴主动脉缩窄等。

3. 超声心动图。二维及多普勒(彩色)超声心动图能够实时地显示心脏的结构、血流分布及进行心功能测定,为新生儿先心病的诊断提供了安全可靠、准确率高、重复性强的无创性诊断手段。新生儿时期超声图像清晰,常在剑突下、胸骨旁及胸骨上探查,危重病儿可在床旁进行探查。

4. 心导管检查及选择性心血管造影。多数新生儿先心病可以从临床表现和超声心动图检查明确诊断,可以省去心导管和心血管造影的检查。当需要进一步获得先心病血流动力学资料或大血管及其分支精确鉴别诊断有困难时,侵入性心导管检查结合选择性心血管造影才是不可缺少的手段。

5. 放射性核素心血管造影术。应用高锝(^{99m}Tc)酸钠(pertechne-tate sodium)215 μCi/kg($1Ci=3.7\times10_{10}$ Bq)快速注入周围静脉后用 γ 照相机置于心脏及右肺上部测量放射性,通过电子计算机处理,显示 ^{99m}Tc 在肺部的稀释曲线,可用来估测心内的分流、静脉连接的解剖关系、梗阻时肺血流分布情况、心室功能及心肌缺血情况。

6. 血气及 pH 改变类型。动脉血气可作为评估青紫的可靠方法,可动脉穿刺取血样。

7. 其他。电生理检查、数字减影心血管造影术、X 线、CT 及磁共振,均为有用的检查。

三、治疗

1. 休息。半卧位,控制室温及湿度,供氧,偶用镇静剂。

2. 饮食。低盐,预防误吸,控制液体量(65 mL/(kg·d))。

3. 药物。纠正低血糖、贫血、酸中毒,控制感染及其有关因素,酌用利尿剂、洋地黄,偶可用机械呼吸、腹膜透析,减轻后负荷。扩血管药物,儿茶酚胺类药物,前列腺素制剂。

4. 药物控制动脉导管开放与闭合。

5. 介入性导管术。

(1)房间隔球囊导管造瘘术:治疗完全性大动脉换位等先心病,促进心房水平左向右分流,使缺氧得以改善,得以生存等待外科手术。

(2)球囊瓣膜及血管成形术:治疗重症肺动脉瓣狭窄,主动脉缩窄等,以缓解发绀或心力衰竭。

(3)外科手术:危重型新生儿先心病需要急诊手术治疗,如严重肺动脉瓣口狭窄、完全性大动脉转位、完全性肺静脉异位引流等。动脉导管未闭伴心衰经内科治疗无改善者可作结扎术,左向右大分流的室间隔缺损、房间隔缺损、房室隔缺损等,在新生儿期先采取保守治疗,临床观察,待数月后才进行根治术。

(单既利 王广军 郑萍 林辉)

第二节 房间隔缺损

房间隔缺损是左右心房之间的间隔发育不全,遗留缺损造成血流可相通的先天性畸形。房间隔缺损根据胚胎发育可分为继发孔型及原发孔型缺损两大类,前者居多数。

一、病因和发病机制

房间隔缺损是最常见的先天性心脏病,占先心病的 $10\% \sim 15\%$。继发孔型房间隔缺损由于正常左、右心房之间存在着压力阶差,左房的氧合血经缺损分流至右房,体循环血流量减少,可引起患儿发育迟缓,体力活动受到一定限制,部分患者亦可无明显症状。原发孔型房间隔缺损又称部分心内膜垫缺损或房室管畸形。在胚胎发育过程中心内膜垫发育缺陷所致。

二、诊断

(一)症状

生后初期左、右心室肌的厚度差别不大,左、右室舒张期的充盈阻力差别不显著,分流量也不致过大,所以临床症状不明显。多数在成年后出现活动后气急、心悸、易疲劳、呼吸道反复感染,甚至右心衰竭。

(二)体征

体检时在胸骨左缘第 2～3 肋间的肺动脉瓣区,喷射性杂音可能未出现或闻及很轻的性质较柔和的、吹风样收缩期杂音,第二心音分裂随年龄增大才明显。

(三)辅助检查

辅助检查包括 X 线检查、心电图、超声心动图、右心导管检查。

三、治疗

房间隔缺损的自动关闭亦有可能,有报道 1 岁内 50％可以自行关闭。分流量大者均应择期手术修补。

(1)诊断明确后,应争取早日手术,以终止左向右分流,避免引起肺动脉高压和心内膜炎,手术年龄以 5 岁左右为宜。合并心内膜炎者必须在感染控制 3～6 个月后才考虑手术;合并心衰者先积极内科治疗控制心衰、病情稳定后再手术。病变进入晚期,肺动脉压力和阻力重度增高,平静时肺循环血流量与体循环血流量的比值小于 1.5,或有右向左分流时,应为手术禁忌。

(2)手术可在低温体外循环下行缺损直接缝合或补片修补术。手术安全效果良好,目前手术死亡率<1％。

(单既利   王广军   刘芹   林辉)

第三节   室间隔缺损

室间隔缺损(VSD)是最常见的先天性心脏畸形。单纯性室间隔缺损占先心病中的 25％～50％,在复合性畸形中约占 2/3。

一、病因和发病机制

在胚胎发育过程中,胎儿心室间隔的形成发生障碍,若有大小各异的缺损称为室间隔缺损,占小儿先天性心脏病的首位。因左心室压力高于右心室,因此大量血液流向右心室,造成右心室负荷增加和肺血增多,常可超过正常体循环流量的 2～3 倍。

二、诊断

(一)症状

患儿多消瘦、体重不增、喂养困难。多汗,易患肺部感染,易导致心力衰竭。有时因扩张的肺动脉压迫喉返神经,引起声音嘶哑。

(二)体征

体检心界增大,心尖搏动弥散,胸骨左缘第 3、4 肋间可闻及Ⅲ～Ⅳ级粗糙的全收缩期杂音,向四周广泛传导,可于杂音最响部位触及收缩期震颤。干下型合并主动脉瓣关闭不全时,于第二主动脉瓣区听到高音调舒张期杂音。

(三)辅助检查

1. X 线检查。小型室间隔缺损心肺 X 线检查无明显改变,或只有轻度左心室增大或肺充血;大型室间隔缺损心外形中度以上增大,肺动脉段明显突出,肺血管影增粗,搏动强烈,左、右心室增大,左心房往往也增大,主动脉弓影较小。

2. 心电图。小型缺损心电图可正常或表现为轻度左心室肥大;大型缺损常为左、右心室合并肥大。

3. 超声心动图。左心房和左心室内径增宽,右心室内径也可增宽,室间隔活动正常,主动脉内径缩小。缺损大时,连续扫描可直接探到缺损处,但阴性不能否定缺损的存在。扇形切面显像在心脏长轴和四腔切面常可直接显示缺损。多普勒彩色血流显像可直接见到分流的位置、方向和区别分流的大小,还能确诊多个缺损的存在。

4. 心导管检查。右心室血氧含量较右心房为高,小型缺损增高不明显。大型缺损右心室和肺动脉压力往往有所增高。导管自右心室经缺损插入左心室的机会极少。伴有右向左分流的患者,动脉血氧饱和度降低。肺动脉阻力显著高于正常值。

三、治疗

缺损小者,不一定需手术治疗。中型缺损临床上有症状者,动脉导管未闭宜于学龄前期在体外循环心内直视下作修补术。大型缺损在 6 月龄以内患儿发生内科难以控制的充血性心力衰竭,包括反复罹患肺炎和生长缓慢,应予手术治疗;6 个月至 2 岁的患儿,虽然心力衰竭能控制,但肺动脉压力持续增高、大于体循环动脉压的 1/2,或者 2 岁以后肺循环量与体循环量之比>2∶1,亦应及时手术修补缺损。通过介入性心导管术关闭缺损虽有报道,但操作难度较高,且易引起并发症,尚未推广。

四、并发症

室间隔缺损易并发支气管炎、充血性心力衰竭、肺水肿及亚急性细菌性心内膜炎。膜部和肌部的室间隔缺损均有自然闭合的可能(占 20%～50%),一般发生于 5 岁以下,尤其是 1 岁以内。干下型室间隔缺损未见自然闭合者,容易发生主动脉瓣脱垂。

(单既利　王广军　肖芳　林辉)

第四节 动脉导管未闭

一、病因和发病机制

足月儿大多在生后一天动脉导管功能性闭合,生后 1 岁左右解剖闭合。在生后第 7~10 d 内可由于缺氧等原因而重新开放。

早产儿由于动脉导管肌肉发育不全,管壁薄,对氧使导管收缩的作用反应差,再加上早产儿肺发育不成熟,易发生低氧血症和酸中毒,影响动脉导管正常收缩。故动脉导管未闭(PDA)的发生率高达 18%~80%。动脉导管开放后,由于在导管处存在左向右分流,肺血增多,回心血量增多,可导致肺水肿和心功不全等。

二、诊断

(一)症状

1. 分流量小者。症状不明显。

2. 分流量大者。气促、多汗、哺喂困难、体重不增、心率增快、肝脏增大,容易合并呼吸道感染和心力衰竭。严重者发生肺水肿或肺出血,早产儿可成为呼吸机依赖者。

(二)体征

心前区心尖搏动明显,胸骨左缘第 2~3 肋间可闻收缩期杂音,少数患儿为连续性杂音,也有约 10% 的患儿听不到杂音,脉差增宽,股动脉"枪击音"等(表 9-1)。

表 9-1 PDA 临床诊断指标

评分	0	1	2
心率(次/分)	<160	160~180	>180
心脏杂音	无	收缩期	连续性
脉搏	正常	肱动脉搏动增强	肱和足背动脉搏动增强
心前区搏动	无	可触及	看到
心胸比例	<0.6	0.6~0.65	>0.65

注:评分>3分,可诊断为 PDA。

(三)实验室检查

1. 胸片。心影增大,肺纹理增重,从肺门呈放射状(肺充血),主动脉结增宽。

2. 超声心动图。可直接探查到未闭的动脉导管,彩色多普勒可在导管处见到左向右分流,并可测量动脉导管的长度和宽度。

(四)鉴别诊断

先天性心脏病。轻者可无症状,重者有反应弱、气促、青紫甚至心力衰竭、呼吸衰竭。

心脏彩超可明确诊断。

三、治疗

(一)一般治疗

1. 限制液体：80～100 mL/(kg·d)，照蓝光或用辐射式暖台时可增至 100～120 mL/(kg·d)。

2. 维持水、电解质和酸碱平衡。

3. 机械通气：应维持 PaO_2 在 60～90 mmHg，$PaCO_2 \leqslant 45$ mmHg，pH>7.25。

4. 强心药：合并心衰时使用，但由于早产儿肾功能不全，使地高辛半衰期延长，易致毒性反应，用时应减少剂量。早产儿用地高辛使其洋地黄化的剂量可按 15～20 $\mu g/kg$ 计算。

5. 利尿剂：如液量过多，心力衰竭，可用呋塞米每次 1 mg/kg，静脉给药，间隔 12～24 h，用药 1～2 次。

(二)药物关闭动脉导管

前列腺素合成酶抑制剂如吲哚美辛。

1. 用法用量：每 12 h 一次，3 次为一疗程（表 9-2）。一般用药后 12～48 h 导管可闭合。生后 10 d 内用药效果好，胎龄<30 周，体重<1 000 克者疗效差。有口服和静脉制剂两种，静脉用药效果好，但目前国内尚无静脉制剂。

表 9-2 吲哚美辛用量

日龄	首次量(mg/kg)	第二次(mg/kg)	第三次(mg/kg)
≤48 h	0.2	0.1	0.1
2～7 d	0.2	0.2	0.2
>7 d	0.2	0.25	0.25

2. 副作用：暂时性肾功能不全，一过性少尿，停药后 72 h 可恢复。少数因血小板凝聚性降低，可有胃肠道出血。

3. 禁忌证：血尿素氮(BUN)≥25 mg/dL(1 mmol/L=0.357 mg/dL)，血肌酐≥1.2 mg/dL(1 $\mu mol/L$=88.402 mg/dL)，用药前 8 h 尿量≤0.6 mL/(kg·h)，血小板<80×10^9/L，便潜血(++)，伴有休克、新生儿坏死性小肠结肠炎(NEC)、消化道出血、颅内出血等。

(四)注意事项

动脉导管开放对某些心血管畸形是有益的，有些畸形如肺动脉闭锁、完全性大动脉转位、三尖瓣闭锁、主动脉瓣闭锁、主动脉离断等需动脉导管开放进行分流，否则患儿可能因严重缺氧而迅速死亡。临床上可用前列腺素 E 或地诺前列酮保持动脉导管开放，维持患儿生命直到进行外科手术。前列腺素 E 0.05～0.10 $\mu g/(kg·min)$，从头部静脉给药，监测动脉血氧饱和度(SaO_2)上升后可减至最小有效剂量，注意副作用(见新生儿持续肺动脉高压章节)。

四、并发症及处理

(一)新生儿心力衰竭

由于缺氧和血液分流致心脏负荷增大,引起心力衰竭。应予以氧疗、镇静、强心(详见相关章节)。

(二)新生儿肺出血

由于缺氧和左向右分流致肺血增多等引起,给予综合治疗及正压通气(详见相关章节)。

(三)其他

由于严重缺氧,引起早产儿呼吸暂停、颅内出血、代谢性酸中毒等,予以纠正缺氧,支持治疗等(详见相关章节)。

五、预防

1. 预防孕期感染,做好孕期保健检查,避免早产。

2. 对于早产儿,尤其是出生<14 d者,应注意避免发生缺氧,及时纠正酸中毒,注意控制液量,避免血压波动。

(单既利　王丽云　肖芳　林辉)

第五节　新生儿急性心力衰竭

新生儿急性心力衰竭是新生儿期多种病因导致的心肌收缩力减退,心搏出量降低,静脉系统回流受阻,内脏淤血,体内水分滞留的一种临床危重状态。

一、病因和发病机制

(1)循环系统:由于心肌收缩力减弱或传导功能紊乱或血流动力学紊乱等原因所致,如先天性心脏病、心肌炎、心肌病、严重心律失常。

(2)呼吸系统:肺透明膜病、肺出血、吸入综合征、肺炎等。

(3)中枢神经系统:重度窒息、颅内出血、缺氧缺血性脑病等。

(4)感染:败血症等重症感染,感染性休克。

(5)其他:代谢紊乱,输液过快、过多等。

二、诊断

(一)症状

患儿反应弱,面色苍白,呼吸急促,烦躁不安,喂养困难,尿少,水肿,多汗,皮肤青紫发花,咳嗽,阵发性呼吸困难等。

(二)体征

1. 呼吸急促＞60 次/分,浅表,肺底出现湿啰音。

2. 心动过速,安静时心率持续＞150～160 次/分,合并心音减弱,或出现奔马律。

3. 心脏扩大(体检、X 线或超声证实)。

4. 肝脏肿大,肋下≥3 cm,或进行性肿大,或用洋地黄后缩小。

5. 心衰晚期表现为心动缓慢、呼吸缓慢或暂停。

6. 新生儿心衰发展快,有时迅速转入衰竭状态。面色苍白,心率减慢,心音弱,心脏杂音常不能闻及,同时呼吸衰竭,此时应注意肝脏大小,胸片有无心影扩大,肺淤血或水肿等。

7. 新生儿心衰常有以下特点:

(1)常左右心同时衰竭。

(2)可合并周围循环衰竭。

(3)严重病例心率和呼吸可不增快。

(4)肝脏肿大以腋前线较明显。

(三)实验室检查

1. 胸部 X 线:示心影增大,双肺呈肺淤血、水肿表现(原发肺部疾患者则还有原发病肺部表现)。

2. 腹部 B 超:示肝脏大。

3. 其他:针对原发病检查,如外周血象、血生化、心肌酶、心电图、心脏超声等。

(四)鉴别诊断

慢性心力衰竭。起病相对慢,主要表现为食欲差,喂奶时气促易疲乏,体重增长缓慢,可有呛奶、肝脏大、水肿等。慢性心力衰竭多发生在患有先天性心脏病但畸形相对较轻、血流动力学改变较轻、病情进展较缓慢的患儿。

三、治疗

(一)积极治疗原发病

(二)一般治疗

1. 监护生命体征,保持体温。

2. 供氧:一般心衰均需供氧,但某些先天性心脏病,如大血管转位,主动脉缩窄等,动脉导管开放是维持生命所必需的,吸氧使血氧增高可促使动脉导管关闭,应慎重。

3. 镇静:可减轻心脏负荷,降低氧耗,可给苯巴比妥、地西泮等。

4. 纠正代谢紊乱:酸中毒、低血糖、电解质紊乱应及时处理。

5. 限制液量:一般按 80～100 mL/(kg·d),液体应均匀输入。心脏扩大及水肿明显时可将液量减为 60～80 mL/(kg·d)。

6. 喂养:应给予鼻饲喂奶,少量多次。

(三)强心

地高辛作用可靠,可口服或静注,用量见表9-3。口服1 h后血浓度达最高水平。静脉注射后3~4 h,口服后6~8 h血地高辛浓度代表了心肌内浓度。

表 9-3　地高辛用法及剂量

孕周	洋地黄化剂量(μg/kg)		维持量(μg/kg)		
	静注	口服	静注	口服	间隔(h)
≤29	15	20	4	5	24
30~36	20	25	5	6	24
≥37	30	40	4	5	12

1. 饱和量法:首剂先给洋地黄化剂量的1/3~1/2静注,以后每隔4~8 h再给1/4洋地黄化剂量,共2次。末次给药(洋地黄化)后8~12 h开始给维持量。维持量为洋地黄化剂量的1/4,分2次,每12 h一次。可根据心衰控制的情况和地高辛血浓度调整用量。

2. 全程维持量法:适用于轻症或较慢性的心衰病儿,每日用洋地黄化剂量的1/4(即维持量)均分2次,每12 h一次,经5~7 d可达饱和量法的效果。

3. 注意:在用地高辛期间应严密观察临床效果,监测地高辛血浓度,监测心电图,新生儿地高辛血浓度>4 ng/mL,提示可能出现洋地黄中毒。另外还应注意水、电解质平衡以及患儿的肾功能,在水、电解质紊乱尤其是低钾、低镁、高钙、肾功能不良时均易引起洋地黄中毒。

4. 儿茶酚胺类药物

(1)多巴胺:中、小剂量时,主要作用于β受体,在心脏呈正性肌力作用,还能扩张肠道、肾血管等,使周围血管阻力降低,改善末梢循环。用法:3~5 μg/(kg·min),静注,不宜>10 μg/(kg·min),因大剂量多巴胺主要作用于α受体,会使血管收缩,心率增快,不利于心衰纠正。

(2)多巴酚丁胺:心脏正性肌力作用较强,对周围血管作用较弱。用法:5~10 μg/(kg·min),静注。

(3)肾上腺素:用于急性低心排血量型心力衰竭或心搏骤停。用法:0.05~0.1 μg/(kg·min),持续静脉输入。心搏骤停时给予1:10 000肾上腺素每次0.1 mL/kg,静注。

5. 血管扩张剂主要是扩张周围血管,减轻心脏前后负荷,增加心排血量。药物种类较多,应用时应分析患儿病因、有效血容量、外周血管阻力、氧合状况、心功能状况等,必要时应与其他血管活性药联合使用。

(1)酚妥拉明:扩张小动脉,减轻心脏后负荷,增加心排出量。用法:0.5~5.0 μg/(kg·min),静注。

(2)硝普纳:动、静脉均扩张,对心衰伴周围血管阻力明显增加者效果明显。用法:1~5 μg/(kg·min),静注。

(3)卡托普利:通过抑制血管紧张素转换酶活性,使小动、静脉均扩张,还可缓解水钠潴留,减轻心脏前、后负荷,对严重心衰疗效显著。用法:开始每次口服 0.1 mg/kg,每 8～12 h 一次,逐渐增加至 1 mg/(kg·d)。

新生儿尤其是早产儿对本药很敏感,可使脑血流和肾血流减少,国外推荐更小剂量。起始每次 0.01～0.05 mg/kg,每 8～12 h 一次,以后根据反应及病情调整,监测血压、尿量、肾功能、电解质等。

6. 利尿剂呋塞米每次 1 mg/kg,静注,可每 8～12 h 一次,注意水、电解质紊乱。

四、并发症及处理

(1)休克。密切监测血压、心率等生命体征,以强心为主,调整液体复苏量和速度。

(2)多脏器功能障碍。注意监测各重要脏器功能状态,予以保护,尤其是脑、肾、凝血功能等,对症处理。

五、预防

主要针对原发病,保护心脏功能。

(李雯　王丽云　王菲　林辉)

第六节　心律失常

心律失常是因心脏激动产生和(或)传导异常,致使心脏活动过快、过慢、不规则或各部分活动顺序改变,或在传导过程中时间延长或缩短。严重心律失常指导致心排出量减低,心功能不全等血流动力学紊乱,有可能出现严重后果甚至心搏骤停的心律失常。本章主要就常见严重心律失常,如室上性心动过速(室上速)、室性心动过速(室速)、高度或完全房室传导阻滞进行讨论。

一、病因和发病机制

(一)病因

严重心律失常多发生于心脏疾病,如先天性心脏病、Q-T 间期延长综合征、各种原因导致的心脏炎、心肌病等。心脏外的原因包括电解质紊乱、药物反应或中毒、内分泌疾病、中枢神经系统疾病等,心脏手术、心导管检查等也是导致心律失常的原因。室上速则多无原发性心脏病。

(二)发病机制

快速型心律失常主要由折返或自律性增高所致,慢速型心律失常则主要由传导阻滞引起。

二、诊断

(一)症状

1. 婴儿可有面色苍白、拒食、呕吐、嗜睡等。年长儿可诉心悸、乏力、头晕、烦躁、腹部不适等。

2. 严重者可有休克、心力衰竭、阵发性晕厥、抽搐、意识障碍等表现。

3. 原发病症状。

(二)体征

1. 心脏听诊。依心律失常的类型,可有心率增快或减慢、节律不齐、期前收缩等。

2. 若有休克、心力衰竭,则查体有相应体征,包括急性神志改变、皮肤发凉发花、脉搏细数、血压下降、少尿和肝脏大等。

3. 原发病体征。如先天性心脏病可有心脏杂音等。

(三)实验室检查

1. 心电图

(1)室上速:心率>180~220 次/分;R-R 间期匀齐;QRS 波形和时限正常;P 波不可见或位于 QRS 波之后。

(2)室速:连续 3 次以上的室性期前收缩,QRS 时限延长,其前无 P 波或 P 波与 QRS 波脱节,心房率较慢。

(3)房室传导阻滞:第一度房室传导阻滞表现为 P-R 间期延长,QRS 波无脱落。第二度表现为 P 波规律出现,但其后的 QRS 波有脱落。第三度表现为 R-R 间期规则,QRS 时限正常但频率降低,P 波和 QRS 波无关。

2. 胸片。合并心力衰竭时表现心脏增大、肺水肿等。

3. 心脏超声。显示心功能状态。

4. 其他实验室检查。心肌酶升高、电解质紊乱等。

(四)鉴别诊断

借助心电图、胸片和心脏超声检查等可与其他类型的心脏病和心律失常鉴别。

三、治疗

(一)一般治疗

1. 评估并保持呼吸道通畅、维持呼吸和循环功能。必要时行气管插管、机械通气。

2. 立即面罩吸氧、心电监测、建立静脉通道。

3. 描记心电图,拍胸片,必要时行心脏超声检查。

4. 曾用地高辛治疗者,查地高辛血浓度。

5. 心律失常原因不明时查电解质、血糖、毒物筛查等,并予相应处理。

6. 及时请心脏科医生会诊,协助治疗。

7. 经初步处理,生命体征稳定时,应根据病情安排患儿住院。

(二)心律失常的治疗

1. 室上速(supraventricular tachycardia，SVT)的治疗

(1)若血流动力学不稳定，则应尽快转复心律。可予同步电复律，剂量 0.5~1.0 J/kg。或三磷酸腺苷(ATP)0.2~0.3 mg/kg，最大 6 mg，2 秒内快速静脉注射，若无效 3~5 min 后剂量加倍，重复给药，单次最大剂量不超过 12 mg。

(2)若血流动力学稳定，可采用下列方法：

①刺激迷走神经：常用潜水反射，即把用 4℃~5℃水浸泡过的毛巾敷于患儿面部，每次持续 10~15 秒，每 3~5 min 一次。无效时可予药物转复。

②三磷酸腺苷：为首选药物，用法同前述。

③其他药物：如洋地黄类药物、普罗帕酮、维拉帕米、普萘洛尔、胺碘酮等可选用，但应在心脏科医生指导下应用。

(3)请心脏科医生会诊，决定是否需行心脏电生理检查或射频消融治疗。

2. 室速(ventricular tachycardia，VT)的治疗

(1)同步电复律或电除颤：合并休克的不稳定型室速，可立即同步直流电复律，能量 0.5~1 J/kg。无脉型室速立即电除颤，能量 2 J/kg，无效可增加至 4 J/kg，同时行心肺复苏术。

(2)利多卡因：每次 1~2 mg/kg，静脉注射，10~15 min 可重复，总量不超过 5 mg/kg。控制后以 20~40 μg/(kg·min)持续静脉点滴维持。

(3)普罗帕酮：每次 1 mg/kg，加入 10%葡萄糖溶液 10 mL 中缓慢静脉注射，无效可重复，不超过 3 次。有明显心力衰竭、传导阻滞者禁用。

(4)请心脏科医生会诊。

3. 高度房室传导阻滞(third-degree block)的治疗

(1)阿托品：每次 0.01~0.03 mg/kg，最小剂量 0.1 mg，静脉、皮下注射或口服，每日 3~4 次。

(2)异丙肾上腺素：合并心力衰竭或阿-斯综合征者予 0.1~1.0 mg/(kg·min)持续静脉点滴。

(3)请心脏科医生会诊，准备放置起搏器。

四、并发症及处理

合并心源性休克或心搏骤停时按有关章节所述抢救处理。

五、预防

预防感染，早发现，早治疗心肌炎；严重先天性心脏病应早期心外科就诊，早期手术治疗。

(单既利　王广军　肖芳　林辉)

第十章 新生儿消化系统疾病

第一节 新生儿胃食管反流

胃食管反流(gastroesophageal reflux，GER)是指因全身或局部原因引起下端食管括约肌功能不全、胃动力紊乱排空延迟而致胃或十二指肠内容物反流到食管的一种病。

一、病因和发病机制

1. 防止反流屏障失常。

2. 食管蠕动功能障碍。

3. 食管及胃解剖异常。

4. 激素的影响。

胃食管反流时由于酸性胃液反流，食管长期处于酸性环境中，可发生食管炎、食管溃疡、食管狭窄、反流物吸入气管可引起反复发作的支气管肺炎、肺不张，也可引起窒息、猝死综合征。

二、诊断

(一)临床表现

生后 1 周内即出现呕吐，常在每饮哺乳即将结束时发生，轻者仅表现为溢乳，反流较剧也可表现为喷射性呕吐。当并发反流性食管炎时，吐出物可能带血。常引起体重不增，食管炎、肺部疾病甚至呼吸暂停等并发症。

(二)实验室检查

1. 胃食管 X 线钡剂造影。

2. 食管测压。

3. 放射性核素食管显像。

4. 食管内窥镜及组织活检。

5. 食管 pH 值 24 h 监测。

6. 腔内多电极电阻抗技术。

三、治疗

(一)内科治疗

1. 体位治疗：是一种有效而简单的治疗方法，以抬高床头 30°为宜，通过食物重力作用使反流物的量减少，而且反流物容易被清除。

2. 饮食及喂养方法：少食多餐、喂稠厚食物可减少胃内容物，减少反流机会，减少呕吐，减少哭闹时间，延长睡眠时间。

3. 药物治疗：目前多采用增加食管下括约肌（LES）张力、抑制胃酸分泌、增加食管蠕动、加速胃排空等方面药物。

(1)促动力药：通过增加食管蠕动减少 GER。

(2)抑制胃酸分泌药物和质子泵抑制剂：可抑制胃酸的分泌，减少胃容积，从而减轻 GER 的发生。

(3)小剂量红霉素：促进胃的排空及肠蠕动，建议剂量 3～5 mg/(kg·d)，分 3 次口服或静点。

(4)胃黏膜保护剂：能增加黏膜对酸的抵抗力及促进黏膜上皮修复。

(二)外科治疗

大多数胃食管反流患儿经内科治疗症状可以改善，仅不足 1%的患儿需行抗反流外科手术。经腹腔镜行胃底折叠术有效率达 94%，且并发症少。

（于霞　张艳玲　肖芳　王菲）

第二节　新生儿腹泻病

新生儿腹泻是新生儿时期常见疾病之一，易导致水、电解质紊乱，对新生儿健康威胁甚大。感染性腹泻常常在妇产医院新生儿室或医院新生儿病室内引起新生儿的暴发流行。

一、病因和发病机制

(一)感染性

1. 细菌性：致病性大肠杆菌（EPEC）及肠毒素性大肠杆菌（ETEC）是新生儿腹泻的常见病原体，侵袭性大肠杆菌（EIEC）引起的腹泻多为散发性。

2. 病毒性：以轮状病毒为多见。

3. 真菌性：多发生在长期应用抗生素后，以白色念珠菌为多见。

(二)非感染性

1. 喂养不当或肠道外感染。

2. 吸收不良。

二、诊断

(一)临床表现

1. 消化道症状。轻症表现为一般消化道症状,每日腹泻次数多在 10 次以下,偶有呕吐、食欲不振,全身情况尚好,可有轻度脱水及酸中毒。重者可急性起病,也可由轻型病例发展而成,腹泻每日 10 次以上,呕吐频繁,短时间内即可出现明显脱水、酸中毒及电解质紊乱。

2. 全身情况。重症患儿可出现全身症状,如高热或体温不升、精神萎靡、腹胀、尿少、四肢发凉、皮肤发花等。部分病例可并发坏死性小肠结肠炎,也有的病例可先以全身症状起病,然后出现消化道症状,类似败血症表现。

3. 脱水、酸中毒。新生儿失水程度的估计与婴儿一样,分为轻度、中度和重度。新生儿酸中毒症状不典型,常表现为面色晦暗、唇周发绀、鼻翼扇动和(或)唇色樱红、呼吸深快。

(二)实验室检查

1. 细菌性腹泻早期大便培养阳性率较高,疑有败血症或其他部位感染者应及时作相应的检查、培养及药物敏感试验。病毒性腹泻可作大便涂片电镜检查找病毒颗粒,或双份血清病毒抗体测定,快速病毒抗原检测等。真菌性腹泻大便镜检可见真菌孢子及菌丝,大便真菌培养可获阳性结果。

2. 血气及血生化测定,新生儿水、电解质紊乱或酸碱平衡失调因缺乏典型临床表现,故应及时测定血气、血电解质或心电图。

3. 肠道吸收功能的试验。

三、治疗

治疗原则是预防脱水,纠正脱水,继续饮食,维持肠黏膜屏障功能。

(一)饮食

一般腹泻只需继续喂母奶,或用新生儿配方奶,稀释成 1∶1 或 2∶1(奶∶水),奶量从少量开始逐步增加。对于慢性迁延性腹泻多有乳糖不耐受,可用替代食品。

1. 无乳糖婴儿配方奶粉或鲜牛奶。以麦芽糖糊精或葡聚糖类替代乳糖的无乳糖婴儿配方奶,其他成分不变。

2. 豆奶。以黄豆为基础的经特殊制造的配方奶,黄豆不含乳糖,蛋白质以黄豆蛋白为主,不宜长期服用。

(二)液体疗法

1. 预防脱水。口服补液盐(ORS),每包内含氯化钠(食盐)3.50 g+碳酸氢钠(苏打)2.5 g+氯化钾 1.5 g+葡萄糖粉 20 g,服用时加凉开水或矿泉水 1 000 mL,作为治疗脱水用;如用于预防脱水时需再加凉开水稀释,一般将以上成分加凉开水至 1 500 mL 为宜(500 mL 葡萄糖瓶 3 瓶)。

2. 第一天补液

（1）液体总量（表9-4）：应包括累计损失量、生理需要量和异常继续丢失量（新生儿细胞外液多，体表面积大，累计损失量和维持量均相对较多。胎龄、日龄越小需要量相对越多）。

表9-4 第一天补液总液量

脱水程度	累积损失 （mL/kg）	继续丢失 （mL/kg）	生理需要 （mL/kg）	24 h补液总量 （mL/kg）	24 h补钠量 （mmol/L）
轻度	50	10	80～100	120～150	5～10
中度	80～100	20	80～100	150～200	10～15
重度	100～120	40	80～100	200～250	15～20

注：体重<2 500 g者补液总量增加50 mL/kg；光疗或远红外辐射热暖床者，补液总量可增加15～20 mL/kg。

（2）液体配置及输液速度：

①新生儿腹泻常用液体及张力数（表9-5）。

表9-5 所需液体的张力

脱水程度	总张力	累积损失	继续丢失	生理需要
等渗	1/2～2/3	1/2	1/3～1/2	1/5
低渗	2/3～等张	2/3	1/2～2/3	1/5
高渗	1/5～1/3	1/3	1/3	1/5

A. 2：3：1液（0.9％氯化钠：5％或10％葡萄糖：1.4％碳酸氢钠）为1/2张液；

B. 2：1液（0.9％氯化钠：1.4％碳酸氢钠）为等张液；

C. 1：1液（0.9％氯化钠：5％或10％葡萄糖）为1/2张液；

D. 10％糖盐钾液（0.9％氯化钠20 mL、5％或10％葡萄糖80 mL、15％氯化钾1 mL），为1/3张液。

②速度：以均匀速度于前8 h内输入总液量的1/2（每小时8～10 mL/kg），后16 h输入剩余液量（每小时5～6 mL/kg）。

重度脱水或有明显周围循环障碍者，先以2：1等张液（见上述①B）20 mL/kg于1 h内静脉快速滴入扩容，并从总液量中扣除，有条件者可输血浆10 mL/kg。

新生儿在输注葡萄糖时要注意速度，以每分钟8～12 mg/kg为宜（所以糖的浓度以5.0％～7.5％为宜）。

③钾的补充：见尿补钾。将0.15％～0.20％氯化钾加入输注液内（每100 mL液体中加10％氯化钾1.5～2.0 mL），时间不应短于6 h；停止输液后口服补钾，10％氯化钾1～2 mL/（kg·d），分6次口服（每天3～4 mmol/kg），连续4～5 d，有明显低钾血症者按低血钾处理。

④纠正酸中毒：重者表现为面色晦暗，唇周发绀，可有鼻翼扇动和（或）唇色樱红，呼吸深快；轻度酸中毒不需另加碱性药物，中重度酸中毒可酌情先以1.4％碳酸氢钠（代替2：1等渗液）20 mL/kg扩容。或采用下面公式计算：

所需补充的碳酸氢钠量(mmol)=[22—所测 HCO_3^- (mmol/L]×体重(kg)×0.5

一般先给计算量的 1/2,以 2.5 倍注射用水稀释成等渗液,快速静脉滴注(其输入量应从总液量中扣除)。以后根据临床及血气酌情补充余量。

⑤异常继续丢失量:过多者可酌情增加补液量和速度,反之可适当减少。

⑥补钙:重度脱水酸中毒纠正后可给予 10%葡萄糖酸钙 2 mL/kg 加等量的葡萄糖液静脉快速滴注,每天一次,连续两天。

3. 第 2 d 以后的补液:如脱水已经基本纠正,只需要再补充异常继续损失量(宜用1/2 张含钠液)及生理维持液(宜用 1/5 张含钠液),可混合配成 1/4～1/3 张含钠液(所含的 1/4～1/3 张含钠液中 0.9%氯化钠占 2/3,1.4%碳酸氢钠占 1/3),一般按 120～150 mL/kg(包括口服入量)补给,氯化钾仍为 0.15%～0.20%。

补液期间每天记出入量及体重,有条件者可监测血 pH、HCO_3^-,血细胞比容及电解质。

(三)控制感染

1. 细菌感染性腹泻。针对不同病原,选用高效窄谱抗生素,达到杀灭病原菌而又避免破坏其他肠道菌群,间接保护肠黏膜屏障的目的。有条件者可根据便培养细菌药敏试验,选用敏感抗生素,否则可选用氨苄西林、阿莫西林、多黏菌素 E 加黄连素或庆大霉素,但后者对小儿有一定肾和耳毒性等副作用,虽口服吸收量较少,但其用药剂量不应过大、疗程不宜过长。严重者可选用三代头孢菌素(头孢他啶、头孢哌酮钠、头孢曲松钠等)或新型喹诺酮类药物。

2. 病毒性肠炎。不必使用抗生素。

3. 真菌性肠炎。应停用抗生素,给予制霉菌素,每次 12.5 万～25 万 U,每日 2～3 次口服;或克霉唑 20～30 mg/(kg·d),分 3 次口服;或咪康唑 10～20 mg/(kg·d)分 3 次口服或静脉滴注。

(四)保护肠黏膜药物的应用

蒙脱石散每次 0.5 g,第一天 3 次,以后每日 2 次。

(五)微生态疗法

目的在于恢复肠道正常菌群,重建肠道天然生物屏障保护作用。有抑制病原菌入侵、促进肠道分泌型免疫球蛋白(SIgA)分泌,增强机体免疫功能,及阻止细菌、病毒与肠绒毛黏附等药理作用,从而缩短腹泻时间、减少大便次数及大便含水量,促进肠黏膜的修复及其功能恢复。

四、预防

1. 一旦发现腹泻病例,必须立即隔离,以免造成感染的蔓延。

2. 健全消毒隔离制度,认真做到接触每个患儿前彻底洗手。

3. 提倡母乳喂养。

(单既利 王广军 李晶 林辉)

第三节　新生儿坏死性小肠结肠炎

新生儿坏死性小肠结肠炎(NEC)是一严重疾患,由多种因素引起,早产儿、小于胎龄儿发病者较多。肠道病变范围可局限或广泛,回肠最多累及,依次为升结肠、盲肠、横结肠、乙状结肠,黏膜下层弥漫性出血及坏死,肌肉层亦可累及,严重者肠壁全层坏死甚至穿孔。

一、病因

新生儿坏死性小肠结肠炎多发生于体重低于 2 500 克的早产儿。本病多在生后 24 h 至 10 d 内发病,以生后第 3～10 d 为发病高峰。可能与以下几种因素有关:

1. 由于窒息、呼吸窘迫、休克等使肠黏膜受损,肠道细菌乘机侵入,引起肠黏膜坏死,严重者肠壁各层都可能坏死导致肠穿孔。

2. 人工喂养儿肠黏膜缺乏免疫球蛋白 IgA 保护,容易受细菌的侵袭。

3. 高渗溶液对肠黏膜的直接损害。

4. 其他疾病,如新生儿肺炎、败血症、低血糖、酸中毒等均可引起肠黏膜的损伤而诱发本病。

二、诊断

(一)症状及体征

较多发生在出生后第 3～10 d,其起病形式不一,大多表现为腹胀、肠麻痹、胃潴留增加,可伴有体温不稳、呼吸暂停、心动过缓等非特异性症状;有少数起病急骤,表现为呼吸、循环衰竭,便血,腹膜炎及 DIC。腹胀是重要体征。NEC 时肠鸣音往往减弱,腹壁水肿或红肿示已发展为腹膜炎,NEC 可有明显便血,也可仅为便潜血阳性。

按病情轻重将本病分为三期:

第一期:可疑 NEC。症状较轻;腹胀、胃潴留增加,对食物不耐受,可伴有体温不稳、呼吸暂停、心动过缓;腹部 X 线平片可见肠道充气、功能性改变、无肠壁囊样积气。

第二期:可确诊 NEC。症状同第一期,大多有便血及呕血,腹胀更明显,有的患儿有代谢性酸中毒及血小板减少,X 线平片可见肠壁囊样积气。

第三期:重型 NEC。全身情况进行性恶化,甚至呼吸衰竭,血压下降,呼吸暂停频繁发作,并发腹膜炎或肠穿孔。

(二)辅助检查

1. 实验室检查

(1)血常规:感染性血象,白细胞计数可以正常、升高或降低,后者提示病情严重。血小板多降低。约半数患儿血小板计数低于 60×10^9/L。

(2)粪常规:镜检可见红细胞、白细胞、潜血试验阳性。

(3)血气分析:可有代谢性酸中毒,病情严重者有呼吸性酸中毒及 PaO_2 降低。

(4)细菌培养:血、粪、腹腔穿刺液可培养出相应细菌。1/3 患儿血培养阳性。

(5)腹部 B 超:肝及门脉系统可有微小气泡。

(6)其他检查:目前进行的呼吸道氢气、尿液血液中 D 乳酸盐,粪便中 a_1-抗胰蛋白酶含量测定有助于坏死性小肠结肠炎(NEC)的诊断。

2. X 线检查。连续动态观察 X 线腹部平片,每 8~12 h 作腹部 X 线检查,典型征象如下。

(1)肠胀气:小肠为主,有多个液平(立位腹平片),肠曲间距增宽。胃肠道动力性梗阻。

(2)肠壁囊样积气:肠壁黏膜下层及浆膜下可见多囊状、泡沫状、线状、环状透亮影,为较特征性改变,肠襻固定表明该段肠壁病变重。

(3)门静脉积气:自肝门向肝内呈树枝状透亮影,可在 4 h 内消失,提示病情较重。

(4)腹膜外积气或胃壁积气:有时可见。

(5)其他:可有腹腔积液或气腹影,仰卧位水平投照可显示并发肠穿孔所致游离气体。

3. B 超检查。可发现肝区及门静脉内的气泡。

三、治疗

(一)基本处理

1. 禁食,胃肠减压。

2. 经常观察生命体征及腹围变化。

3. 观察胃肠道出血情况(胃肠减压吸出血性液及便血)。

4. 每 6~8 h 腹部 X 线检查,待病情好转后检查间隔时间可延长。

5. 抗生素常选用氨苄西林及庆大霉素,厌氧菌感染用甲硝唑。

6. 维持水电解质、酸碱平衡。

7. 抽血送培养,必要时大便培养。

8. 随访血常规、血小板、血电解质、血浆蛋白及血气分析。

9. 纠正贫血,血细胞比容保持在 40% 左右。

(二)除上述基本处理外,对第一期(可疑 NEC)的细菌培养若阴性,且小儿一般情况也恢复正常,同时腹部平片也正常,则处理 3~4 d 后可停用抗生素并开始恢复进食。可先试喂 5% 糖水,无呕吐及腹胀再喂少量稀释的乳汁,若能耐受则逐渐增加摄入量。若有呕吐、腹胀等症状,则应暂停哺乳一次,然后再减量试喂。

第二期除上述基本处理外,抗生素应用一般不少于 10 d,禁食也在 10 d 以上,当腹部平片恢复正常后 7 d 可开始进食,注意点同上。有的患儿因病变较广泛,恢复期有继发性乳糖酶缺乏,进食乳品后出现腹胀、腹泻,应暂时改为不含乳糖的代乳品。禁食期间予静脉营养,缺氧时供氧。

第三期除上述处理外,要加强呼吸管理,必要时予机械通气。由于感染重、肠壁水肿、腹腔渗出,要重视补液,输血浆 10 mL/kg 以维持血容量,血压下降时除补充血容量外,尚可滴注多巴胺 $5\sim10\ \mu g/(kg\cdot min)$。当 PaO_2、$PaCO_2$ 正常而代谢性酸中毒不能纠正时,要考虑血容量不足。

凡是考虑肠穿孔、右下腹部有块状物、腹壁红肿或经内科治疗无效者,均应请外科医师会诊。

四、预防

1. 预防早产。

2. 重视并正确处理诱发坏死性小肠结肠炎的因素,如围生期窒息、感染、红细胞增多症、脐动脉插管等。

3. 提倡母乳喂养。

4. 肠道酸化处理。

（单既利　崔祥宇　袁丽萍　高翔）

第四节　急性胰腺炎

急性胰腺炎是指多种病因引起的胰酶激活,继以胰腺局部炎症反应为主要特征,伴或不伴有其他器官功能改变的疾病。$20\%\sim30\%$患者临床经过凶险,病死率为 $5\%\sim10\%$。急性胰腺炎分为轻症及重症胰腺炎两类。

轻症胰腺炎:具备胰腺炎的临床表现和生化改变,而无器官功能障碍或局部并发症,对补液治疗反应良好。CT 分级为 A、B、C。

重症胰腺炎:具备胰腺炎的临床表现和生化改变,且具下列之一者:局部并发症(胰腺坏死,假性囊肿,胰腺脓肿);器官衰竭;急性病理生理学和长期健康评估(APACHE)Ⅱ评分≥8;CT 分级为 D、E。

一、病因和发病机制

小儿急性胰腺炎比较少见,发病与胰液外溢入胰腺间质及其周围组织有关,仍有 30%病例找不到病因。

1. 继发于身体其他部位的细菌或病毒感染。如急性流行性腮腺炎、肺炎、菌痢、扁桃腺炎等。

2. 上消化道疾病或胆胰交界部位畸形,胆汁反流入胰腺,引起胰腺炎。

3. 药物诱发。应用大量肾上腺激素、免疫抑制药、吗啡以及在治疗急性淋巴细胞白血病时应用门冬酰胺酶(左旋门冬酰胺酶)等均可引起急性胰腺炎。

4. 暴饮暴食。

5. 可并发于系统性红斑狼疮、过敏性紫癜、甲状旁腺功能亢进症。

二、诊断

(一)症状

多发生在 4 岁以上小儿,急性起病,主要表现为上腹疼痛、恶心、呕吐及发热。腹痛为持续性,进食后加重。可有脱水及休克症状,并因肠麻痹而致腹胀。

(二)体征

1. 腹部体征。上腹部压痛,轻度肌紧张,肠鸣音减弱或消失。

2. 重症病例可有休克、高热、黄疸、腹水、肾衰竭、ARDS 等多脏器功能衰竭体征。

3. 个别病例脐部或腰部皮肤呈青紫色,系皮下脂肪被外溢胰液分解,毛细血管出血所致。

(三)实验室检查

1. 血清酶学检查。血清淀粉酶多数升高,其活性高低与病情不呈相关性。患者能否进食或病情程度的判断不能单纯依赖于血清淀粉酶是否降至正常,应综合判断。血清淀粉酶持续增高要注意:病情反复、并发假性囊肿或脓肿、有结石或肿瘤、肾功能不全、巨淀粉酶血症等。

2. C 反应蛋白(CRP)。发病 72 h 后 CRP>150 mg/L 提示胰腺组织坏死。

3. 腹腔穿刺。根据腹腔渗液的性质(血性、混有脂肪坏死)及淀粉酶增高,有助于诊断。

4. B 超检查。可了解胰腺形态。

5. 推荐 CT 扫描作为诊断急性胰腺炎的标准影像学方法。必要时行增强 CT 或动态增强 CT 检查。根据炎症的严重程度分级为 A～E 级。

A 级:表现为正常胰腺。

B 级:胰腺实质改变,包括局部或弥漫的腺体增大。

C 级:胰腺实质及周围炎症改变,胰周轻度渗出。

D 级:除 C 级外,胰周渗出显著,胰腺实质内或胰周单个液体积聚。

E 级:广泛的胰腺内、外积液,包括胰腺和脂肪坏死,胰腺脓肿。

其中 A～C 级,临床上为轻度胰腺炎;D～E 级,临床上为重度胰腺炎。

(四)鉴别诊断

其他急腹症,如肠穿孔、肠梗阻、肠坏死,患儿同样有腹痛症状,淀粉酶也可升高,但很少超过 300～500 U,腹部 B 超或 CT 等检查有助于鉴别诊断。

三、治疗

1. 禁食。因食物和胃酸进入十二指肠可刺激胰腺分泌。

2. 纠正水、电解质紊乱。补液量包括基础需要量和流入组织间隙的液体量。应注意输注胶体物质和补充微量元素、维生素。

3. 镇痛。疼痛剧烈时考虑镇痛治疗。因吗啡可使壶腹乳头括约肌收缩,不推荐应用。

4. 抑制胰腺外分泌和胰酶抑制剂应用。如生长抑素(思他宁)等人工合成的生长抑素类药物可以通过直接抑制胰腺外分泌而发挥作用；H_2受体拮抗剂和质子泵抑制剂可通过抑制胃酸分泌而间接抑制胰腺分泌；蛋白酶抑制剂主张早期、足量应用。生长抑素（思他宁）用量：静脉连续滴注 $3.5~\mu g/(kg \cdot h)$。奥美拉唑剂量 $0.4~mg/(kg \cdot d)$。

5. 血管活性物质的应用。由于微循环障碍在急性胰腺炎、尤其重症胰腺炎发病中起重要作用，可应用改善微循环的药物，如丹参制剂等。

6. 抗生素应用。胰腺感染的致病菌主要为革兰阴性菌和厌氧菌等肠道常驻菌。应选择抗菌谱以革兰阴性菌和厌氧菌为主、脂溶性强、有效通过血胰屏障的抗生素。疗程为 $7 \sim 14~d$，特殊情况下可延长应用。可经验性应用抗真菌药，同时进行血液或体液真菌培养。

7. 营养支持。常先施行肠外营养，待病情趋向缓解，则考虑开始实施肠内营养即空肠喂养，即"肠外＋肠内"营养。根据胃肠耐受情况逐渐增加肠内营养，减少肠外营养量，最后过渡到完全肠内营养。应注意补充谷氨酰胺制剂。对于高脂血症患者，应减少脂肪类物质的补充。进行肠内营养时，应注意患者的腹痛、肠麻痹、腹部压痛等胰腺炎症状和体征是否加重，并定期复查电解质、血脂、血糖、总胆红素、血清白蛋白水平、血常规及肾功能等，以评价机体代谢状况，调整肠内营养的剂量。

8. 预防和治疗肠道功能衰竭。密切观察腹部体征及排便情况，监测肠鸣音变化，及早给予促肠道动力药物，包括生大黄、硫酸镁、乳果糖等；给予微生态制剂调节肠道菌群；应用谷氨酰胺制剂保护肠道黏膜屏障。病情允许时，尽早恢复饮食或实施肠内营养对预防肠道功能衰竭具有重要意义。

9. 手术治疗。坏死胰腺组织继发感染者在严密观察下考虑外科手术。对于重症病例，主张在重症监护和强化保守治疗的基础上，经过 72 h，患者的病情仍未稳定或进一步恶化，是进行手术治疗或腹腔冲洗的指征。

10. 监护

(1)血、尿常规测定，粪便隐血测定。

(2)血糖测定。

(3)心电和经皮氧饱和度监护。

(4)血压监测：中心静脉压测定，休克时监测有创动脉血压。

(5)血气分析。

(6)血清电解质测定。

(7)胸片。

(8)动态观察腹部体征和肠鸣音改变。

(9)记录 24 h 尿量和出入量变化，计算热卡。

(10)生化全套：包括电解质、肝功能、肾功能、糖、心肌酶、淀粉酶测定。

四、并发症及处理

1. 急性呼吸窘迫综合征。是急性胰腺炎的严重并发症之一，治疗见急性呼吸窘迫综合征章节。

2. 肾衰竭。主要治疗是稳定血流动力学，及时做血液或腹膜透析。

3. 低血压。处理包括密切监测血流动力学，液体复苏，使用血管活性药物等。

4. 弥散性血管内凝血。见 DIC 治疗章节。

五、预防

饮食卫生，不暴饮暴食，积极防治感染，治疗胆道疾病。针对病因预防。

（单既利　王广军　刘芹　林辉）

第十一章　新生儿感染性疾病

第一节　新生儿脓疱疮

新生儿脓疱疮是发生在新生儿中的一种以周围红晕不显著的薄壁水脓疱为特点的金黄色葡萄球菌感染。

一、病因

本病病原菌与其他年龄组大疱性脓疱疮者相同，系由于第Ⅱ嗜菌体组 71 型金黄色葡萄球菌引起。传染途径常通过有皮肤感染或带菌的医护人员和产妇的接触。

二、诊断

(一)症状及体征

多于生后第 4~10 d 发病。在面、躯干和四肢突然发生大疱，由豌豆大到核桃大，大小不等，或更大，疱液初呈淡黄色而清澈，1~2 d 后部分疱液变混浊，疱底先有半月形积脓现象，以后脓疱逐渐增多，但整个大疱不全化脓，因而出现水脓疱的特征。疱周围红晕不显著，壁较薄，易于破裂，破后露出鲜红色湿润的糜烂面，上附薄的黄痂，痂皮脱落后遗留暂时性的棕色斑疹，消退后不留痕迹。病变发展迅速，数小时、1~2 d 即波及大部分皮面，黏膜亦可受损。开始无全身症状，以后可有发热和腹泻。有的并发败血症、肺炎或脑膜炎等。

(二)鉴别诊断

1. 大疱性表皮松解症皮损为水疱，在皮肤受压或摩擦后发生。
2. 新生儿剥脱性皮炎为全身泛发性暗红色红斑，其上表皮起皱，并伴大片表皮剥脱。

三、治疗及预防

1. 凡患有化脓性皮肤病的医护人员或家属，均不能与新生儿接触，并隔离患儿。
2. 注意患儿清洁卫生，尿布应勤洗勤换。
3. 全身治疗：及早给予有效的抗生素，如青霉素、红霉素。
4. 局部可外涂 2% 甲紫溶液、0.5% 新霉素软膏或 2% 莫匹罗星软膏等。

（单既利　王广军　肖芳　林辉）

第二节 新生儿鹅口疮

鹅口疮是由白色念珠菌所致的口腔黏膜炎症,又称口腔念珠菌病(oral moniliasis)。新生儿时期常见本病。

一、病因

1. 乳具消毒不严,乳母乳头不洁,或喂奶者手指污染。
2. 出生时经产道感染。
3. 长期使用广谱抗生素或肾上腺皮质激素。
4. 慢性腹泻。
5. 经医护人员手的传播,院内交叉感染。

二、诊断

(一)临床表现

本病特征是在口腔黏膜上出现白色如凝块样物,常见于颊黏膜、上下唇内侧齿、牙龈、上颚等处,有时波及咽部。白膜不易拭去,强行剥落后,局部黏膜潮红、粗糙,并可溢血,白膜又迅速生成。患处无疼痛感,不影响吸吮,无全身症状,偶可表现拒乳。

当全身抵抗力下降时,病变可蔓延至咽后壁、食管、肠道、喉头、气管、肺等处,出现呕吐、呛奶、吞咽困难、声音嘶哑、呼吸困难等症状。

(二)实验室检查

可取白膜少许置玻璃片上,加 10%氢氧化钠一滴,在显微镜下可见到念珠菌菌丝及孢子或通过念珠菌培养确诊。

三、治疗

健康新生儿一般可自愈。轻症治疗可用 2%碳酸氢钠(小苏打)溶液,清洁口腔。再用制霉菌素鱼肝油涂口腔黏膜,每日 3～4 次,2～3 d 便可治愈。切忌用粗布强行揩擦或挑刺口腔黏膜,以免局部损伤,加重感染。

四、预防

新生儿的用具要严格消毒,护理人员接触婴儿前要洗手,母亲喂奶前应洗净乳头。

(单既利 王广军 肖芳 林辉)

第三节　先天性宫内感染

新生儿先天性宫内感染可发生于妊娠各阶段,母亲体内病毒通过各种途径进入胎儿体内,造成胎儿感染。

新生儿先天宫内感染的病原较多,有巨细胞病毒、疱疹病毒、Epstein-Barr 病毒、肠道病毒(柯萨奇病毒、埃可病毒)、肝炎病毒、轮状病毒、腺病毒、呼吸道合胞病毒、风疹病毒、人类免疫缺陷病毒等。所谓 TORCH 是指弓形虫、风疹、巨细胞、单纯疱疹及其他感染的总称。感染方式:孕母病毒血症;子宫内膜炎和(或)附件感染;阴道病毒感染的上行感染,尤其在早期破膜后。

一、巨细胞包涵体病

巨细胞包涵体病(cytomegalic inclusion disease,CID)是由巨细胞病毒(cytomegalic virus,CMV)感染胎儿或新生儿后,引起胎儿及新生儿全身多个器官损害并出现临床症状,是胎儿及新生儿最为常见的病毒性感染疾病之一。

(一)诊断

1. 病史。母孕期有病毒感染史或有死胎、死产、流产史。活产者常为低出生体重儿或畸形儿。孕期 CMV 筛查阳性者。

2. 临床表现。90%为无症状的亚临床型,10%为严重的 CID。

(1)发育落后:早产儿,低出生体重及小于胎龄儿,出生后发育迟缓。

(2)肝脏损害:黄疸,肝脏及脾脏肿大,肝功能损害。

(3)血液系统损害:贫血,血小板减少,出血,单核细胞增多症。

(4)间质性肺炎:部分可无明显临床症状,由 X 线检查发现。有症状者表现呼吸困难,两肺偶闻细湿啰音。

(5)中枢神经系统感染:头小畸形、抽搐、肌肉瘫痪、肌张力障碍及智力发育落后。头颅 CT 检查可发现脑室周围钙化或脑发育不全。亦可导致神经性听力损害。

(6)其他损害:心肌炎、关节炎、膀胱炎、肾炎、胃肠炎等均可出现。

3. 实验室检查

(1)病理学检查。组织病理学检查和脱落细胞检查。显微镜下可见特征性的巨细胞及核内包涵体,有诊断价值。

(2)病毒学检查。病毒分离:从受检材料例如血、尿活检材料中分离出病毒;CMV 的 DNA 检测;CMV 的 mRNA 检测。

(3)血清抗体检测

①CMV-IgG:阳性提示感染过 CMV,6 个月以内可能来自母亲抗体。从阴性转为阳性提示原发性感染。双份血清抗体滴度 4 倍以上增高提示 CMV 活动。

②CMV-IgM:阳性表明近期活动 CMV 感染,如同时其 IgG 也为阳性提示原发感染。

假阴性:新生儿、小婴儿产生 IgM 能力差。假阳性:类风湿因子干扰。

(二)治疗

目前尚无 CMV 感染的特异治疗药物。可用以下药物:

1. 更昔洛韦(丙氧鸟苷,Ganciclovir):10 mg/(kg·d),分 2 次静注,疗程 1～2 周。停药后复发率高,并对骨髓有抑制作用。

2. 利巴韦林(三氮唑核苷,Virazole):10～20 mg/(kg·d),疗程 1～2 周,有助黄疸消退,肝脾缩小,肝功能恢复。

3. 干扰素(Interferon):100 万 U/d,肌注,每日一次,10 日一疗程。

4. CMV 免疫核糖核酸(CMV-iRNA):认为食用后可使白细胞介素 2(IL-2)增高,可溶性白细胞介素 2 受体(SIL-2R)降低,提高细胞免疫功能,有助于恢复。

(三)预防

主要致力于安全的疫苗研制。

二、先天性风疹综合征

先天性风疹综合征(congenital rubella syndrome)是由于孕妇在妊娠早期若患风疹,风疹病毒可通过胎盘感染胎儿,所生的新生儿为未成熟儿,常伴有先天性心脏畸形、白内障、耳聋、发育障碍等多器官的病变,称为先天性风疹综合征。

(一)诊断

1. 病史。母孕期有风疹感染史,或有流产、死胎或畸形儿史。

2. 临床表现。常为早产儿或小于胎龄儿,胎儿几乎所有的器官都有可能发生暂时性或永久性的病变。

(1)出生时的表现。活产儿可表现为血小板减少性紫癜,皮肤出现大小不等的紫红色斑点,常伴有肝脾肿大、肝炎、溶血性贫血、前囟饱满、脑脊液细胞数增多或长骨的骨骺钙化不良等暂时性疾病。

(2)心脏畸形。以动脉导管未闭最为常见。亦可见肺动脉及其分支的狭窄、房间隔缺损、室间隔缺损、主动脉弓异常等更为复杂的畸形。

(3)眼部病变。最常见的是白内障,可为双侧,亦可为单侧,常伴有小眼球或青光眼。

(4)耳聋。耳聋可轻可重,可为单侧,亦可为双侧。

(5)中枢神经系统。头小畸形,脑膜炎、脑炎。脑脊液常表现为细胞数增多,蛋白质含量增高,甚至可在脑脊液中分离出病毒。智力、行为及运动方面的发育障碍为先天性风疹感染的一大特点,主要由于风疹脑炎所致,可造成永久性智力低下。

(6)骨骼生长障碍。软骨毛细血管不生长。X 线检查可见股骨远端及胫骨近端的骨骺端密度减低。

3. 实验室检查

(1)病毒分离。可取咽分泌物、尿、脑脊液及其他组织做病毒分离,阳性率较高。

(2)血清学检测。

①风疹病毒 IgG：母亲传给胎儿的风疹病毒抗体生后 2～3 个月消失，如出生后 5～6 个月的婴儿风疹病毒 IgG 抗体阳性，又有先天性风疹的临床表现，可诊断为先天性风疹感染。

②风疹病毒 IgM 抗体：阳性说明已有风疹病毒感染。

(二)治疗

无特殊治疗，主要对症治疗。受感染的新生儿在出生后 6～12 个月内仍可有排泄病毒，需注意隔离。

(三)预防

关键在于防止孕妇在妊娠期内，尤其是在妊娠早期发生风疹病毒感染。

1. 避免受感染。妊娠期妇女，尽量避免和风疹患者接触，以防发生风疹病毒感染，既往有分娩畸形新生儿的妇女，最好间隔 3 年以上再怀孕。妊娠早期妇女未患过风疹，血清抗体阴性，有风疹接触史，可考虑作人工流产。如不能进行人工流产，则静滴正常人免疫球蛋白或高滴度风疹免疫球蛋白，可能会防止胎儿发生先天性风疹。

2. 减毒活疫苗接种。

三、单纯疱疹病毒感染

单纯疱疹病毒(herpes sim plex virus，HSV)可经胎盘或产道感染胎儿或新生儿，常见者为单纯疱疹病毒Ⅱ型经产道所致的感染。

(一)诊断

1. 病史。母有疱疹病毒感染史，尤其是原发性生殖器疱疹病史，或有流产、死胎、死产史。

2. 临床表现

(1)全身感染症状：主要为内脏受侵，表现为肝炎(血清转氨酶升高和(或)黄疸、肝脾大))，肺炎(呼吸困难、发绀)，弥散性血管内凝血(紫癜、血小板减少、血尿、血便)，心包炎，循环衰竭以及全身中毒症状(精神萎靡、吸乳差、呕吐、腹泻、惊厥、昏迷)等。

(2)中枢神经系统受损：常表现为脑膜脑炎(昏迷、抽搐、病理反射、视乳头水肿、囟门隆起等，脑脊液常呈病毒性感染改变)。孕早期感染者可有头小畸形、脑钙化等。

(3)皮肤黏膜受损：表现常见皮肤疱疹，多于头皮及面部以成串疱疹出现。

(4)眼受损：常表现为角膜炎，亦可为结膜炎、视网膜炎等。重者因角膜受损形成瘢痕、脉络膜视网膜炎、白内障或眼萎缩而导致失明。

(5)口腔黏膜受损：表现口、舌、咽部黏膜反复出现疱疹、溃疡。

新生儿期出现 HSV 感染的全身症状，同时具有典型疱疹性皮疹，诊断并不困难。如双亲具有生殖器疱疹的病史有助于诊断。但当侵犯中枢神经系统及其他内脏器官，而又不具典型皮肤损害则诊断困难。为明确诊断，应做相应的 HSV 感染的实验室检查。

3. 实验室检查

(1)病毒学检查。从疱疹液、脑脊液、咽拭子或病理组织标本做病毒分离，阳性者可确诊;使用酶联免疫吸附试验(ELISA)法或聚合酶链反应(PCR)技术进行 HSV-DNA 检测;用荧光抗体染色进行 HSV 抗原检测。

(2)病理学检查。疱疹液、皮损处涂片或组织切片染色后可发现典型的多核巨细胞与核内嗜酸性包涵体,可有助于诊断。

(3)血清中 HSV 抗体检测。IgG 抗体可因母亲血中 IgG 通过胎盘进入胎儿体内,故诊断价值不大,恢复期血清中 IgG 抗体效价高于急性期 4 倍以上有诊断价值。IgM 抗体可反映新生儿 HSV 感染情况。

(二)治疗

1. 一般治疗。加强护理,保持皮肤损害部位清洁,防止继发细菌感染。如结膜炎、角膜炎时局部可用 1‰碘苷滴眼剂液或阿糖腺苷点眼。

2. 抗病毒治疗

(1)阿糖胞苷(Ara-C):可阻止 HSV-DNA 的合成,早期使用效果好。10~25 mg/(kg·d),静脉滴注,每日一次,疗程 10~14 d。

(2)阿昔洛韦(Acycloguanosine):为合成核苷类药物,具有选择性抗病毒作用,对局部 HSV 感染有良好疗效。30 mg/(kg·d),分 3 次静脉注射,疗程为 14~21 d。

(三)预防

本病预防较为困难,但以下措施可减少其发生。

1. 孕妇临产前均应进行生殖器疱疹的监测。如确定有生殖道 HSV 感染,且有病损宜采用剖宫产,避免经阴道分娩感染新生儿,剖宫产应在胎膜未破时进行,胎膜早破 4~6 h 后,新生儿有被上行感染的可能。

2. 新生儿出生后应避免和有活动性 HSV 感染的医护人员、亲属及新生儿接触。由 HSV 感染的新生儿应与其他新生儿隔离。丙种球蛋白被动预防新生儿感染 HSV 效果尚不肯定。

(单既利　王广军　肖芳　林辉)

第四节　新生儿衣原体感染

新生儿衣原体感染是由沙眼衣原体(chlamydia trachomatis,CT)所致,可引起包涵体结膜炎及 CT 肺炎。

一、病因和发病机制

衣原体感染是常见的性传播性疾病。衣原体亚型 B-K 引起性传播性疾病和相应的新生儿感染,通常为轻度亚临床感染。新生儿常在引导分娩的过程中由于母亲宫颈炎传染而发病。剖宫产新生儿衣原体感染非常少见,仅在有羊膜早破时发生。

三、诊断

(一)结膜炎临床表现

通常见于生后 1 周后,常在生后第 2～3 周出现症状。一般眼部先出现浆液性渗出物,很快变为脓性。眼睑水肿明显,结膜充血显著并有增厚,病变以下睑结膜更重。有时可形成假膜。

(二)肺炎临床表现

衣原体肺炎在婴儿出生 3 个月内是最常见的肺炎之一,婴儿在分娩的过程中呼吸道可直接感染。约半数婴儿在发生肺炎同时或之前伴有眼结膜炎。肺炎常出现在生后的第 3～11 周,因而几周后病情逐渐加重。最初常有 1～2 周的黏液样流涕,继之咳嗽、呼吸急促,95％以上的病例无发热。咳嗽具有特征性,呈发作性咳嗽而非持续性,影响睡眠和哺乳。婴儿可能有肺充血和呼吸暂停,多与衣原体感染后再继发感染有关。约有 1/3 的患儿并发中耳炎。

(三)辅助检查

1. 实验室检查

(1)组织培养:可用气管或鼻咽吸取物、鼻咽拭子采集标本作细胞培养。

(2)直接荧光抗体实验(DFA):使用单克隆抗体对临床标本中的初级体进行染色。

(3)酶免疫试验(EIA)。

(4)DNA 探针:DFA 试验阳性、EIA 试验阳性或 DNA 探针的阳性结果应通过衣原体培养或另一种不同的非培养试验来确认。

(5)PCR:核酸扩增以及连接酶链反应(LCRs)。

(6)肺炎衣原体 IgM 抗体:衣原体抗体 IgM 抗体滴定度显著上升或高滴度(1:32)提示衣原体感染。

(7)眼部分泌物的革兰染色:阳性。

(8)其他试验:在衣原体肺炎病例,白细胞计数正常,70％病例有嗜酸细胞＞300×10^6/L。血气分析显示轻至重度低氧。

2. X 线检查肺过度膨胀,双侧弥漫性肺间质阴影或肺泡浸润。

四、治疗

1. CT 结膜炎或肺炎均首选红霉素 20～50 mg/(kg·d),分 3 次,口服或静脉滴入,用 14 d。这样不仅可以缩短病程而且能够减少鼻咽部排菌的时间。

2. CT 结膜炎局部可用 0.1％利福平或 0.3％诺氟沙星或 10％磺胺醋酰钠眼药水滴眼,每日 4 次,也可用 0.5％红霉素眼膏,用 2 周。

3. 阿奇霉素(Azithromycin)比红霉素吸收好,半衰期长。剂量:10 mg/(kg·d),共服 3 d。

4. 衣原体感染没有必要实行隔离。

五、预防

高危母亲在分娩前应取标本进行衣原体培养并进行治疗。已知有衣原体感染而没有治疗的孕妇所生的婴儿应进行检查和口服红霉素 14 d。

（单既利　王广军　肖芳　林辉）

第五节　先天性梅毒

先天性梅毒是梅毒螺旋体由母体经过胎盘进入胎儿血循环中所致的梅毒。早期先天性梅毒指临床症状在 2 岁以前出现。晚期先天性梅毒指临床症状在 2 岁以后出现。

一、病因和发病机制

在妊娠的任何阶段梅毒螺旋体都可能通过胎盘感染胎儿。梅毒感染可致早产、死产、先天性感染或新生儿死亡，与母亲感染的时期及分娩前胎儿感染持续的时间有关。在妊娠的早、中期母亲感染而未经治疗者，常导致胎儿发病率高，而妊娠晚期感染者多数胎儿无症状。新生儿亦可能在出生经过产道过程中接触感染部位而发病。未经治疗的原发性或继发性梅毒感染孕妇所生的婴儿几乎都有先天性梅毒感染。

二、诊断

（一）母亲病史

极为重要。必须详细询问父母性病史、验血史及治疗史、母亲生育史。如有怀疑，母亲应作梅毒血清学试验。

（二）临床表现

大多数新生儿刚出生后症状和体征不明显，于 2~3 周后逐渐出现。早期先天性梅毒常见以下症状。

1. 一般表现。多为早产儿。营养障碍、消瘦，皮肤黏膜松弛，貌似老人。可有发热、贫血、体重不增、烦躁、易激惹。

2. 皮肤损害。常于生后第 2~3 周出现。皮疹为散发或多发性，浸润性斑块，外周有丘疹，带有鳞屑。掌跖部损害多表现为大疱或大片脱屑。口周病损呈放射状裂纹。

3. 黏膜损害。常见梅毒性鼻炎，表现为鼻塞，张口呼吸，可有脓血样分泌物，鼻前庭皮肤湿疹样溃疡。如损及鼻软骨及鼻骨，则日后鼻根下陷成马鞍鼻。侵犯喉部发生喉炎。

4. 骨损害。受累者占 90%，X 线表现更多。主要为骨、软骨炎、骨膜炎，肢体剧烈疼痛可导致假性瘫痪。

5.肝脾大及全身淋巴结肿大。滑车上淋巴结肿大具有诊断价值。肝大可伴黄疸,肝功能损害。

6.中枢神经系统梅毒症状。在新生儿期少见,多出现在生后 3 个月以后。可表现有低热、前囟突起、颈强直、惊厥、昏迷、角弓反张、脑积水等。脑脊液中淋巴细胞增加,蛋白增高,糖正常。

7.其他。约 1/4 患儿有全身水肿,其原因主要由于低蛋白血症,先天性肾病或梅毒性肾炎。少见的还有脉络膜视网膜炎、指甲炎、青光眼等。

(三)实验室检查

1.梅毒螺旋体检查:取胎盘、脐带或皮肤黏膜病损的渗出物或刮取物涂片,在暗视野显微镜下查找螺旋体。

2.脐血 IgM 检查:梅毒婴儿较其他宫内感染者 IgM 水平升高,但无特异性。

3.血清学试验

(1)非特异性非螺旋体抗体(NTA)试验:快速血浆反应素环状卡片试验(RPR)、性病研究实验室试验(VDRL),敏感度高,特异性低,易出现假阳性,一般作为筛查、定量试验、观察疗效、复发及再感染的指标。

(2)特异性抗螺旋体抗体(STA)试验:用梅毒密螺旋体或其成分作抗原的试验方法,包括梅毒密螺旋体间接血凝试验(TPHA)、螺旋体荧光抗体吸收试验(FTA-ABS),梅毒螺旋体制动试验(TPI)等。这些试验方法灵敏度低,特异度高,临床上可用于确诊先天性梅毒。

4.脑脊液检查。梅毒婴儿腰穿应作为常规。若脑脊液检查有单核细胞增加,蛋白质升高,VDRL 阳性,无论有无症状都可诊断神经梅毒。

5.X 线检查

(1)骨骼变化:以长骨改变明显。表现有骨膜下层加厚,骨影局部稀疏,骨干骺端浓厚的致密带。

(2)肺部:肺部炎性浸润。

(四)鉴别诊断

应与宫内弓形虫、巨细胞病毒、风疹病毒、疱疹病毒感染、大疱性表皮松解症、新生儿天疱疮、败血症等鉴别。

三、预防与治疗

1.母亲治疗。母亲在妊娠期间患有梅毒且接受足量青霉素治疗,其婴儿患梅毒的几率甚小。如果母亲治疗不当或情况不明,或妊娠晚期最后 4 周才开始治疗或使用的药物不是青霉素(如红霉素),则其所生的婴儿应该进行治疗。在妊娠期间接受梅毒治疗的孕妇,孕期每月需进行 NTA 定量试验。合理的治疗能使梅毒抗原滴度进行性下降。

2.VDRL 阳性的婴儿。VDRL 阳性的婴儿如果不能及时地随访,即使婴儿体内可能为母体经胎盘转运的 IgG,也应该治疗。

3. 确定性治疗。水溶性结晶青霉素每日 10 万～15 万 U/kg,分 2 次静脉注射,疗程 10～14 d;或普鲁卡因青霉素每日 5 万～10 万 U/kg,肌注,疗程 10～14 d。出生时无症状的婴儿,如果母亲的梅毒治疗可能不恰当,婴儿要进行全面的评估,包括脑脊液的检测,如果脑脊液正常,长骨 X 线拍片正常,血小板计数和肝功能正常,建议单次肌注苄星青霉素,剂量 5 万 U/kg。如果母亲有 HIV 感染,建议采用 10～14 d 的全程治疗。

4. 隔离措施。怀疑或已经确诊的先天性梅毒患儿,对其引流物、分泌物、血和体液需注意隔离至开始治疗后 24 h。

5. 随访。婴儿在第 3 个月、6 个月、12 个月时应重复进行定量 NTA 试验。在足够的疗程后,大多数患儿试验结果呈阴性。如果滴度上升,要检查原因,并重新进行治疗。

(王广军　肖芳　林辉　刘芹)

第六节　新生儿脐炎

新生儿脐炎是因断脐时或出生后处理不当,脐残端被细菌侵入、繁殖所引起的急性炎症,也可由于脐血管置保留导管或换血时被细菌污染而导致发炎。

一、病因

新生儿脐炎可由任何化脓菌引起。常见的化脓菌是金黄色葡萄球菌,其次为大肠埃希菌、铜绿假单胞菌、溶血性链球菌等。脐带创口未愈合时,爽身粉等异物刺激可引起脐部慢性炎症而形成肉芽肿。

二、诊断

(一)临床表现

1. 轻者脐部与脐周皮肤轻度红肿,伴脓性分泌物。

2. 重者脐部及脐周明显红肿发硬,脓性分泌物较多。向周围扩散可致蜂窝织炎、皮下坏疽、腹膜炎及深部脓肿。

3. 慢性脐炎常形成脐肉芽肿。

(二)鉴别诊断

脐部具有炎症表现即可诊断。注意与脐肠瘘(卵黄管未闭)、脐窦和脐尿管瘘进行鉴别。

三、治疗

1. 轻者局部用 2% 碘酒及 75% 酒精清洗,每日 2～3 次。

2. 脐周有扩散或有全身症状者,除局部消毒处理外,还需应用抗生素。

3. 慢性肉芽肿可用硝酸银涂擦，大肉芽肿可用电灼、激光治疗或手术切除。

四、预防

断脐应严格无菌，生后勤换尿布，保持脐部清洁、干燥。护理治疗要无菌操作。

（单既利　王广军　肖芳　林辉）

第十二章　新生儿电解质紊乱

第一节　新生儿低钙血症

血钙低于 1.8 mmol/L(7.0 mg/dL)或游离钙低于 0.9 mmol/L(3.5 mg/dL)时称为低钙血症。

一、病因和发病机制

1. 早期低钙血症:多在生后 2 日内发生,见于低出生体重儿、各种难产儿等。

2. 晚期低钙血症:生后 2 d 至 3 周发生的低钙血症,多见于足月儿,主要发生于人工喂养儿。

3. 出生后 3 周发生的低钙血症:见于维生素 D 缺乏或先天性甲状旁腺功能低下的婴儿,低血钙持续时间长。

二、诊断

(一)症状

症状轻重不同,早产儿表现不典型。

1. 主要是神经、肌肉的兴奋性增高,表现为惊跳、手足抽搐、震颤、惊厥等。

2. 抽搐发作时常伴有不同程度的呼吸改变、心率增快和发绀,可伴有呕吐、便血等胃肠症状。

3. 最严重的表现是喉痉挛和呼吸暂停。

(二)体征

神经、肌肉的兴奋性增高,易激惹、肌颤、手足抽搐、惊厥,肌张力稍高、腱反射增强,踝阵挛可阳性。

(三)实验室检查

1. 生后早期发病者血钙低,血磷正常或升高,可伴有低血糖。

2. 晚期发病者血钙低,血磷高。

3. 心电图 QT 间期延长(足月儿>0.19 秒,早产儿>0.20 秒)。

4. 尿 Sulkowich 试验阴性。

5. 对持久而顽固的低血钙应拍摄胸片,必要时查母血钙、磷、甲状旁腺激素(PTH)浓度。

(四)鉴别诊断

1. 与神经系统疾病鉴别:缺氧缺血性脑病(HIE)、颅内出血、感染、先天性脑发育不全、核黄疸等。

2. 与代谢性疾病鉴别:低血糖、低血镁、低钠和高钠血症、孕母患糖尿病、先天性遗传代谢病等。

三、治疗

1. 无症状高危儿低钙血症:支持治疗 10％葡萄糖酸钙 2.5～4.0 mL/(kg·d),缓慢静滴。

2. 有惊厥或明显神经肌肉兴奋症状者:立即静脉补钙,用 10％葡萄糖酸钙每次 2 mL/kg＋5％葡萄糖液等量稀释缓慢静注,速度为 1 mL/min,必要时 6～8 h 再给药 1 次,惊厥停止后改口服钙维持,10％葡萄糖酸钙 4～6 mL/(kg·d),3～5 d。

3. 长期或晚期低钙血症:口服钙盐 2～4 周,维持血钙 2.0～2.3 mmol/L。

4. 饮食调节:母乳喂养或钙磷比例适当的奶粉。

5. 甲状旁腺功能低下:长期口服钙剂,同时用维生素 D 10 000～25 000 IU/d。

(窦媛媛　刘凤麟　秦爱芳　蒋俊玲)

第二节　新生儿低钠血症

血钠低于 130 mmol/L 时称为低钠血症。

一、病因和发病机制

1. 钠缺乏:钠摄入不足和(或)丢失增多引起失钠性低钠血症。

2. 水潴留:水摄入过多和(或)排泄障碍引起稀释性低钠血症。

3. 体内钠重新分布:钾缺乏时细胞内液失钾,钠由细胞外液进入细胞内液,使血钠降低。

4. 假性低钠血症:高血糖、高脂血症、高蛋白血症。

二、诊断

(一)症状

一般血清钠低于 125 mmol/L 即出现症状。可有或无口渴、尿少、肢端凉、烦躁或精神反应弱,严重低血钠可发生脑细胞水肿,出现神经系统症状。

(二)体征

1. 失钠性低钠血症:主要是低渗性脱水症状,无明显口渴,细胞外液减少、血液浓缩、眼窝及前囟凹陷、皮肤弹性减低、心跳加快、四肢厥冷、血压下降,严重者发生休克,尿不少,严重低血钠可发生脑细胞水肿,出现神经系统症状。

2.稀释性低钠血症:细胞外液增加,血液稀释,原有水肿可加重,ADH 异常分泌综合征多无水肿,主要是脑水肿引起的神经系统症状。

(三)实验室检查

1.电解质及肝肾功能检查。

2.血、尿、便常规。

3.感染相关检查,如血培养及脑脊液检查。

4.内分泌相关检查,如腹部 B 超、肾上腺 B 超。

5.必要时查头颅 CT。

三、治疗

1.积极治疗原发病,去除病因。

2.解除严重低钠血症的危害,使血清钠恢复到 120 mmol/L 以上。

(1)失钠性低钠血症:补充钠盐使血清钠及现存体液渗透压恢复正常:

所需钠量(mmol/L)=[140-患儿血清钠(mmol/L)]×0.7×体重(kg)

先给半量,根据治疗后反应决定是否继续补充剩余量,一般 24～48 h 补足。若脱水和异常丢失同时存在可与纠正脱水和补充正常及异常损失所需溶液分别计算共同给予。中度脱水伴循环障碍和重度脱水者需首先扩容、纠正酸中毒和补充钾剂,与低渗性脱水治疗相同。症状明显低钠血症用 3% NaCl 静脉滴注,使血清钠较快恢复至 125 mmol/L:

所需 3% NaCl(mL)=[125-患儿血清钠(mmol/L)]×7×体重(kg)÷0.5(注:3% NaCl 1 mL=0.5 mmol)。

(2)稀释性低钠血症:清除体内过多的水,使血清钠和体液渗透压及容量恢复正常。限制水摄入量,使之少于生理需要量。适当限制钠摄入量。对有钠、水潴留的低钠血症可应用利尿剂。对有心衰和肾衰的必要时腹膜透析。

体内过剩水量(L)=[140-患儿血清钠(mmol/L)]×0.7×体重(kg)÷140 mmol/L。

密切进行临床观察,记录出入量、监测体重、血清电解质、血气、血细胞比容、血浆及尿渗透压等,随时调整治疗。

(单既利　王丽云　肖芳　林辉)

第三节　新生儿高钠血症

血钠高于 150 mmol/L 时称为高钠血症。

一、病因和发病机制

1.单纯水缺乏:①水摄入不足;②不显性失水增多。

2.混合性失水失钠。失水在比例上多于失钠,包括:①肾脏丢失;②肾外丢失。

3. 钠潴留。钠摄入过多和(或)钠排泄障碍,进水相对不足。

二、诊断

(一)临床表现

1. 单纯性失水和混合性失水失钠的高钠血症,无高渗性脱水症状,烦渴、尿少、黏膜和皮肤干燥。但其脱水征较相同失水量的等渗性和低渗性脱水轻,周围循环障碍的表现也较轻,严重脱水也可发生休克。

2. 单纯失水性者脱水征更轻,易被忽略。

3. 急性高钠血症早期即出现神经系统症状,如发热、烦躁、嗜睡、昏睡、昏迷、震颤、腱反射亢进、肌张力增高、颈强直、尖叫、惊厥等,重症者可有颅内出血或血栓形成。

4. 钠潴留性高钠血症的细胞外液扩张,可出现皮肤水肿或肺水肿。

(二)实验室检查

1. 电解质及肝肾功能检查。

2. 血、尿、便常规。

3. 原发病相关检查。

4. 头颅 CT。

三、治疗

1. 积极治疗原发病,去除病因。

2. 单纯失水性高钠血症增加进水量使血清钠及体液渗透压恢复正常。

所需水量(L)=(患儿血清钠-140 mmol/L)×0.7×体重(kg)÷140 mmol/L

先给半量,根据治疗后反应决定是否继续补充剩余剂量,速度不可过快,以免发生脑水肿和惊厥。

3. 混合失水失钠性高钠血症。纠正高钠血症所需水量同上,同时纠正脱水和补充正常和异常损失所需液量。

4. 钠潴留性高钠血症。治疗在于除去过多的盐,禁盐,应用襻利尿剂如呋塞米,同时适量增加水摄入量,肾灌注不良、肾功能障碍者可以行腹膜透析。

（孙晓玲　程红　周沛红　王冲）

第四节　新生儿低钾血症

血清钾低于 3.5 mmol/L 称为低钾血症。

一、病因和发病机制

1. 钾摄入不足。

2. 钾丢失过多。

3. 钾在细胞内外分布异常。

二、诊断

(一)临床表现

1. 神经肌肉表现。最为重要,神经肌肉兴奋性减低,精神萎靡,反应低下,躯干、四肢肌肉无力,常从下肢开始呈上升型。腱反射减弱或消失,严重者出现弛缓性瘫痪。

2. 消化道表现。平滑肌受累出现腹胀、便秘、肠鸣音减弱,重症可致肠麻痹。

3. 心血管表现。心率增快,心脏收缩无力,心音低钝,常出现心律失常,重症者血压可降低。心电图 T 波增宽、低平或倒置,出现 U 波,在同一导联中 U 波>T 波,两波相连呈驼峰样,可融合成为一个宽大的假性 T 波,QT 间期延长,ST 段下降。心律失常包括房性或室性期前收缩、室上性或室性心动过速、心室扑动或心室颤动、阿-斯综合征,可导致猝死;也可引起心动过缓、房室传导阻滞。

4. 肾脏改变。慢性缺钾(超过 1 个月)使肾小管上皮细胞空泡变性,对抗利尿激素反应低下而浓缩功能降低、尿量增多。缺钾时肾小管泌 H^+ 和再吸收 HCO_3^- 增加,氯的再吸收降低,发生低钾低氯性碱中毒伴有反常性酸性尿。

5. 代谢影响。低钾时胰岛素分泌受抑制,糖原合成障碍,对糖的耐受降低,易发生高血糖。低钾造成蛋白质合成障碍导致负氮平衡。

(二)实验室检查

血清钾低于 3.5 mmol/L。

三、治疗

1. 治疗原发病,尽量去除病因,防止钾的继续丢失。

2. 单纯性碱中毒所致钾分布异常,主要纠正碱中毒。

3. 缺钾需要补钾,静滴氯化钾 3 mmol/(kg·d),另加生理所需钾量 4～5 mmol/(kg·d),静滴氯化钾溶液的浓度和速度按所需的补钾量和补液量而定,给钾量过大或过快有发生高钾血症的危险。严重脱水应先扩容,有尿后再给钾。由于细胞内钾恢复慢,需持续给4～6 d。

(张雯钰　崔祥宇　袁丽萍　高翔)

第五节　新生儿高钾血症

新生儿日龄 3～7 d 后血清钾大于 5.5 mmol/L 称为高钾血症。

一、病因和发病机制

1. 钾摄入过多。

2. 肾排钾障碍(钾潴留)。

3. 钾从细胞内释放或移出。

二、诊断

(一)临床表现

1. 神经肌肉表现。神经肌肉兴奋性减低,精神萎靡、嗜睡,躯干、四肢肌肉无力,常从下肢开始呈上升型。腱反射减弱或消失,严重者出现弛缓性瘫痪。脑神经支配的肌肉和呼吸肌不受累。

2. 消化道表现:乙酰胆碱释放导致恶心、呕吐、腹痛。

3. 心血管表现:心脏收缩无力,心音减弱,早期血压偏高,晚期降低。心电图早期改变为 T 波高尖、底部较窄呈帐篷样,重度高钾(7.5~10.0 mmol/L)还有 P 波低平增宽、PR 延长、ST 段下降。以后 P 波消失、R 波变低、S 波加深。血钾>10 mmol/L 时 QRS 波明显增宽、S 波与 T 波直接相连呈正弦样波形。可发生室性心动过速、心室扑动或心室颤动、最后心室静止,造成阿-斯综合征,可导致猝死。

(二)实验室检查

血清钾>5.5 mmol/L。

三、治疗

(一)轻症

血清钾 6.0~6.5 mmol/L,ECG 正常,停用含钾药物,减少和停止授乳,给予阳离子交换树脂保留灌肠或用排钾利尿剂等,促进钾的排出。

(二)紧急治疗

当血清钾>6.5 mmol/L 时,需采取以下措施:

1. 拮抗高钾对心脏的毒性作用:10%葡萄糖酸钙 0.5~1.0 mL/kg 缓慢静注,如无 ECG 改善,5 min 后重复应用。

2. 使钾由细胞外液移入细胞内液:20%葡萄糖 10 mL/kg(2 g/kg)加胰岛素 0.5 U 在 30 min 内静脉滴注,5%碳酸氢钠 3~5 mL/kg 缓慢静注。

3. 促进钾排出:阳离子交换树脂、排钾利尿剂、腹膜或血液透析。

(王艳萌　于海峰　孙晓红　赵洁)

第十三章　儿科常见疾病护理

第一节　急性上呼吸道感染护理

急性上呼吸道感染简称上感。主要是鼻、鼻咽和咽喉部的急性感染。

一、护理评估

1. 了解患儿既往史、现病史及用药情况。
2. 观察患儿生命体征,是否有呼吸困难、咳嗽、咳痰、发热等症状。
3. 了解患儿辅助检查结果。

二、护理措施

1. 按儿科疾病患儿一般护理常规。
2. 休息:高热患儿应卧床休息。
3. 饮食护理:给予易消化、富含维生素的清淡饮食,多饮水。
4. 病情观察及护理:
(1)密切观察体温变化,体温超过 38.5 时给予物理降温或遵医嘱给予药物降温。
(2)抗病毒:给予抗病毒药物治疗,如病情重,有继发细菌感染或有并发症者可选用抗生素治疗。

三、健康教育

1. 知识宣教:指导家长掌握疾病的预防知识和护理要点。在流行季节,尽量减少去公共场所,并根据气温的变化,及时增减衣物。
2. 活动锻炼:加强体格锻炼,多进行户外活动,增强机体抵抗力。

(周丽萍　郑萍　陈桂芹　薛素莉)

第二节　急性感染性喉炎护理

喉炎是指喉部黏膜的病菌感染或用声不当所引起的慢性炎症。

一、护理评估

1. 评估患儿是否有上呼吸道感染史。

2. 评估患儿的病情、意识状态、自理能力、合作程度及心理状态。

3. 评估患儿是否有发热、犬吠样咳嗽、呼吸困难等症状；是否继发支气管肺炎、心衰、呼衰、肺炎、窒息、呼吸骤停、心内膜炎等并发症。

4. 了解患儿血常规、胸片等辅助检查结果。

二、护理措施

1. 按儿科疾病患儿一般护理常规。

2. 环境：保持温湿度适宜，以减少对喉部的刺激，减轻呼吸困难。

3. 体位护理：置患儿于舒适体位，及时吸氧，保持安静。

4. 饮食护理：补充足量的水分和营养，进食和喝水时避免患儿发生呛咳。

5. 病情观察：

(1)体温超过 38.5℃时给予物理降温或遵医嘱给予药物降温，防止发生惊厥。

(2)缺氧情况：密切观察患儿病情变化，根据患儿三凹征、喉鸣、发绀与烦躁等表现判断缺氧程度，做好气管切开准备，避免因吸气性呼吸困难导致窒息。

6. 药物应用：

(1)氢化可的松喉部喷雾，可减轻喉部黏膜充血水肿，解除梗阻症状。

(2)遵医嘱给予抗生素、激素治疗，以控制感染、减轻喉头水肿。

(3)必要时按医嘱给予镇静药，但避免使用氯丙嗪，以免喉头肌松弛，加重呼吸困难。

三、健康教育

1. 增强小儿体质，提高抗病能力，做好预防。

2. 对家属进行本病的健康教育，注意预防上呼吸道感染。

（张娟　于春华　李欢　王丽云）

第三节　急性支气管炎护理

急性支气管炎是指各种病原体引起的支气管黏膜感染，因气管常同时受累，故又称急性气管支气管炎。

一、护理评估

1. 了解患儿既往史、现病史及用药情况。

2. 观察患儿生命体征，是否有呼吸困难、咳嗽、咳痰、发热等症状。

3. 了解患儿辅助检查结果。

二、护理措施

1. 按儿科疾病患儿一般护理常规。

2. 保持呼吸道通畅

(1)经常更换体位,定时排背,利于痰液排出。

(2)指导鼓励患儿有效咳嗽,清除鼻腔分泌物,痰液粘稠者可在雾化后吸痰。

3. 饮食护理:供给足够营养和水分,少食多餐,勿进食太快和太饱,以免引起呛咳或呕吐。

4. 病情观察:

(1)体温超过 38.5℃时给予物理降温或遵医嘱给予药物降温,防止发生惊厥。

(2)缺氧情况:喘息性支气管炎患儿常在夜间或清晨时频繁咳嗽,并伴喘息,应密切观察患儿有无缺氧症状,必要时给予氧气吸入。

5. 药物应用:遵医嘱给予抗生素、镇咳祛痰药、平喘药,密切观察药物疗效及不良反应。

三、健康教育

1. 预防感染:呼吸道疾病流行期间,避免到人多拥挤的公共场所,以防交叉感染。

2. 活动锻炼:适当进行户外活动,增强机体对气温变化的适应能力,及时增减衣服,避免过凉或过热。

(周丽萍　郑萍　陈桂芹　薛素莉)

第四节　支气管哮喘护理

支气管哮喘简称哮喘,是由嗜酸性粒细胞,肥大细胞和 T 淋巴细胞等多种细胞参与的气道慢性炎症性疾病。

一、护理评估

1. 了解患儿的年龄、病情、意识状态、自理能力、合作程度、用药情况、心理状态。

2. 评估患儿过敏史及是否有哮喘发作史;观察患儿是否有喘憋、发绀、紫绀等呼吸困难表现。

3. 评估患儿是否有支气管肺炎、呼吸骤停、呼衰、气胸、纵膈气肿、心律失常、休克、胸廓畸形、发育迟缓等并发症。

4. 检测患儿过敏原情况。

二、护理措施

1. 按儿科疾病患儿一般护理常规。

2. 体位护理：取坐位或半卧位，以利于呼吸，保证充分休息。

3. 保持呼吸道通畅：痰多者给予雾化吸入，及时吸痰，给予鼻导管或面罩吸氧。

4. 饮食护理：给予高维生素、高热量饮食，多饮水，忌食牛奶、蛋、虾、鱼等易过敏食物。

5. 病情观察：

(1)生命体征变化：监测生命体征，密切观察呼吸困难的表现及变化，若出现意识障碍、呼吸衰竭时应及时给予机械通气。

(2)缺氧情况：如患儿出现发绀、大汗淋漓、心律增快、血压下降、呼吸音减弱等表现，应及时报告医生并积极抢救。

6. 药物应用：遵医嘱给予支气管扩张药和肾上腺皮质激素，密切观察药物疗效和不良反应。

7. 心理护理：哮喘发作时，守护并安抚患儿，解除其恐惧、烦躁心理，尽量使患儿安静。

三、健康教育

1. 知识宣教：指导家长及患儿确认哮喘发作的诱因，去除各种诱发因素，有婴儿湿疹、变应性鼻炎、食物或药物过敏史或家族史者应防止接触诱发疾病的过敏源。

2. 用药指导：介绍用药知识，正确、安全用药。

3. 预防感染：预防呼吸道感染，及时就医，以控制哮喘严重发作。

（周丽萍　郑萍　陈桂芹　薛素莉）

第五节　肺炎护理

肺炎是指不同病原菌及其他因素（如吸入羊水、过敏等）所引起的肺部炎症。

一、护理评估

1. 评估患儿病史。

2. 评估咳嗽性质及痰液的性状，观察有无败血症、感染性休克、急性呼吸窘迫综合征及神经症状，如皮肤、黏膜小出血点、巩膜黄染、神志模糊、烦躁、呼吸困难、嗜睡、谵妄、昏迷等。

3. 了解实验室检查如血常规、X线检查、细菌学检查等结果。

4. 评估患儿及家属的心理状况。

二、护理措施

1. 按儿科疾病患儿一般护理常规。

2. 保持病室环境舒适,空气流通,不同病原体肺炎患儿应分室居住,防止交叉感染。

3. 保持呼吸道通畅:及时清除分泌物,分泌物多者可轻拍患儿背部以协助排痰,痰液黏稠时可行雾化吸入,必要时给予吸痰。

4. 体位护理:置患儿于有利于肺扩张的体位,经常更换体位或抱起婴儿,以减少肺部淤血和防止肺不张。

5. 饮食护理:给予易消化、营养丰富的流质、半流质饮食,少食多餐,避免过饱影响呼吸,喂哺应耐心,防止呛咳。

6. 病情观察:

(1)维持正常体温,高热者按高热护理,注意口腔、皮肤清洁,警惕高热惊厥的发生。

(2)做好并发症的观察及处理。

7. 药物应用:

(1)抗生素:根据不同病原体遵医嘱使用抗生素,原则为早期、联合、足量、足疗程;重症者宜静脉给药,控制输液总量及输液速度,合并充血性心力衰竭时速度宜更慢。

(2)祛痰药:遵医嘱给予祛痰药,对严重喘憋者给予支气管解痉药。

三、健康教育

1. 知识宣教:向患儿家长讲解疾病相关知识和护理措施,指导家长合理喂养,按时预防接种,加强锻炼,避免受凉。

2. 预防感染:积极预防和治疗上呼吸道感染,以免继发肺炎。

(张娟　于春华　李欢　王丽云)

第六节　病毒性心肌炎护理

病毒性心肌炎是指病毒侵犯心肌,引起心肌细胞变性、坏死和间质炎症。

一、护理评估

1. 评估有无病毒感染史,病情的进展程度。

2. 评估患儿有无乏力、气短、心悸、胸闷或胸痛。

3. 评估有无并发症:如心力衰竭、心律失常、心源性休克。

4. 评估心电图的改变、心肌酶或心梗三项指标。

二、护理措施

1. 按儿科疾病患儿一般护理常规。

2. 活动与休息:保证充足休息,减轻心脏负担。急性期卧床休息至体温正常后3~4周;恢复期休息时间一般为3~6个月。

3. 饮食护理:给予高热量、高维生素、低脂肪易消化饮食,少量多餐,避免刺激性食物,勿暴饮暴食。有水肿者,限制钠盐及水的摄入量。

4. 病情观察

(1)观察精神状态、面色、生命体征变化;患儿出现胸闷、气促、心悸时应休息,必要时可给予吸氧;有心力衰竭时应控制输液速度,并及时通知医生处理。

(2)心律失常:有心律失常者应进行持续心电监护,及时纠正心律失常。

5. 药物应用

(1)洋地黄制剂:剂量应准确(心肌炎病人对洋地黄敏感性增加),用药前测心率,如出现心率失常、恶心、呕吐等症状时应暂停用药,避免洋地黄中毒,及时通知医生配合处理。

(2)血管活性药物:应用输液泵准确控制滴速,避免血压波动过大。

(3)镇静药:烦躁不安者可根据医嘱给予镇静药。

6. 心理护理:向患儿及家长介绍疾病治疗过程和预后,减少其焦虑和恐惧心理。

三、健康教育

1. 休息:向患儿及家属讲解休息对心肌炎恢复的重要性,使其能自觉配合治疗。

2. 用药指导:按医嘱服用心律失常药物,向患儿及家长讲解药物的名称、剂量、用药方法及其不良反应。

3. 预防感染:预防呼吸道、消化道感染,疾病流行期间尽量避免去公共场所。

4. 定期复查。

(周丽萍 郑萍 陈桂芹 薛素莉)

第七节 病毒性脑炎和脑膜炎护理

病毒性脑膜炎是一组由各种病毒感染引起的软脑膜弥漫性炎症综合征,主要表现为发热、头痛、呕吐和脑膜刺激征,是临床最常见的无菌性脑膜炎。

一、护理评估

1. 评估有无呼吸道、消化道或皮肤感染史。

2. 注意观察精神状态、囟门有无隆起或紧张、患儿有无头痛、呕吐、惊厥、脑膜刺激征等。

3. 了解实验室检查结果如血常规、脑脊液检查等。

4. 评估家长对疾病的了解程度及护理知识的掌握程度,评估家长及患儿有无焦虑或恐惧。

二、护理措施

1. 按儿科疾病患儿一般护理常规。

2. 保持呼吸道通畅：神志不清者，取侧卧位或平卧位，头偏向一侧。昏迷者定时翻身叩背，每 2 h 1 次，防止坠积性肺炎。

3. 基础护理：保持皮肤、衣被的清洁、干燥，做好口腔、眼部护理。

4. 饮食护理：昏迷或吞咽困难的患儿应尽早予以鼻饲，保证热量供应，必要时给予静脉营养。神志清楚者给予清淡、易消化饮食，耐心喂养，防止呛咳。

5. 病情观察

（1）严密观察体温、热型和伴随症状，高热者及时给予降温处理，防止惊厥发生。

（2）观察神志、瞳孔、精神状态及病情变化，及时发现颅内高压及神经系统症状，尽早给予处理。

6. 药物应用：遵医嘱使用镇静、抗病毒、脱水药、激素、脑细胞复苏等药物，观察药物的疗效及不良反应。

三、健康教育

1. 知识宣教：向患儿家长介绍有关疾病的流行病学知识及防护措施。

2. 康复训练：指导家长做好患儿智力训练和瘫痪肢体的功能康复训练，保持肢体的功能位置。

3. 定期随访：有继发癫痫者指导坚持用药，并定期随访。

4. 安全防护：躁动不安者，加强保护，以防自伤及坠床、跌伤。

（周丽萍　郑萍　陈桂芹　薛素莉）

第八节　小儿腹泻护理

婴幼儿腹泻或称腹泻病：是指由多种病原、多种因素引起的，以大便次数增多和大便性状改变为特点的消化道综合征，严重者可引起水、电解质和酸碱平衡紊乱。

一、护理评估

1. 评估喂养方式及营养状况，了解人工喂养患儿用何种乳品、冲调方法、喂养次数及量，了解添加辅食及断奶的情况。

2. 注意腹泻开始的时间，观察大便次数、颜色、性状、量、气味等。评估有无发热、呕吐、腹胀、腹痛、里急后重等症状。

3. 评估肛门周围皮肤有无发红、发炎和破损。

4. 了解实验室检查结果如大便常规、血常规等。

二、护理措施

1. 按儿科疾病患儿一般护理常规。

2. 防止交叉感染:严格执行消毒隔离措施,预防交叉感染。

3. 皮肤护理:保持会阴及肛周皮肤清洁、干燥。

4. 饮食护理

(1)腹泻患儿除严重呕吐者暂禁饮食 4~6 h 外,一般不需要严格禁食。

(2)母乳喂养者继续哺乳,暂停辅食;人工喂养者可喂以等量米汤、稀释的牛奶或其他代乳品,腹泻次数减少后,给予半流质饮食,由少量多餐逐渐到正常饮食。

(3)病毒性肠炎患儿改用无乳糖奶粉或豆制代用品,以减轻腹泻,缩短病程。

5. 观察病情

(1)生命体征观察:严密监测生命体征变化,体温过高时应给患儿多饮水或行物理降温,注意及时擦干汗液和更换衣服。

(2)排便情况:观察和记录排便次数、粪便颜色、气味、性质及量的变化。

(3)并发症的观察:观察有无脱水、代谢性酸中毒、低血钾等临床表现,发现异常及时通知医生并处理。

6. 药物应用:静脉用药应遵守先快后慢、先盐后糖、先浓后淡、见尿补钾、抽搐补钙的补液原则。

三、健康教育

1. 合理喂养:提倡母乳喂养,添加辅食循序渐进。

2. 卫生宣教:保持食物新鲜、清洁,培养儿童良好的卫生习惯。

3. 预防感染:感染性腹泻应注意消毒隔离,做好食具、尿布、玩具的消毒,防止交叉感染。

(张娟 于春华 李欢 王丽云)

第九节 惊厥护理

惊厥是指全身或局部骨骼肌群突然发生不自主收缩,以强直性或阵挛性收缩为主要表现,常伴意识障碍。

一、护理评估

1. 评估患儿的生命体征、年龄、自理能力。

2. 评估患儿家族史、抽搐发作的形式、诱因、持续时间。

3. 评估有无外伤、脑缺氧、偏瘫等并发症。

4. 评估脑电图、核磁共振、化验结果和辅助检查。

二、护理措施

1. 按儿科疾病一般护理常规护理。

2. 保持环境安静,减少刺激,一切检查、治疗、护理集中进行。

3. 保持呼吸道通畅。患儿平卧,头偏向一侧,解开衣领,以免引起窒息或吸入性肺炎。

4. 给予患儿高热量流质或半流质饮食,不能进食者,鼻饲或静脉营养。

5. 遵医嘱给予吸氧,憋气或窒息者,立即施行人工呼吸和吸痰。

6. 遵医嘱应用止惊药物,密切观察用药反应。

7. 密切观察患儿 T、P、R、神志、瞳孔的变化,发现异常及时报告医师。

8. 高热者应立即给予降温处理,以防诱发惊厥。

9. 严密观察惊厥类型、发作时间和次数,防止舌咬伤和坠床。如有异常改变,及时报告医师。

10. 降低颅内高压。对有意识障碍和反复呕吐、持续惊厥、血压升高、呼吸不规则患儿,遵医嘱给予脱水疗法。在使用脱水剂时,要按要求速度输入,防止外渗。

三、健康教育

1. 向患儿家长做好健康教育,解释惊厥的病因和诱因,指导家长掌握预防惊厥的措施,高热惊厥容易复发,提前告知家长一旦出现高热及时降温。

2. 对惊厥发作时间较长的患儿应指导家长有无神经系统后遗症,如耳聋、肢体活动障碍、智力低下等,告诉家长定期随访的重要性。

3. 教会家长观察患儿发生惊厥时的表现,若出现双眼上翻、四肢强直抽搐等,应立即实施简单的急救措施,如掐人中等,并立即就医。

（张娟　于春华　李雯　刘芹）

第十节　手足口病护理

手足口病是由肠道病毒引起的传染病,主要临床表现为手、足、口腔等部位的斑丘疹、疱疹。

一、护理评估

1. 评估患儿神志、意识、生命体征的变化。
2. 评估患儿手、足、口和臀部的出疹情况。
3. 评估患儿有无并发症的表现。

二、护理措施

1. 维持正常体温:保持室内合适温湿度,患儿衣被不宜过厚,汗湿的衣被及时更换。密切监测患儿体温并记录,及时采取物理降温或药物降温措施。鼓励患儿多饮水,以补充高热消耗的大量水分。

2. 口腔、饮食护理：给予患儿营养丰富、易消化、流质或半流质饮食，以减少对口腔黏膜的刺激。保持口腔清洁，进食前后用生理盐水漱口。有口腔溃疡的患儿可将维生素 B_2 粉剂直接涂于口腔溃烂部位，或涂以碘甘油，以消炎止痛，促进溃疡面愈合。

3. 皮肤护理：保护患儿衣被清洁，剪短患儿指甲以免抓破皮疹。手足部疱疹未破溃处涂炉甘石洗剂或 5% 碳酸氢钠溶液；疱疹已破溃者、有继发感染者，局部用抗生素软膏。臀部有皮疹的患儿，保持臀部清洁干燥，及时清理患儿的大小便。

4. 病情观察：密切观察病情，尤其是重症患儿。若患儿出现烦躁不安、嗜睡、肢体抖动、呼吸及心率增快等表现时，提示有神经系统受累或心肺功能衰竭的表现，应立即通知医生，并积极配合治疗，给予相应护理。保持呼吸道通畅，积极控制颅内压，酌情使用糖皮质激素，静脉使用人血丙种球蛋白等治疗。使用脱水剂等药物治疗时，应观察药物的作用及不良反应。

5. 消毒隔离：病房每天开窗通风 2 次，并定时消毒病房内空气及患儿用物。医护人员接触患儿前后均要消毒双手。尽量减少陪护及探视人员，并做好陪护宣教，要求勤洗手、戴口罩等。

三、健康教育

应向家长介绍手足口病的流行特点、临床表现及预防措施。不需住院治疗的患儿可在家中隔离，教会家长做好口腔护理、皮肤护理及病情观察，如有病情变化应及时到医院就诊。流行期间不要带孩子到公共场所，并教会孩子养成良好的卫生习惯，加强锻炼，增强机体抵抗力。

（周丽萍　郑萍　陈桂芹　薛素莉）

第十四章 新生儿疾病护理

第一节 新生儿一般护理

从脐带结扎至生后满 28 d 称为新生儿期,期间的小儿称为新生儿。

一、护理评估

评估患儿出生周数、评分、面色、呼吸、吸吮情况等。

二、护理措施

1. 应用护理程序对患者实施整体护理。根据患儿的临床症状和体征对患儿进行护理评估,提出护理问题,采取有效的护理措施并及时评价护理效果。

2. 环境适宜。病室必须光线充足,空气流通,避免对流;室内最好备有空调和空气净化设备,保持室温在 22℃~24℃,相对湿度在 55%~65%之间。

3. 严格执行消毒隔离制度及探视制度,工作人员入室前更衣、换鞋,接触新生儿前后洗手;注意个人卫生,患腹泻、皮肤病和传染病者均不得进入新生儿室,避免交叉感染发生。室内采用湿式清扫,每日空气消毒,每月进行空气细菌培养 1 次。

4. 根据病情,按医嘱给予分级护理。

5. 按医嘱给予母乳喂养或人工喂养。哺乳后应将小儿竖抱,轻拍背部,助胃内误咽的空气排除;哺乳后宜取右侧卧位,以防溢奶引起窒息及吸入性肺炎。不能吸吮者,用滴管喂养或鼻饲,必要时按医嘱给予静脉营养。奶具每次用后经消毒液浸泡、刷洗,再灭菌后备用。

6. 准确执行医嘱,及时留取标本送检,观察药物治疗效果及副作用。

7. 新生儿入室后尽快进行全面的体格检查,发现异常及时报告医生及家长,以便及时进行处理,亦可避免发生纠纷。及时给患儿戴上写有姓名、性别等身份识别标志的双腕带,以防弄错婴儿。

8. NICU 患儿每日测量体温 6 次,每 4 h 测体温 1 次,维持体温在正常范围。

9. 使用婴儿暖箱时,注意消毒隔离。暖箱内用清水擦拭,暖箱外表用含氯消毒液擦拭后,再用清水擦拭。暖箱湿化液用灭菌注射用水每日清晨更换 1 次。

10. 患儿皮肤保持清洁干燥,纸尿裤 2 h 更换一次,必要时做臀部护理,防止臀红发生。

11. 根据病情轻重每日给予沐浴或床上擦浴,沐浴时观察皮肤有无皮疹、疖肿、糜烂等,发现异常及时报告医生处理,暂时停止沐浴。

12. 新生儿脐部未愈合前注意保持局部干燥,每日用 0.5％安尔碘消毒 2～3 次,以防发生感染。

13. 密切观察患儿生命体征、面色、皮肤颜色、哭声、精神反应等,观察大小便及饮食情况,如有异常及时报告医生。及时准确地填写各项护理记录单。

14. 严格控制输液速度,使用微量泵输液,防止输液过快引起心衰。

15. 患儿每日测体重 1 次,特殊患儿遵医嘱,并作好记录。

16. 患儿出院时,仔细核对床号、姓名、性别,并向家长作好出院指导,如预防接种、保健检查、哺育及护理新生儿的有关知识。

三、健康教育

1. 指导科学育儿知识,鼓励母乳喂养,按需哺乳。
2. 指导家长监测体温的方法并注意保暖。

（周丽萍　王菲　陈桂芹　薛素莉）

第二节　早产儿护理

早产儿指胎龄≤37 周或≥28 周的活产新生儿,即出生体重≤2 500 克。

一、护理评估

1. 评估患儿生命体征。
2. 评估患儿瞳孔、前囟张力、肌张力、体重、皮肤、口唇颜色等。
3. 评估患儿拥抱、吸吮能力、体温调节能力等。

二、护理措施

1. 按新生儿疾病一般护理常规。

2. 室温应在 24℃～26℃,相对湿度 55％～65％。晨间护理时,室温应提高到 27℃～28℃,以防受凉。

3. 根据早产儿的体重、出生胎龄、成熟度及病情,给予不同的保暖措施。体重＜2 000 g者,应置暖箱中保暖,并注意选择适中温度,如需执行采血等必要操作,应尽量在远红外线辐射保暖台下进行。

4. 有缺氧症状者遵医嘱给予氧气吸入。一般主张间歇低流量吸氧,吸入氧浓度及时间根据缺氧程度而定,尽量避免高浓度或长时间吸氧,以预防氧疗并发症。呼吸暂停者给予弹足底、拍背,以刺激呼吸,或行复苏囊面罩加压给氧,必要时用氨茶碱静滴或机械正压通气。

5. 执行保护性隔离措施。注意患儿用品、仪器设备的消毒,防止发生交叉感染。

6. 实行母乳喂养,必要时采用配方奶喂养,喂奶量根据早产儿耐受力而定,以不发生胃潴留及呕吐、腹胀为原则。吸吮或吞咽差者可予鼻饲或静脉营养。准确记录每日出入水量、体重,以便及时调整喂养方案,加强营养。

7. 加强巡视,积极观察患儿的生命体征、精神反应、哭声、面色、皮肤颜色、肢体末梢温度、反射、进食、有无腹胀及大小便等情况,注意观察有无呼吸暂停发生,监测血糖。

三、健康教育

1. 指导科学育儿知识,鼓励母乳喂养,按需哺乳。
2. 指导家长监测体温的方法并注意保暖。

(周丽萍　郑萍　陈桂芹　李晶)

第三节　新生儿窒息与缺氧缺血性脑病护理

新生儿窒息是胎儿因缺氧发生宫内窘迫或娩出过程中引起的呼吸、循环障碍,以致出生后 1 min 内无自主呼吸或未能建立规律性呼吸,而导致低氧血症和混合性酸中毒。

新生儿缺血缺氧性脑病是由于各种围生期因素引起的缺氧和脑血流减少或暂停而导致胎儿和新生儿的脑损伤,是新生儿窒息后的严重并发症,病情重,病死率高,少数幸存者可产生永久性神经功能缺陷如智力障碍、癫痫、脑性瘫痪等。

一、护理评估

1. 评估患儿的分娩史,了解 Apgar 评分及有无胎儿窘迫等病史。
2. 评估患儿意识状态,观察有无兴奋或嗜睡、昏迷,皮肤有无发绀。
3. 评估心率、呼吸、肌张力,观察有无前囟张力增高、惊厥、呼吸暂停,检查原始反射是否存在,有无瞳孔对光反射消失等。

二、护理措施

1. 将患儿置远红外线辐射床或暖箱中,取侧卧位;及时清除口、鼻分泌物,防止乳汁及口鼻分泌物吸入引起的窒息。

2. 窒息患儿应首先保持气道通畅,建立呼吸、吸氧,根据缺氧程度选择适当的给氧方式,必要时给予气管插管、呼吸机辅助通气。

3. 恢复循环,建立有效静脉通路,遵医嘱予扩容、纠酸等处理。保证药物及时准确地应用。

4. 观察并记录患儿的精神反应、面色、哭声、皮肤颜色、生命体征、血氧饱和度、肢体末梢温度、尿量;观察患儿有无惊厥及惊厥的次数、持续时间,是否伴有前囟张力和肌张力改变等情况。

5. 保持安静,遵医嘱给予镇静、脱水剂及改善脑代谢的药物,以减少神经系统的损害。

6. 遵医嘱进行喂养。试喂过程中要特别注意观察患儿有无胃潴留、呕吐、腹胀等不耐受情况。

7. 观察药物的治疗效果和副作用。应用多巴胺维持循环时应定时测量血压,检查有无血压升高,心率增快等副作用,防止药物外渗致皮肤坏死;应用脱水剂、利尿剂时,观察有无水、电解质失衡等副作用。

8. 加强康复及随访。动态观察新生儿行为神经测定及 CT 检查结果,对可能有神经系统后遗症者,早期进行干预治疗,包括应用胞二磷胆碱、脑活素、纳洛酮等药物促进脑细胞恢复、婴儿抚触等治疗,以促进神经系统功能恢复。

三、健康教育

1. 向家长解释本病的有关知识,以取得合作。

2. 对可能有后遗症的患儿,要给家长讲解康复治疗方法及其重要性,以尽可能减轻后遗症。

（张娟　于春华　李欢　王丽云）

第四节　新生儿肺透明膜病护理

新生儿肺透明膜病又称新生儿呼吸窘迫综合征。多见于早产儿,由于缺乏肺表面活性物质所致,是新生儿期重要的呼吸系统疾病。临床表现为出生后不久出现进行性加重的呼吸窘迫和呼吸衰竭。肺病理特征为外观暗红,肺泡壁至终末细支气管壁上附有嗜伊红透明膜和肺不张。

一、护理评估

1. 评估患儿的孕周,是否为早产儿。

2. 评估患儿的临床表现如神志、精神状态、呼吸情况,观察有无鼻翼扇动、三凹征及呼吸暂停,注意呼吸困难是否呈进行性加重;观察发绀程度,听诊双肺呼吸音有无改变。

3. 了解实验室检查结果。

4. 评估患儿家长的心理状态、经济状况及对病情的认知程度。

二、护理措施

1. 将患儿置远红外线辐射床或温箱中,以便保暖、观察及抢救。

2. 及时清除口、鼻分泌物,保持呼吸道通畅;根据病情及血气分析结果采用不同的供氧方法,调节氧流量使 PaO_2 维持在 $6.7\sim9.3$ kPa($50\sim70$ mmHg),避免长期高浓度吸氧,预防氧中毒的发生。

3. 严密观察病情变化,监测呼吸、心率、体温、神志、精神状态等情况,观察呼吸困难及发绀的程度,出现异常及时报告医生处理。

4. 对气管插管行机械通气的患儿,要特别注意做好呼吸管理,严格无菌操作,预防并发肺部感染。

5. 遵医嘱气管内滴入肺泡表面活性物质。

(1)头稍后仰,使气道伸直,在喉镜指引下,插入气管导管。

(2)滴入前彻底吸尽气道内分泌物。

(3)抽取药液,从气管内缓慢滴入(根据需要患儿可选择平卧、左侧、右侧位),然后用复苏囊加压给氧,有利药液更好地弥散。用药后 $4\sim6$ h 禁止气道内吸引。

6. 注意喂养,保证营养供给。不能吸乳、吞咽者可用鼻饲或静脉补充营养液;准确记录 24 h 出入水量。

三、健康教育

1. 做好家属接待与解释工作,让家属了解病情及治疗过程,取得家属配合。

2. 注意作好孕期保健,避免早产。

(张娟　于春华　李欢　张萍)

第五节　新生儿黄疸护理

新生儿黄疸是胆红素(大部分为未结合胆红素)在体内积聚而引起,其原因很多,有生理性和病理性之分;重者可导致中枢神经系统受损,产生胆红素脑病,引起死亡或严重后遗症,故应该加强对新生儿黄疸的临床观察,尽快找出原因,及时治疗,加强护理。

一、护理评估

1. 评估患儿的病史,了解是否有母婴血型不合等诱因。

2. 评估患儿的临床表现,检查皮肤及脐带有无感染,了解肝脏的大小及硬度。根据患儿皮肤黄染的部位、范围和血清胆红素浓度,评估患儿黄疸的程度;了解患儿的精神状况、食奶情况、肌张力、大便颜色等。

3. 了解实验室检查如肝功能、血常规等结果。

4. 评估患儿家长的心理及社会支持状况。

二、护理措施

1. 护理人员应按需调整喂养方式,少量多餐,耐心喂养,保证热量摄入。

2.光照疗法的护理按光照疗法护理常规。

3.严密观察病情

(1)观察体温、脉搏、呼吸及有无出血倾向。尤其在光疗时,加强监测,及时发现体温及呼吸异常并及时处理。

(2)观察患儿精神反应、哭声、吮吸力、肌张力、有无惊厥等,从而判断有无核黄疸发生。

(3)观察大便颜色、性质、量。如胎粪排出延迟,应予灌肠处理,促进胆红素及大便的排除。

4.遵医嘱给予药物治疗,从而降低核黄疸的发生。

5.必要时做好换血治疗的准备。

6.做好患儿家长的心理护理,向家长讲解疾病知识及预后,减轻患儿家长的焦虑、担忧。

三、健康教育

1.向家长介绍黄疸的有关知识,使家长了解病情。指导家长对黄疸的观察,以便早期发现问题、早就诊。及时给予康复治疗及出院后的康复指导。

2.若为红细胞 G-6-PD 缺乏者,需忌食蚕豆及其制品,衣物保管时切勿放樟脑丸,并注意药物选用,以免诱发溶血。

3.若为母乳性黄疸,可继续母乳喂养,如全母乳喂养后仍出现黄疸,可改为隔次母乳喂养,严重者暂停母乳喂养,待黄疸消退后再恢复母乳喂养。

(周丽萍 郑萍 陈桂芹 薛素莉)

第六节 新生儿寒冷损伤综合征护理

新生儿寒冷损伤综合征简称新生儿冷伤,主要由受寒引起,其临床特征是低体温和多器官功能损伤,严重者出现皮肤和皮下脂肪变硬和水肿,此时又称新生儿硬肿症。

一、护理评估

1.评估患儿的病史,了解患病的诱因。

2.检查患儿反应情况,评估皮肤颜色、全身硬肿范围及程度;监测体温、呼吸、心率、血压变化,注意有无休克、心力衰竭、DIC、肾衰竭等多器官功能损伤情况。

3.了解实验室检查如血常规、凝血时间、肝肾功能等结果。

4.评估患儿家长的心理及社会支持状况。

二、护理措施

1.根据体温情况决定给予保温或复温。体温正常者置温箱或远红外线辐射床上保温,每 2 h 监测体温 1 次,保持体温于正常范围。

2. 对于体温低于正常者给予复温,其复温方法如下:

(1)对于肛温大于 30℃的轻中度患儿,置于 30℃的温箱中,每小时监测体温 1 次,并提高温箱温度 0.5℃～1℃,使患儿 6～12 h 恢复正常体温,再将温箱温度调至该患儿的适中温度。

(2)对于肛温小于 30℃的重症患儿,先将患儿置于比体温高 1℃～2℃的温箱中开始复温,每小时监测肛温 1 次,并提高温箱温度 0.5℃～1℃,使患儿于 12～24 h 恢复正常体温。也可用远红外线辐射床复温,方法是:先将床温调至 30℃,患儿置于远红外线辐射床上并用保温性较好的无色透明塑料薄膜罩好,以减少对流散热。每小时监测肛温 1 次,随着体温的逐渐升高及时提高床温,每次提高 0.5℃～1℃,但床温一般不超过 34℃。恢复正常体温后,患儿可置于预热至适中温度的温箱中。

3. 合理喂养,保证热量供给。

4. 加强消毒隔离,每日用消毒水擦拭温箱。温箱湿化水每日更换 1 次。

5. 保持臀部干燥,及时更换尿布。会阴及阴囊水肿明显者,适当用纱布托起阴囊,以减轻水肿,保持皮肤完整性。

6. 预防 DIC 发生

(1)密切观察病情,如体温、呼吸、心率、硬肿范围及程度、尿量、有无出血症状等。如患儿出现面色青灰、呼吸增快、肺部啰音增加,要考虑肺出血;如穿刺部位出血不止,要警惕 DIC。

(2)备好必要的抢救药物和设备(如多巴胺、酚磺乙胺、肝素等药物及复苏气囊、吸引器、气管插管用物、呼吸机等仪器),以便及时有效地组织抢救。

(3)做好患儿家长的心理护理,减轻其焦虑、紧张情绪。

三、健康教育

1. 向患儿家长介绍有关保暖、喂养、防感染等育儿知识。

2. 鼓励母乳喂养,母乳不足时适当添加配方奶,以保证热量供给。

(周丽萍　郑萍　陈桂芹　薛素莉)

第七节　新生儿肺炎护理

新生儿肺炎是指不同病原体及其他因素(如吸入羊水、过敏等)所引起的肺部炎症。临床上以发热、咳嗽、气促、呼吸困难和肺部固定湿啰音为主要表现。严重者可出现循环、神经、消化系统的相应症状。

一、护理评估

1. 评估生命体征。

2. 评估呼吸形态及缺氧程度。

3. 了解实验室检查如血常规、X 线检查、细菌学检查等结果。

4. 评估家属的心理状况。

二、护理措施

1. 保持呼吸道通畅。及时有效清除呼吸道分泌物，分泌物黏稠者应采用雾化吸入，以湿化气道，促进分泌物排出。加强呼吸道管理，定时翻身、拍背、体位引流。

2. 合理用氧，改善呼吸功能。根据病情和血样检测情况采用鼻导管、面罩、头罩等方法给氧，使 PaO_2 维持在 $60\sim80$ mmHg（$8.0\sim10.7$ kPa）；重症并发呼吸衰竭者，给予正压通气。保持室内空气新鲜，温湿度适宜。

3. 维持正常体温。体温过高时予降温，体温过低时予保暖。遵医嘱应用抗生素、抗病毒药物，并密切观察药物的作用。

4. 供给足够的能量及水分。少量多餐，细心喂养，喂奶时防止窒息。重者予以鼻饲或由静脉补充营养物质及液体。

5. 密切观察病情。注意患儿的反应、呼吸、心率等的变化，做好急救准备。

三、健康教育

1. 保持房间空气流通与温湿度适宜。避免吸烟。

2. 新生儿衣着适中，穿着盖被是否适中以成人感觉到小儿手足温暖为宜。

3. 形成良好的生活习惯，避免受凉等诱发因素。母亲感冒后宜戴口罩，其他感冒人员不宜接触小儿，避免抱小儿到人多的公共场所；定期预防接种。

（周丽萍　郑萍　陈桂芹　薛素莉）

第十五章　儿科常见症状的护理

第一节　发热护理

机体在致热源作用下,使体温调节中枢的调定点上移而引起的调节性体温升高。

一、护理评估

1. 评估发热的时间、程度及诱因、伴随症状等
2. 评估意识状态、生命体征的变化
3. 了解相关检查结果

二、护理措施

1. 按儿科疾病一般护理常规护理。

2. 卧床休息,室内环境安静、通风良好,室温保持在20℃~22℃,衣被不可过厚,以免影响机体散热。

3. 给高热量、高维生素、清淡、易消化的流质或半流质饮食,鼓励患儿多饮水,必要时静脉补液。

4. 密切观察病情,随时监控体温变化并记录,观察有无伴随症状,如皮疹、呕吐、腹泻、淋巴结肿大、神志的改变等,以协助医生寻找病因。

5. 高热时先用物理降温,必要时遵医嘱给解热剂并观察疗效,记录给药时间。热退出汗时,应给予适当保暖勿使患儿受凉,也可用干毛巾擦净汗液。体温骤降,大量出汗,易出现虚脱现象嘱其多饮水并通知医生必要时补液。

6. 发热伴寒战,四肢发凉,应给热水袋保暖,以改善全身循环,但应防止烫伤。

7. 注意口腔、皮肤的清洁,防止感染。

8. 有高热惊厥病史者,应及时降温,同时遵医嘱给镇静剂并密切观察。一旦高热引起惊厥,及时通知医生并执行惊厥护理常规。

9. 对持续高热者,在未明确诊断前,应给予适当隔离,并随时观察其有无新的症状。

三、健康教育

1. 指导家属正确采用降温措施。对于退热药的使用应该按照医嘱或者说明书,不可

以自行增减次数和剂量。

2. 合理喂养,给予易消化的食物。

3. 保持房间空气流通,并注意保暖。

4. 能够发现病情变化,有问题及时就诊。

(王菲 李晶 李丹 宋起)

第二节 呕吐护理

一、护理评估

1. 呕吐物的量、气味、颜色及伴随的症状

2. 评估患儿的生命体征、神志、营养状况,有无脱水及腹部症状

3. 了解呕吐严重者是否有酸碱平衡失调及水电解质紊乱等

4. 了解患儿呕吐物细菌培养、生化结果

二、护理措施

1. 执行儿科一般护理常规。

2. 取头高右侧卧位,以防呕吐物吸入呼吸道。

3. 反复呕吐者禁食 4~6 h,以减少胃肠道负担。呕吐停止 1 h 后,根据病情给予牛奶、米汁等流质饮食,宜少食多餐。呕吐停止 24 h 后应逐渐恢复正常饮食。呕吐严重者应静脉补液。

4. 呕吐后及时清洁口腔,更换被呕吐物污染的被服。

5. 不同年龄阶段有不同的病因及临床表现。

(1)婴儿期呕吐,若无异常病情发现,应考虑是否喂养技术不得当所致,应查明原因,改进喂养方法。

(2)婴儿期若突然出现频繁呕吐、腹痛、阵发性剧烈哭闹,同时触及腹部包块,伴有血便等,为肠套叠表现;若呕吐物中伴有胆汁,应考虑十二指肠以下发生梗阻,应细致观察病情,及时做出诊断。

(3)呕吐伴腹痛、腹泻时,应考虑肠道感染;呕吐伴发热、腹胀等感染中毒症状时,应考虑全身感染;呕吐为喷射性伴头痛、嗜睡、惊厥、昏迷等,应考虑神经系统疾病。应密切观察,协助做出诊断。

6. 呕吐严重时,按医嘱给予止吐剂如氯丙嗪、爱茂尔等。剂量不宜过大,以免掩盖神经系统症状。出现水、电解质紊乱,及时通知医师给予静脉补液。

三、健康教育

1. 指导患儿家长调整好患儿的饮食,以减轻胃肠道的负担,进食易消化的食物。

2. 指导父母注意饮食卫生,把好"病从口入"关,注意食物新鲜、清洁和食具的消毒,避免肠道感染。

3. 注意气候变化,防止受凉和过热,特别做好腹部保暖。

(陈琛　申丽华　刘菁华　陈文香)

第三节　咳嗽护理

咳嗽是因咳嗽感受器受刺激引起的一种呈突然、爆发性的呼气运动,以清除气道分泌物。

一、护理评估

1. 了解患儿现病情及用药情况。

2. 观察咳嗽的性质及伴随症状。

3. 评估患儿血常规、痰培养等检查结果。

二、护理措施

1. 环境。空气新鲜,温度湿度适宜,病室整洁明亮。

2. 休息。保持病室安静,使患儿得到充足的休息。

3. 病情观察。观察咳嗽的性质、时间、频次、音色及伴随症状,同时观察患儿咳嗽时面色及呼吸心率的变化,有痰时,观察痰液的性状、颜色及量。

4. 饮食。多饮水,给予合适的饮食。

5. 保持呼吸道通畅。指导患儿有效咳嗽排痰,并给予侧卧位或抬高头部。

6. 吸氧。有咳喘症状时给予吸氧。

7. 用药护理。掌握咳嗽常用药的作用副作用,药物的用法、服用时间及注意事项,并向家长解释。

8. 安全护理。年幼儿避免呛咳、引起窒息。

9. 做好伴随症状的相关护理。

三、健康教育

1. 知识宣教。向患儿家长讲解疾病的相关知识和护理要点,指导家长合理喂养,增加患儿抵抗力。

2. 加强体格锻炼,多晒太阳,进行户外活动,增强小儿的呼吸功能。

3. 定期进行健康检查。

(王菲　秦爱芳　蒋俊玲　王艳萌)

第十六章　儿科常见操作技术

第一节　腰椎穿刺术

一、目的

1. 通过检查脑脊液性质,协助诊断是否患有血液及非血液系统疾病伴中枢神经系统损害,如出血、中枢神经系统白血病等。

2. 鞘内注射化疗药物,预防和治疗中枢神经系统白血病。

3. 测定颅内压力。脑血管意外的诊断与鉴别诊断,包括脑出血、脑梗死、蛛网膜下腔出血等。

4. 留取少量脑脊液培养,了解有无颅内感染。

二、操作方法

1. 术前了解麻醉药过敏史。

2. 备齐用物携至患儿床旁,以屏风遮挡,暴露背腰部。

3. 患儿去枕侧卧于硬板床上,背部与床板垂直,头向前胸部屈曲,两手抱膝使其紧贴腹部,使脊柱尽量后突以增宽脊椎间隙,便于进针。

4. 确定穿刺点,一般以髂后上棘连线与后正中线交会处为穿刺点(成人为第3～4腰椎棘突间隙,儿童选4～5腰椎棘突间隙)。

5. 常规消毒皮肤后戴手套与铺洞巾,用2%利多卡因自皮下到椎间韧带作局部麻醉。

6. 穿刺时术者用左手固定穿刺点皮肤,右手持穿刺针以垂直脊柱的方向缓慢刺入。传统腰穿方法小儿用7号腰穿针,传统穿刺针太软,不好用力,穿刺深度不易掌握而易造成腰穿失败。所以建议3岁的小儿可选用头皮针穿刺,3～8岁小儿用5 mL注射器针头穿刺。进针深度,成人为4～6 cm,儿童则为2～4 cm。当针头穿过韧带与硬脑膜时,感到阻力突然消失,表明针头已进入脊膜腔,观察有无脑脊液流出,注意针头斜面朝头颈方向。脑脊液流出不畅时,可用注射器轻轻抽吸;测压时嘱患儿深呼吸,头颈稍伸直,双下肢自然半屈位,全身放松。当颅内压力过高,自动推动注射器活塞外移时,应尽快控制活塞外移速度。

7. 在放液前先接上测压器测量压力。谨慎测压,防止脑脊液流出过快,移去测压器,缓慢留取所需标本量。

8. 收集脑脊液 3～5 mL 于试管中送检。

9. 术毕将针芯插入，拔出穿刺针，覆盖无菌敷贴，按压穿刺点 15～30 min。嘱患儿去枕平卧 4～6 h。

三、注意事项

1. 严格掌握禁忌证，凡疑有颅内压升高者必须做眼底检查，如有明显视乳头水肿或有脑病先兆者，禁忌穿刺。凡患儿处于休克、衰竭或濒危状态以及局部皮肤有炎症、颅后窝有占位性病变或伴有脑干症状者均禁忌穿刺。

2. 针头刺入皮下组织后进针要缓慢，以免用力过猛时刺伤马尾神经或血管，以致产生下肢疼痛或使脑脊液混入血液影响结果的判断。如系外伤出血，须待 5～7 d 后才能重新检查（过早则脑脊液中仍可有陈旧性血液成分）。

3. 穿刺时患儿如出现呼吸、脉搏、面色异常等症状时，应立即停止手术，并做相应处理。

4. 患儿哭闹剧烈可致颅内压过高，不宜行腰椎穿刺，以免脑脊液压力突然变化致脑疝形成。

（李丹　宋起　赵娜　张丽娜）

第二节　骨髓穿刺术

一、目的

1. 观察骨髓内细胞形态及分类，以协助诊断血液系统疾病。

2. 败血症或某些传染病需骨髓细菌培养及涂片检查某些寄生虫病。

3. 恶性肿瘤疑骨髓转移，用于骨髓移植等。

二、操作方法

1. 穿刺部位选择：①髂前上棘：常取髂前上棘后上方 1～2 cm 处作为穿刺点，此处骨面较平，容易固定，操作方便安全；②髂后上棘：位于骶椎两侧、臀部上方骨性突出部位；③胸骨柄：此处骨髓含量丰富，当上述部位穿刺失败时，可作胸骨柄穿刺，但此处骨质较薄，其后有心房及大血管，严防穿透发生危险，较少选用；④腰椎棘突：位于腰椎棘突突出处，极少选用。

2. 体位：胸骨及髂前上棘穿刺时取仰卧位，前者还需用枕头垫于背后，以使胸部稍突出。髂后上棘穿刺时应取侧卧位。腰椎棘突穿刺时取坐位或侧卧位。

3. 常规消毒皮肤，戴无菌手套，铺消毒洞巾，用 2% 利多卡因作局部浸润麻醉直至骨膜。

4. 将骨髓穿刺针固定器固定在适当长度上（髂骨穿刺约 1.5 cm，肥胖者可适当放长，胸骨柄穿刺约 1.0 cm），以左手拇、食指固定穿刺部位皮肤，右手持针于骨面垂直刺入（若为胸骨柄穿刺，穿刺针与骨面成 30°～40° 角斜行刺入），当穿刺针接触到骨质后则左右旋转，缓缓钻刺骨质，当感到阻力消失，且穿刺针已固定在骨内时，表示已进入骨髓腔。

5. 用干燥的 20 mL 注射器，将内栓退出 1 cm，拔出针芯，接上注射器，用适当力度缓慢抽吸，可见少量红色骨髓液进入注射器内，骨髓液抽吸量以 0.1～0.2 mL 为宜，取下注射器，将骨髓液推于玻片上，由助手迅速制作涂片 5～6 张，送检细胞形态学及细胞化学染色检查。

6. 如需作骨髓培养，再接上注射器，抽吸骨髓液 2～3 mL 注入培养液内。

7. 如未能抽得骨髓液，可能是针腔被皮肤、皮下组织或骨片填塞，也可能是进针太深或太浅，针尖未在髓腔内，此时应重新插上针芯，稍加旋转或再钻入少许或再退出少许，拔出针芯，如见针芯上带有血迹，再行抽吸可望获得骨髓液。

8. 抽吸完毕，插入针芯，轻微转动拔出穿刺针，随将消毒纱布盖在针孔上，稍加按压，用胶布加压固定。

三、注意事项

1. 穿刺针进入骨质后避免摆动过大，以免折断。

2. 胸骨柄穿刺不可垂直进针，不可用力过猛，以防穿透内侧骨板。

3. 抽吸骨髓液时，逐渐加大负压，作细胞形态学检查时，抽吸量不宜过多，否则使骨髓液稀释，但也不宜过少。

4. 骨髓液抽取后应立即涂片。

5. 多次干抽时应进行骨髓活检。

6. 注射器与穿刺针必须干燥，以免发生溶血。

7. 术前应做出、凝血时间、血小板计数等检查。

（窦媛媛　吴玉秀　秦爱芳　蒋俊玲）

第三节　胸腔穿刺术

一、目的

1. 取胸腔积液进行一般性状检测、化学检测、显微镜检测和细菌学检测，明确积液的性质，寻找引起积液的病因。

2. 抽出胸膜腔的积液和积气，减轻液体和气体对肺组织的压迫，使肺组织复张，缓解病人的呼吸困难等症状。

3. 抽吸胸膜腔的脓液，进行胸腔冲洗，治疗脓胸。

4. 胸膜腔给药，可胸腔注入抗生素或者抗癌药物。

二、操作方法

1. 患儿取坐位。患侧前臂举至头顶部，使肋间隙增宽。年长儿倒骑坐在靠背椅上，头臂伏在椅背上缘。婴幼儿由助手坐在椅子上抱着患儿,胸部对胸部,使患侧背部暴露,并稍向前弯使之突出。病重者可取卧位,抬高床头,做侧胸穿刺。

2. 术者立于患侧,找好叩诊实音区明显又偏低的部位,再选穿刺点,如在腋前线为第5肋间、腋中线为第6肋间、腋后线为第7肋间、肩胛骨中线(举臂后肩胛角线)为第8肋间。临床经常选用后2个肋间。包裹性积液必须由X线或超声定位,摸好下一肋骨的上缘(此处无血管、神经走行),用龙胆紫棉棒在皮肤上做好标记作为穿刺点。

3. 常规消毒,铺孔巾,局部麻醉皮内、皮下、肋间肌,直至胸膜,边进针边注药,直至回抽有液体为止,用无菌纱布压迫针眼部位,撤麻药针。

4. 左手食指、中指将准备进针的肋骨上缘皮肤绷紧,右手持穿刺针,尾部连接橡皮管并用止血钳夹住,穿刺针由肋骨上缘穿刺点垂直刺入,参考注射麻药时的深度(约2 cm),阻力感突然消失表示已达胸腔,将橡皮管尾端再接一50 mL空针,放开止血钳抽吸液体,当抽满液体后先用止血钳夹住橡皮管再移去注射器(以防空气进入胸膜腔内),然后把注射器内的液体注入弯盘及准备送化验的消毒器皿内,如此反复抽吸记量。亦可将穿刺针尾部接一个三通管,一侧接注射器,一侧接橡皮管,此法不必用止血钳。

5. 抽液结束后用无菌纱布紧压针眼部位,迅速拔针用粘膏固定,嘱患儿静卧。

三、注意事项

1. 穿刺前要再次叩诊,明确病变侧。

2. 在抽液过程中穿刺针不要移动,最好由助手用止血钳紧贴胸壁夹住针头固定,避免损伤肺组织。如有出汗、面色苍白、胸痛、剧烈咳嗽、咳泡沫痰、呼吸困难或抽出液变为血性液体时必须停止操作。

3. 将穿刺进针处皮肤拉紧,故意错开皮下针眼,待按拔针后,表皮组织自然盖上针眼,以防形成瘘道。与胸腔相通的各接头皆不要脱落,三通管不要扭错方向,避免空气进入胸腔。

4. 一次穿刺液体量一般不超过500 mL、年长儿最多不超过800 mL。根据抽吸时的具体情况,防止纵隔摆动过大,发生休克。

5. 需做胸水培养者,用培养管接取胸水,瓶口及棉花塞用酒精灯消毒。然后再送检。

6. 对脓胸患儿如抽液不畅,可用生理盐水反复冲洗胸腔,最后注药。

7. 重复胸穿抽液时要有X线检查做指导或用B超定位,观察液量多少,确定穿刺部位。

(王艳萌　于海峰　孙晓红　赵洁)

第四节　气管插管术

指将一特制的导管经声门置入气管内的技术称为气管插管,这一技术能为气道通畅、通气供氧、呼吸道吸引和防止误吸等提供最佳条件。

一、目的

1. 保持呼吸道通畅,提供通畅可靠的气道,防止返流,便于引流和观察。

2. 便于同期改善自主通气,减少无效腔,降低气道阻力,便于给氧和人工通气。

二、插管指征

1. 患者自主呼吸突然停止;

2. 不能满足机体的通气和氧供的需要而需机械通气者;

3. 不能自主清除上呼吸道分泌物、胃内容物返流或出血随时有误吸者;

4. 存在有上呼吸道损伤、狭窄、阻塞、气管食管瘘等影响正常通气者;

5. 急性呼吸衰竭;

6. 中枢性或周围性呼吸衰竭。

三、禁忌症

1. 无绝对禁忌症。但有喉头急性炎症,由于插管可以使炎症扩散,故应谨慎。

2. 喉头水肿严重者,不宜行经喉人工气道术,严重凝血功能障碍,宜待凝血功能纠正后进行。

3. 巨大动脉瘤,尤其位于主动脉弓部位的主动脉瘤,插管有可能使动脉瘤破裂,宜慎重,如需插管,则操作要轻柔、熟练,患者要安静,避免咳嗽和躁动。

4. 如果有鼻息肉、鼻咽部血管瘤,不宜行经鼻气管插管。

四、操作方法

(一)经口腔明视气管内插管方法

借助喉镜在直视下暴露声门后,将导管经口腔插入气管内。

1. 将患儿头后仰,双手将下颌向前、向上托起以使口张开,或以右手拇指对着下齿列、食指对着上齿列,借旋转力量使口腔张开。

2. 左手持喉镜柄将喉镜片由右口角放入口腔,将舌体推向侧后缓慢推进,可见到悬雍垂。将镜片垂直提起前进,直到会厌显露。挑起会厌以显露声门。

3. 如采用弯镜片插管则将镜片置于会厌与舌根交界处(会厌谷),用力向前上方提起,使舌骨会厌韧带紧张,会厌翘起紧贴喉镜片,即显露声门。如用直镜片插管,应直接挑起会厌,声门即可显露。

4. 以右手拇指、食指及中指如持笔式持住导管的中、上段,由右口角进入口腔,直到导管接近喉头时再将管端移至喉镜片处,同时双目经过镜片与管壁间的狭窄间隙监视导管前进方向,准确轻巧地将导管尖端插入声门。借助管芯插管时,当导管尖端入声门后,应拔出管芯后再将导管插入气管内。导管插入气管内的深度成人为 $4\sim5$ cm,导管尖端至门齿的距离为 $18\sim22$ cm。

5. 插管完成后,要确认导管已进入气管内再固定。确认方法有以下方面:

(1)压胸部时,导管口有气流。

(2)人工呼吸时,可见双侧胸廓对称起伏,并可听到清晰的肺泡呼吸音。

(3)如用透明导管时,吸气时管壁清亮,呼气时可见明显的"白雾"样变化。

(4)患儿如有自主呼吸,接麻醉机后可见呼吸囊随呼吸而张缩。

(5)如能监测呼气末 $ETCO_2$ 则更易判断,$ETCO_2$ 图形有显示则可确认无误。

(二)经鼻腔盲探气管内插管方法

将气管导管经鼻腔在非明视条件下,插入气管内。

1. 插管时必须保留自主呼吸,可根据呼出气流的强弱来判断导管前进的方向。

2. 以 1‰丁卡因作鼻腔内表面麻醉,并滴入 3‰麻黄素使鼻腔黏膜的血管收缩,以增加鼻腔容积,并可减少出血。

3. 选用合适管径的气管导管,以右手持管插入鼻腔。在插管过程中边前进边侧耳听呼出气流的强弱,同时左手调整病人头部位置,以寻找呼出气流最强的位置。

4. 在声门张开时将导管迅速推进。导管进入声门感到推进阻力减小,呼出气流明显,有时患儿有咳嗽反射,接麻醉机可见呼吸囊随患者呼吸而伸缩,表明导管插入气管内。

5. 如导管推进后呼出气流消失,为插入食道的表现。应将导管退至鼻咽部,将头部稍仰使导管尖端向上翘起,可对准声门利于插入。

五、术后护理

(一)气管插定管的固定

质地柔软的气管插管要与硬牙垫一起固定,可用胶布、寸带双固定,防止移位或脱出。寸带固定不宜过紧,以防管腔变形,定时测量气管插管与在门齿前的刻度并记录。同时用约束带束缚双手,防止病人苏醒或并发精神症状时自行拔管而损伤咽喉部。每日更换牙垫及胶布,并行口腔护理。

(二)保持气管导管通畅

及时吸出口腔及气管内分泌物,吸痰时注意无菌操作,口腔、气管吸痰管要严格分开。吸痰管与吸氧管不宜超过气管导管内径的 1/2,以免堵塞气道。每次吸痰做到一次一管一手套,吸痰管在气道内停留少于 15 秒。

(三)保持气道内湿润

吸氧浓度不可过大,一般以 1～2 L/min 为宜,吸氧针头插入气管导管内一半。痰液黏稠时,每 4 h 雾化吸入一次,或向气管内滴入湿化液,每次 2～5 mL,24 h 不超过 250 mL。

(四)随时了解气管导管的位置

可通过听诊双肺呼吸音或 X 线了解导管位置和深度,若发现一侧呼吸音消失,可能是气管插入一侧肺,需及时调整。

(五)气囊松紧适宜

每 4 h 放气 5～10 min 一次,放气前吸尽口咽部及气管内分泌物。气管导管保留

72 h后应考虑气管切开,防止气囊长时间压迫气管黏膜,引起黏膜缺血、坏死。

(六)拔管程序

1. 拔管指征:患儿神志清楚,生命体征平稳,呛咳反射恢复,咳痰有力,肌张力好即可拔出气管导管。

2. 拔管前向患儿及家属做好解释工作,备好吸氧面罩或鼻导管。

3. 吸出口腔分泌物,气管内充分吸痰,并用呼吸囊加压给氧1 min。

4. 解除固定气管导管的寸带与胶布,置吸痰管于气管导管最深处,边拔管边吸痰,拔管后立即面罩给氧。

(七)拔管后护理

1. 观察患儿有无鼻翼扇动、呼吸浅促、唇甲发绀、心率加快等缺氧及呼吸困难的临床表现。

2. 床旁备气管切开包。严重喉头水肿者,雾化吸入20 min或静滴地塞米松5 mg,仍无缓解者,则立即行气管切开。

六、注意事项

1. 动作轻柔,以免损伤牙齿。待声门开启时再插入导管,避免导管与声门相顶,以保护声门、后部黏膜、减少喉头水肿的发生。

2. 防止牙齿脱落误吸。术前应检查患儿已松动的牙齿,将其去除或摘掉,以免在插管时损伤或不小心致其脱落、滑入气道,引起窒息而危及生命。

3. 防止气囊滑脱。如果气囊固定在导管上,一般不会滑脱。但如果导管与气囊分开,应选择与导管相匹配的气囊,并用丝线捆扎在导管上,防止其滑脱落入气道,造成严重的后果。

4. 检查导管的位置。一般气管插管后或机械通气后应常规行床边X线检查,以确定导管位置。

5. 防止插管意外。气管插管时,尤其是在挑起会厌时,由于迷走神经反射,有可能造成患者的呼吸、心跳骤停,特别是生命垂危或原有严重缺氧、心功能不全的患者更容易发生。因此插管前应向患儿的家属交待清楚,取得理解和配合。插管时应充分吸氧,并进行监测,备好急救药品和器械。

(孙晓玲　程红　周沛红　王冲)

第五节　经外周静脉置入中心静脉导管术

指经外周静脉穿刺置入中心静脉导管,导管尖端位于上腔静脉或下腔静脉。

一、适应症

1. 需要长期静脉输液的患者,如超低体重早产儿。

2. 缺乏外周静脉通路倾向的患者。

3. 输注刺激性药物,如化疗药物等患者。

4. 输注高渗性或黏稠性液体,如胃肠外营养脂肪乳等患者。

二、禁忌症

1. 无合适的穿刺置管血管。

2. 穿刺部位有感染或损伤。

3. 置管途径有可能不通畅或病变的,如外伤史。

4. 血管外科手术史、放射治疗史、静脉血栓史等。

三、优点

1. 减少患儿频繁静脉穿刺的痛苦和不适,减少护士工作量。

2. PICC 导管柔软无刺激,留置时间可长达 1 年,可提供中、长期的静脉输液治疗,满足肿瘤病人化疗疗程,如白血病患儿。

3. 彻底杜绝和避免了化疗药物的外渗和对局部组织的刺激,减少了病人的痛苦,也控制了医疗风险。

4. 不限制输液渗透压,外周静脉只能耐受小于 12.5% 的浓度。

5. PICC 与直接中心静脉置管(CVC)相比减少严重并发症和感染率低(<3%)。

6. 解决了外周血管条件差的病人输液难题。

四、血管选择

1. 贵要静脉特点:位于前臂尺侧,直、短、静脉瓣少,移位发生率最低,80%～90%的 PICC 于此穿刺。

2. 肘正中静脉特点:静脉行程较短、粗、直,静脉瓣较多。

3. 头静脉特点:前粗后细,高低起伏,进入无名静脉时有个角度,导管易反折入腋静脉或颈静脉,容易发生送管困难现象。此血管弹性好,适合留置针的穿刺与留置。

五、操作方法

1. 协助病人摆好穿刺体位:病人平卧,穿刺侧手臂外展 90°,确定穿刺点,消毒:新生儿整个手臂、小儿 10 cm×10 cm,戴手套,应用无菌技术铺治疗巾。

2. 剥开导管的保护套至预计部位,在预计刻度剪切导管。

3. 预冲导管:用注射器抽取 10 U/mL 肝素盐水预冲导管。

4. 扎止血带:助手扎,取出穿刺针,去除针帽,松动针芯。

5. 实施穿刺:穿刺时患儿平卧,手臂外展成 90°,以 10°～20°的角度进行穿刺,见回血后,立即减低角度再进针少许,固定针芯,进一步送外套管进入静脉。

6. 松止血带,从导入鞘内取出穿刺针。

7. 置入导管:用镊子夹住导管(或直接用手拿住导管的保护外套),将导管匀速地送入静脉,松开左手中指,固定导入鞘针翼,边送导管边撕开保护套。

8. 置入导管到肩部位置时,嘱病人下颌靠近术侧肩膀,导管顺利通过后,头恢复原位,撕开并移去导入鞘;劈开导入鞘并从导管上剥下,移去导入鞘注意保持导管的位置。

9. 继续均匀缓慢置入导管,至"0"点刻度位置,抽回血,用生理盐水冲管,正压封管,导管末端连接肝素帽或无针正压接头。

10. 清理穿刺点:移去孔巾,用酒精棉签清洁穿刺点周围皮肤,固定导管,覆盖无菌敷料;将体外导管放置呈S状弯曲,用胶布固定圆盘,在穿刺点上方放置 4 cm×4 cm 小纱布吸收渗血,并注意不要盖住穿刺点,覆盖无菌贴膜,用第二条胶带在圆盘下交叉固定。

11. 清理用物,拍片检查定位,记录护理记录单、PTCC 穿刺记录单。包括置入导管长度,胸片导管尖端位置,导管型号,规格,批号,穿刺静脉名称,臂围,穿刺过程是否顺利,病人有任何不适的主诉等。

六、注意事项

1. 严格无菌技术

2. PICC 导管置入后第一个 24 h 更换敷贴和肝素帽,以后每周更换 1 次,如有潮湿、被污染、脱落或危及导管时及时更换。

3. 每天测量双臂围,每班观察穿刺部位及导管外露长度和导管输液通畅情况并记录。

4. 严禁使用<10 mL 的注射器进行注射和封管,静脉输液期间每 12 h 用生理盐水 2~3 mL,10 U/mL 肝素钠盐水 0.5~1 mL 冲管 1 次。输液完毕同样方法正压封管,每 12 h 封管 1 次。(可酌情增加冲管次数)

5. 3Fr 以下 PICC 导管,禁止经 PICC 导管抽取血标本、输血及血浆类制品。

(张雯钰　崔祥宇　袁丽萍　高翔)

第六节　暖箱使用

暖箱是早产低体重儿保温的主要设备。

一、护理评估

1. 了解患儿孕周、出生体重、日龄、一般情况及生命体征,判断有无并发症等。

2. 检查温箱性能是否完好,如温箱已清洁和消毒、箱内婴儿床铺好,处于备用状态。

3. 环境适宜,室温>23℃,避免阳光直射、对流风及近距离的取暖设备。

二、护理措施

1. 准备湿化。将灭菌注射用水或蒸馏水加入温箱水槽中至水位线。

2. 预热温箱。接通电源,打开电源开关,将预热温度调至 28℃～32℃,需要 30 min～1 h。调节湿度并维持在 55%～65%。

3. 根据患儿的体重、出生日龄调节温度,将患儿穿单衣或裹尿布后放置温箱内。

4. 定时测量体温,根据体温调节箱温,并做好记录。每小时监测体温 1 次,升至正常后可每 4 h 测 1 次,注意保持体温在 36℃～37℃之间,并维持相对湿度。严禁骤然提高温箱温度,以免患儿体温突然上升,造成不良后果,一般每次调节箱温 0.5℃～1℃。

5. 保持箱内温度恒定。一切护理操作尽量在箱内进行,如喂奶、换尿布、清洁皮肤、观察病情及检查等。尽量少打开箱门以免箱内温度波动。如确因工作需要暂出温箱检查,应注意在保暖措施下进行,避免患儿受凉。

6. 防止交叉感染,工作人员入箱操作、检查、接触患儿前后必须洗手。

7. 使用期间随时观察温箱功能是否正常,如温箱发出报警信号,应及时查找原因,妥善处理。

8. 评估患儿是否具备出温箱的条件。

(1)体重≥2 000 g,体温正常。

(2)患儿温箱治疗一个月以上,体重<2 000 g,但一般情况良好。

(3)在不加热的温箱内,室温维持在 24℃～26℃,患儿能维持正常体温。

9. 保持温箱的清洁。

(1)湿化器水箱用水每天更换 1 次,以免细菌滋生。机箱下面的空气净化垫每月清洁 1 次,如已破损则应更换;

(2)温箱使用期间每天先用消毒液擦拭温箱内外,然后用清水再擦拭一遍;

(3)长期睡温箱患儿每周更换温箱 1 次。患儿出温箱或更换温箱后,将温箱进行彻底消毒,包括取出托盘消毒液浸泡,清水清洗,温箱内用外用消毒液擦拭后。

(4)每月进行细菌培养,以评价清洁消毒的效果。如培养出致病菌应将温箱搬出病房彻底消毒,防止交叉感染。

(周丽敏　王晓倩　孟凡娟　邴巍巍)

第七节　光照疗法

新生儿光照疗法是一种降低血清未结合胆红素的简单易行的方法。

一、护理评估

1. 了解患儿诊断、日龄、体重、黄疸的范围和程度,胆红素检查结果,评估患儿的生命体征、精神反应等。

2. 检查光疗箱性能是否完好,是否已清洁和消毒,处于备用状态。

3. 环境适宜。宜在空调环境,周围适当遮挡,避免光疗箱发出的光线影响其他患儿。

二、护理措施

1. 治疗前清洁光疗箱,特别注意清除灯管及反射板的灰尘;箱内湿化器水箱内加灭菌用水至 2/3 满。

2. 预热光疗箱。接通电源,检查线路及灯管亮度,并使箱温升至患儿适宜温度,相对湿度 55%～65%。

3. 将患儿全身裸露,用尿布遮着会阴部,佩戴护眼罩,戴好手套并适当约束双手,避免抓脱输液管道;穿好袜子,防足部皮肤因反复摩擦玻璃板而出现破损。患儿放入已预热好的光疗箱内,光疗箱灯管与患儿皮肤的距离为 33～50 cm,记录入箱时间。

4. 光疗过程中,应使患儿皮肤均匀受光,并尽量使身体广泛照射。若使用单面光疗箱一般更换体位每 2 h 1 次,仰卧、俯卧、侧卧交替。俯卧照射时要有专人巡视,以免口鼻受压影响呼吸。医护人员为患儿进行检查、治疗、护理时须戴墨镜。

5. 光疗过程中,遵医嘱静脉输液,遵医嘱喂奶,保证水分及营养的供给。

6. 监测体温及箱温,维持体温在 36℃～37℃ 为宜。根据体温调节箱温,如体温 >37.8℃ 或 <35℃,暂停光疗,体温恢复正常后再继续治疗。

7. 照射中,严密观察病情变化和治疗效果。评估患儿精神反应、呼吸、心率及黄疸程度变化,有无呼吸暂停、烦躁、嗜睡、腹胀、呕吐、惊厥及皮肤发红、破损、干燥、皮疹等,注意大小便形状及颜色,监测胆红素浓度变化。及时清除患儿呕吐物、汗水、大小便,保持光疗箱清洁。

8. 光疗总时间遵医嘱执行。一般光疗 12～24 h 才能使患儿血清胆红素下降。血清胆红素 <171 μmol/L(10 mg/dL) 时,可停止光疗。

9. 出箱时给患儿沐浴后穿好衣服,除去眼罩,抱回病房,并做好各项记录。

10. 光疗结束后,倒尽湿化器水箱内水,做好整机的清洗消毒工作。光疗箱应放置在干净、温湿度变化较小、无日光直射的场所。

11. 保持灯管及反射板的清洁,并及时更换灯管,如有灰尘,则影响照射效果,每天应清洁光疗箱反射板。灯管使用达 1 000 h 应更换。

（崔珺　董文君　袁贵玲　王淑娟）

第八节　有创机械通气

有创机械通气是指应用有创的方法通过呼吸机进行人工呼吸的方法。临床上应用有创机械通气的主要目的在于改善氧合功能和通气状况,纠正低氧血症及高碳酸血症,从而减轻患儿呼吸耗能达到对呼吸和循环系统的支持。

一、护理评估

1. 评估患儿目前病情、生命体征、意识与精神状态；缺氧的表现及程度，评估患儿呼吸的频率、节律和深浅度变化。

2. 评估呼吸机性能，使用前用模拟肺监测呼吸机的性能是否良好，评估供氧、负压装置、抢救车、抢救药物是否齐全。

3. 评估病房环境是否清洁，有无烟火、易燃品等。

二、护理措施

1. 向患儿家长说明使用呼吸机的必要性，以取得合作。

2. 将呼吸机与患儿相连接，根据患儿病情调节呼吸机的参数和呼吸模式，设置各种报警值并记录。

3. 严密观察病情变化，及时掌握呼吸机监测的各项指标和血气分析，了解缺氧的改善情况，合理调整呼吸机参数。评估患儿胸廓起伏程度，听诊双肺呼吸音是否对称、清晰、有无干湿啰音。

4. 评估呼吸机的运行状态，了解常见的报警及其原因，及时报告及处理。

(1)每分通气量报警

①上限报警：常表现为病情变化，呼吸频率增加、患儿躁动、过度换气所致。

②下限报警：常见于呼吸机和患儿之间的管路松脱或湿化器加水后松动漏气、气管套管与气管壁之间漏气，还可见于患儿憋气，使用辅助呼吸模式时患者呼吸量不足等原因。

(2)气道压力上限报警：见于呼吸道分泌物堵塞，呼吸道痉挛、气管插管位置不当、螺纹管扭曲，患儿咳嗽或体位改变、气管或肺塌陷、气胸等。

(3)气道压力下限报警：见于螺纹管与患儿断开，螺纹管漏气等。

(4)氧浓度报警：常见于氧气供应故障，氧电池不足。

(5)电源报警：断电。迅速接人工呼吸气囊辅助呼吸，专人守护，并迅速与配电室联系，查找断电原因，以便迅速恢复电源。

5. 做好患儿脱机护理

(1)自主呼吸恢复，呼吸机持续治疗已由控制呼吸转为辅助呼吸，且有脱机指征者。

(2)脱机时，予以氧气吸入。

(3)严密观察病情变化，注意有无气促及呼吸困难，观察口唇有无发绀，并做好记录。

(4)密切观察呼吸、心率、心律、血压、经皮动脉血氧饱和度的变化，并专人守护。

(5)拔管前注意保护气管插管，防止脱管，以备患儿病情变化时接用呼吸机。

(6)脱机宜在日间，脱机困难者晚间继续接机，白天首先试脱机半小时，其后逐渐增加脱机时间至完全脱离呼吸机。

(7)注意观察患儿脱机后的病情变化，保持呼吸道通畅。一旦发现患儿气促、呼吸困难、口唇发绀等,立即通知医生并及时处理。

6. 呼吸机的管理

(1)螺纹管、湿化器一人一使用一消毒。长期使用者,每周更换,污染即刻更换。

(2)湿化器使用灭菌注射用水,随时添加,每天更换一次,湿化器每周更换。

(3)终末消毒:拆卸呼吸机管道、湿化装置、呼吸机接口等各个部位按规范的消毒灭菌程序处理。

三、健康指导

1. 向患儿家属讲解机械通气的原理、目的及意义。

2. 交待患儿脱机的程序和指征。

(初昕 孙慧婷 王妍 李秀艳)

第九节 无创机械通气(CPAP)

无创机械通气是无创通气的一种方法,指利用正压通气技术不经人工气道,主要采取经鼻或口鼻面罩作为连接方式进行机械通气,目的是减少气管插管或气管切开及其严重并发症,降低死亡率。

一、护理评估

1. 评估患者的全身情况,包括目前病情,生命体征、意识与精神状态、缺氧的表现程度和原因;评估鼻部皮肤情况及呼吸道是否通畅,评估呼吸频率、节律和深浅度变化。

2. 评估呼吸机性能是否完好、鼻塞大小是否合适、供氧及负压装置是否完好。

3. 评估病房环境是否清洁,有无烟火、易燃品等。

二、护理措施

1. 向患儿家属说明使用呼吸机的目的,讲解无创机械通气的原理,以取得合作。

2. 协助患儿取合适体位,保持呼吸道通畅。

3. 根据医嘱调节呼吸机的参数,锁定操作按钮,并做好记录。

4. 发现报警及时查找原因并处理。

5. 评估呼吸情况,压力调节是否符合要求,观察鼻塞与面部接触处是否漏气。

6. 观察患儿胸廓起伏幅度,听诊双肺呼吸音是否对称、清晰、有无干湿啰音等。

7. 观察呼吸机监测的各项指标以及患儿缺氧改善情况,定时采血做血气分析,以调整呼吸机参数。

8. 注意事项

(1)避免皮肤损伤,在鼻塞与皮肤接触处垫以敷料可以起到预防的作用。

(2)避免胃膨胀,可以给予胃肠减压。

(3)加强湿化,CPAP 治疗过程中,应注意湿化患者气道,以利于气道分泌物的稀释、排出。呼吸机管道的管理同有创呼吸机的护理。

(4)按时翻身、拍背、吸痰,清除呼吸道分泌物,避免二氧化碳潴留,在 CPAP 过程中需常规进行动脉血气分析。

(5)及时倾倒冷凝水,保持管道紧密连接。

9. 掌握患儿脱机指征。

三、健康指导

1. 向患儿家属讲解机械通气的原理、目的及意义。

2. 交待患儿脱机的程序和指征。

(于巧玲　陈琛　申丽华　刘菁华)

第十七章　计划免疫

第一节　计划内疫苗

计划内疫苗(一类疫苗)是国家规定纳入计划免疫,属于免费疫苗,是从宝宝出生后必须进行接种的。计划免疫包括两个程序:一个是全程足量的基础免疫,即在1周岁内完成的初次接种;二是以后的加强免疫,即根据疫苗的免疫持久性及人群的免疫水平和疾病流行情况适时地进行复种。这样才能巩固免疫效果,达到预防疾病的目的。计划内疫苗共有以下7种。

1. 卡介苗:是一种用来预防儿童结核病的预防接种疫苗。接种后可使儿童产生对结核病的特殊抵抗力。卡介苗接种的主要对象是新生婴幼儿,接种后可预防发生儿童结核病,特别是能防止那些严重类型的结核病,如结核性脑膜炎。

2. 脊髓灰质炎疫苗(简称脊灰糖丸):脊灰糖丸是一种口服疫苗制剂,白色颗粒状糖丸,接种安全。婴儿出生后按计划服用糖丸,可有效地预防脊髓灰质炎(小儿麻痹症)。

3. 百白破制剂:是将百日咳菌苗,精制白喉类毒素及精制破伤风类毒素混合制成,可同时预防百日咳、白喉和破伤风。

4. 麻疹疫苗:麻疹疫苗是一种减毒活疫苗,接种反应较轻微,免疫持久性良好,婴儿出生后按期接种,可以预防麻疹。

5. 乙脑疫苗:用于预防流行性乙型脑炎(简称乙脑)。将流行性乙型脑炎病毒感染地鼠肾细胞,培育后收获病毒液冻干制成减毒活疫苗,用于预防流行性乙型脑炎。其中灭活乙脑疫苗的接种对象为乙脑流行地区6个月以上到10岁以下儿童,以及由非疫区进入疫区者,而减毒活疫苗则用于1岁以上儿童。由于流行性乙型脑炎在我国流行较广,因此目前我国已将此疫苗纳入了计划免疫程序之中,对所有健康儿童均予以接种。

6. 乙肝疫苗:用以预防乙型肝炎。目前我国使用的主要有乙型肝炎血源疫苗和乙肝基因工程疫苗两种,适用于所有可能感染乙肝者。乙型肝炎血源疫苗系由无症状乙型肝炎表面抗原(HBsAg)携带者血浆提取的HBsAg经纯化灭活及加佐剂吸附后制成。

由于我国是乙肝的高发国家,人群中乙肝病毒表面抗原阳性率达10%以上,这是一个严重的公共卫生问题,注射乙肝疫苗是控制该病的最有效措施之一,所以我国近来已开始将此疫苗纳入计划免疫中,新生儿均应在出生后24 h内接种乙肝疫苗;有条件的健康成人也应尽可能注射该疫苗。

7. 流脑疫苗:国内目前应用的是用A群脑膜炎球菌荚膜多糖制成的疫苗,用于预防

A 群脑膜炎球菌引起的流行性脑脊髓膜炎,接种对象为 6 个月至 15 周岁的儿童。

(周丽萍　王晓倩　孟凡娟　邴巍巍)

第二节　计划外疫苗

计划内疫苗(一类疫苗)是国家规定纳入计划免疫,属于免费疫苗,是从宝宝出生后必须进行接种的。而计划外疫苗(二类疫苗)是自费疫苗。可以根据宝宝自身情况、各地区不同状况及家长经济状况而定。如果选择注射二类疫苗应在不影响一类疫苗情况下进行选择性注射。计划外疫苗常见共有以下 8 种。

1. 狂犬疫苗:用于狂犬病的预防。狂犬病是致死率达 100% 的烈性传染病,及时、全程接种疫苗是预防此病的重要措施之一。目前我国应用的主要有国产普通浓缩疫苗、国产精制疫苗和法国进口"维尔博"疫苗三种,"维尔博"疫苗则是目前国内质量最好的一种,但价格略高。与任何可疑动物或狂犬病人有过密切接触史的人,如被动物包括外表健康动物咬伤、抓伤,破损皮肤或黏膜被动物舔过等,都应该尽可能早地接种狂犬疫苗。另外,被动物咬伤机会较大或其他有可能接触到狂犬病毒的人则应提前进行预防接种。

2. 出血热疫苗:用于预防流行性出血热。分为单价疫苗和双价疫苗两种,前者可分别预防家鼠型出血热或野鼠型出血热,后者则对此两型出血热均有预防作用。出血热疫区 10～70 岁的人都应接种此疫苗。疫区的林业工人、水利工地民工、野外宿营等人员则更应接种。

3. 肺炎疫苗:用于预防肺炎球菌性疾病如肺炎等。目前国内应用的均为进口疫苗,其效果十分肯定。法国生产的肺炎球菌多糖疫苗"优博—23"是最新和高度纯化的多价疫苗,对肺炎球菌性感染的总保护率高达 75% 以上。应当接种此类疫苗的人有老年人、2 岁以上的儿童、慢性病患者、免疫缺陷者、艾滋病感染者以及酗酒和长期吸烟者等。

4. 轮状病毒活疫苗:可以有效预防婴幼儿轮状病毒腹泻。接种对象主要为 6 个月～5 岁婴幼儿。该疫苗口服免疫后,可刺激机体产生对 A 群轮状病毒的免疫力,用于预防婴幼儿 A 群轮状病毒引起的腹泻

5. 甲肝疫苗:用于预防甲型肝炎。将对人无害,具有良好免疫原性的甲型肝炎病毒减毒株接种于人二倍体细胞,培养后经抽提和纯化溶于含氨基酸的盐平衡溶液,用于预防甲型病毒性肝炎。我国生产的减毒活疫苗免疫效果良好,接种后至少可获得 4 年以上的持续保护。1 岁以上的易感者均可接种。

6. 腮腺炎疫苗:用于预防由腮腺炎病毒引起的流行性腮腺炎,即"痄腮"。我国生产的腮腺炎疫苗是减毒活疫苗,可用于 8 个月以上的儿童。另外还有进口"麻风腮"三联疫苗,除可预防腮腺炎外,还可预防麻疹、风疹。

7. 流感疫苗:用于预防流行性感冒。目前国内应用的有国产及德国、意大利产流感疫苗、法国进口的"防感灵"疫苗。接种对象主要是 2 岁以上所有人群,慢性心、肺、支气

管疾病患者、慢性肾功能不全者、糖尿病患者、免疫功能低下者、镰状细胞贫血症患者等。

8.水痘疫苗：是经水痘病毒传代毒株制备而成，是预防水痘感染的唯一手段。接种水痘疫苗不仅能预防水痘，还能预防因水痘带状疱疹而引起的并发症。

（郑萍　崔珺　董文君　袁贵玲）

第三节　疫苗接种后正常反应

儿童打疫苗后出现低热、针孔处红肿和硬结等现象是正常的，一般在预防接种后 24 h 左右出现。接种部位反应较重的可引起附近的淋巴结、淋巴管发炎。注射部位肿大的硬结范围又分为轻、中、重。轻的直径小于 2.5 厘米，中的在 2.5～5 厘米之间，超过 5 厘米为重反应，这种反应可持续数小时或数天。如果局部红肿较重，可以热敷（卡介苗接种后红肿严禁热敷）。早晚各一次，每次 5 min 左右。并要勤换内衣，避免破溃后感染。如局部感染时可涂龙胆紫药水。这些症状可通过热敷或自行在一天内消失。比如麻疹预防疫苗，大部分接种者不会有特殊的反应，一部分人会有 1～2 d 的局部肿痛，约 5% 的儿童接种后 1～2 周会产生红疹，5%～10% 的儿童在接种 4～10 d 后发烧，轻度 37℃～37.5℃，中度 37.6℃～38.5℃，39℃以上为重度。除此之外，部分小儿可伴有头痛、头晕、全身无力、寒颤、恶心、呕吐、腹痛、腹泻等症状。以上反应一般多在 24 h 内消退很少持续 3 d 以上。如果重度发烧可服用退烧药。一般体温恢复正常后，其他症状也就自行消退。如果高烧不退或有其他异常，应及时送往医院诊治。

（陈桂芹　初昕　孙慧婷　王妍）

第四节　疫苗接种后异常反应

局部感染、无菌性脓肿；晕针、癔病、皮疹、血管神经性水肿、过敏性休克等。遇到晕针、过敏性休克应立即让宝宝平卧、头部放低、口服温开水或糖水；与此同时立即请医生作紧急对症处理。出现皮疹，可在医生的指导下给宝宝应用脱敏药。出现过敏性休克一般表现为接种后很短时间内宝宝面色发白、四肢发凉、出冷汗、呼吸困难、甚至神志不清、抽风等。此时一般医生会立即给宝宝进行皮下注射肾上腺素，同时给激素和脱敏药观察治疗。疫苗虽经灭活或减毒处理，但毕竟是一种蛋白或具抗原性的其他物质，对人体仍有一定的刺激作用而引起的。其实这也是人体的一种自我保护，就像感冒发热一样是机体抵御细菌或病毒的反应。

（薛素莉　申丽华　刘菁华　陈文香）

第五节　疫苗接种的禁忌症

1. 一般禁忌症：是指不适用于一般疫苗接种的禁忌症，如妇女妊娠期；某种传染病流行时（如乙脑流行时）不宜进行百日咳疫苗的接种；既往患过某种传染病获得免疫者，近期内可不予接种相应的疫苗；6周内进行过被动免疫者，应推迟活疫苗的接种；发热、特别是高热的人不适合各种疫苗接种；急性传染病的潜伏期、前驱期、发病期及恢复期，重症慢性患者（如活动性肺结核、心脏代偿功能不全、急慢性肾脏病变、糖尿病、高血压、肝硬化、血液系统疾患、活动性风湿病、严重化脓性皮肤病）等，均应暂缓各种接种。对有过敏性体质的人、对患神经系统疾病的人、精神病患者以及1岁以下儿童有严重营养不良者，接种疫苗时应特别慎重。

2. 特殊禁忌症：是指某种疫苗所规定的专门禁忌症。麻疹疫苗、卡介苗和脊髓灰质炎糖丸疫苗的禁忌症：凡患有免疫缺陷病、白血病、淋巴瘤、恶性肿瘤以及因各种因素使免疫功能受到抑制者，均不能接种。结核菌素试验阳性者，不宜接种卡介苗。锡克试验阴性者，不需接种白喉疫苗。肾炎患者及既往有神经系统疾患或脑病史者，不能用百白破混合疫苗。接种百白破混合制剂出现严重的接种反应，发热虚脱、休克、抽搐、体温超过 40.5℃或其他神经系统症状后，下次则停用百白破，而只注射白喉及破伤风类毒素（二联制剂）。患有湿疹、化脓性中耳炎或有严重皮肤病者，不能接种卡介苗；腹泻婴幼儿，一日大便超过 4 次以上者，不宜服用小儿麻痹糖丸。儿童严重腹泻，可在疾病康复后，服用脊髓灰质炎糖丸疫苗。

（王菲　李晶　张娟　李欢）

第六节　新生儿疫苗接种时间

新生婴儿一般在出生后就会给予疫苗接种，以后随着年龄的增长将会根据需要定期接种疫苗。各种疫苗接种的时间和程序如下。

1. 卡介苗在小儿出生时注射 1 针。

2. 脊髓灰质炎疫苗共接种三次，第一次接种在小儿 2 个月的时候，3、4 个月各注射一次。

3. 百白破三联疫苗共接种三次，第一次接种在小儿 3 个月的时候，4、5 个月各注射一次。

4. 麻疹疫苗第一次接种是在小儿 8 个月的时候，到 1 岁时复种，在 6～7 岁、12～13 岁和 18～19 岁各加强一次。

5. 乙肝疫苗共接种三次，在小儿出生时、1 个月和 6 个月时各接种一次。

6. 流脑疫苗和乙脑疫苗都是在小儿出生 6 个月时接种,到 1 岁时加强。

7. 水痘疫苗是一种活疫苗,用于预防水痘和带状疱疹,1 至 12 岁的小儿接种一针可有 10 年的保护期,生过水痘的孩子已有自然免疫力,不必再种。

(于春华　李雯　王丽云　张萍)

第七节　疫苗接种后不良反应的应对

绝大多数儿童在接种疫苗后出现的不良反应为常见的轻微反应,是由疫苗特有性质引起的反应,不会造成生理或功能障碍。这种反应可分为局部反应和全身反应两种。

1. 局部反应:可表现为红肿、疼痛和硬结,一般不需特殊处理,大多数儿童经适当休息即可恢复正常。较重的局部反应可用干净的毛巾热敷,每日数次,每次 10～15 min,能帮助消肿和减轻疼痛。个别严重的红肿、疼痛反应可酌给小剂量镇痛退热药。卡介苗的局部反应因其性质特殊,一般严禁热敷或冷敷,以防细菌带入而发生感染。要加强护理,勤换衣衫,防止注射部位破溃化脓。如局部破溃可涂甲紫,严重时也可外用消炎药,预防感染。

2. 全身反应:包括发热及其他反应,如烦躁不安、身体不适、精神不佳和食欲减退等。单纯发热而体温不高,只要加强观察,一般不需作任何处理。必要时应适当休息,多喝开水,注意保暖,防止继发其他疾病。高热、头痛可给解热镇痛药。出现其他全身反应时,应加强观察,防止继发感染。全身反应严重的,要作对症治疗。退热剂除可退热外,对头痛、头昏、全身倦怠和烦躁不安也有效果。恶心、呕吐应用止吐剂,或给予维生素 B_6。胃痛、腹痛者可服颠茄合剂。腹泻者一般不使用抗生素,可服用吸附与收敛药。

(于春华　李雯　王丽云　张萍)

参考文献

[1] 陈灏珠.实用内科学[M].北京:人民卫生出版社,2013.

[2] 胡大一.冠心病与并存疾病[M].北京:北京大学医学出版社,2009.

[3] 温韬雪.最新危重症临床护理指南[M].北京:人民卫生出版社,2003.

[4] 李学佩.神经耳科学[M].北京:北京大学医学出版社,2007。

[5] 吴阶平,裘法祖,黄家驷.外科学[M].北京:人民卫生出版社,1999.

[6] 赵崇梅,等.专科急危重症抢救护理预案[M].北京:人民军医出版社,2004.

[7] 王忠诚,王忠诚.神经外科学[M].武汉:湖北科学技术出版社,2005.

[8] 王维治.神经病学[M].北京:人民卫生出版社,2006.

[9] 白耀.甲状腺病学[M].北京:科技文献出版社,2003.

[10] 张木勋.甲状腺疾病诊疗学[M].北京:中国医药科技出版社,2006.

[11] 孔维佳.耳鼻咽喉头颈外科学[M].北京:人民卫生出版社,2010.

[12] 赵继宗.神经外科学[M].北京:人民卫生出版社,2007.

[13] 王忠诚,王忠诚.神经外科学[M].武汉:湖北科学技术出版社,2005.

[14] 杨树源.神经外科学[M].北京:人民卫生出版社,2004.

[15] 赵梁育.小儿痫临床治疗分析[J].中国实用医药,2010(3).

[16] 陆再英,钟南山.内科学[M].北京:人民卫生出版社,2008.

[17] 张之南,沈悌.血液病诊断及疗效标准[M].北京:科学技术出版社,2007.

[18] 李学佩.耳鼻咽喉科学[M].北京:北京大学医学出版社,2003.

[19] 周秀华.急救护理学[M].北京:北京科技技术出版社,2003.

[20] 马家骥.内科学[M].第5版.北京:北京人民出版社,2004.

[21] 叶任高.内科学[M].第6版.北京:北京人民出版社,2007.

[22] 刘文励.内科学[M].第7版.北京:北京人民出版社,2008.

[23] 王国海,等.儿童何偻病的防治研究进展[J].现代临床医学,2010.

[24] 叶德志.新生儿败血症的临床分析[J].中国医药指南,2010(8).

[25] 陈孝平,石应康,邱贵兴.外科学[M].北京:人民卫生出版社,2006.

[26] 王光超.皮肤病及性病学[M].北京:科学出版社,2002.

[27] 张建中.皮肤病治疗学[M].北京:人民卫生出版社,2011.

[28] 朱学骏,王宝玺,孙建芳,项蕾红.皮肤病学[M].北京:北京大学医学出版社,2011.

[29] 吴阶平,裘法祖.外科学.北京:人民卫生出版社,1999.

[30] 龚四堂.小儿内科疾病诊疗流程[M].北京:人民军医出版社,2013.

[31] 吴在德.外科学[M].北京:人民卫生出版社,2008.

[32] 任雅红.小儿病毒性心肌炎 46 例临床分析[J].医学理论与实践,2010(8).

[33] 赵世光,刘恩重.神经外科危重症诊断与治疗精要.北京:人民卫生出版社,2011.

[34] 李小毛,等.胎儿窘迫与新生儿窒息复苏[M].北京:人民军医出版社,

[35] 吴本清.新生儿危重症监护诊疗与护理[M].北京:人民卫生出版社,2009.

[36] 周伟.实用新生儿治疗技术[M].北京:人民军医出版社,2010.

[37] 张淑香,赵玉敏,等.重症监护[M].北京:中国科学技术出版社,2010.

[38] 刘锦,李怀平.临床细菌检验结果的正确性分析[J].中国误诊学杂志,2009(4).

[40] 黄选兆,汪宝吉,孔维佳.实用耳鼻咽喉头颈外科学[M].北京:人民卫生出版社,
    2007.

[41] 夏培.小儿超声诊断学[M].北京:人民卫生出版社,2013.

[42] 蔡维艳.儿科疾病临床诊疗学[M].西安:世界图书出版公司,2013.

[43] 罗小平,刘铜林.儿科疾病诊疗指南[M].北京:科学出版社,2013.

[44] 王晓冬,刘建华.小儿内科疾病治疗技术[M].西安:第四军医大学出版社,2012.

[45] 陈宝树.小儿心脏病学[M].北京:人民卫生出版社,2012.

[46] 赵聪敏.实用儿科临床治疗学[M].郑州:郑州大学出版社,2012.

[47] 闫文芳,李连东.临床儿科诊疗指南[M].北京:科学技术文献出版社,2012.

[48] 任成山.新编儿科常见病防治学[M].郑州:郑州大学出版社,2012.

[49] 徐书珍,初建芳,于水锋.儿科疾病症状鉴别诊断学[M].北京:军事医学科学出版社,
    2012.

[50] 吴希如,林庆.小儿神经系统疾病基础与临床[M].北京:人民卫生出版社,2009.

[51] 童笑梅,汤亚南.儿科疾病临床[M].北京:北京大学医学出版社,2012.

[52] 黄华.小儿疾病的预防、治疗与护理[M].武汉:湖北科学技术出版社,2012.

[53] 张爱萍,初晓云,林英.临床儿科疾病诊疗与护理[M].天津:天津科学技术出版社,
    2011.

[54] 马沛然.儿科治疗学[M].北京:人民卫生出版社,2010.

[55] 尹伟.儿科疾病诊断与治疗[M].天津:天津科学技术出版社,2010.

[56] 庄思齐.儿科疾病临床诊断与治疗方案[M].北京:科学技术文献出版社,2010.

[57] 张学花.新编儿科疾病诊疗学[M].上海:第二军医大学出版社,2010.

[58] 李炳照.实用临床儿科学[M].北京:科学技术文献出版社,2009.

[59] 秦玉明,责晓明.儿科症状鉴别诊断学[M].北京:科学技术文献出版社,2009.

[60] 刘桂海,于俊峰,魏象东,等.实用儿科急症[M].天津:天津科学技术出版社,2008.

[61] 杨秀平.小儿疾病诊疗常规[M].北京:中国科学技术出版社,2008.

[62] 朱宗,申昆玲.小儿内科学[M].北京:人民卫生出版社,2009.

[63] 唐典俊.小儿水电解质平衡与液体疗法[M].北京:中国医药科技出版社,2006.

[64] 陈树宝.小儿内科疾病临床治疗与合理用药[M].北京:科学技术文献出版社,2007.

[65] 付庆,兰红新,王浩岩.临床实用医学[M].长春:吉林科学技术出版社,2007.

［66］苏雁,韩品,苏平.实用临床医学［M］.哈尔滨:黑龙江科学技术出版社,2007.

［67］姚播家.儿科诊疗精要［M］.北京:军事医学科学出版社,2007.

［68］金汉珍,黄德眠,官希吉.实用新生儿学［M］.3 版.北京:人民卫生出版社,2005.

［69］赵燕,宋春霞,李福强.现代儿科诊断治疗学［M］.赤峰:内蒙古科学技术出版社,
　　　2006.

［70］杨强,易著文.儿科学［M］.6 版.北京:人民卫生出版社,2004.

［71］刘金美,王维东.儿科常见疾病的诊断及护理［M］.济南:山东大学出版社,2006.

［72］苏建平,赵振河,刘文静.小儿常见病诊疗与护理［M］.哈尔滨:黑龙江科学技术出版
　　　社,2005.

［73］崔焱.儿科护理学［M］.4 版.北京:人民卫生出版社,2006.

［74］邹典定.现代儿科诊疗学［M］.北京:人民卫生出版社,2002.

［75］沈永年,罗小平.儿科内分泌遗传代谢性疾病诊疗手册［M］.上海:上海科学技术文献
　　　出版社,2010.

［76］崔明辰.儿科学［M］.西安:第四军医大学出版社,2006.

［77］薛辛东.儿科学［M］.北京:人民卫生出版社,2010.

［78］苏建平,赵振河,刘文静.小儿常见病诊疗与护理［M］.哈尔滨:黑龙江科学技术出版
　　　社,2005.

［79］朱宗涵,申昆玲,任晓旭.儿科疾病临床诊疗规范教程［M］.北京:北京大学医学出版
　　　社,2007.

［80］陈兰举.儿科学［M］.合肥:中国科技大学出版社,2010.

［81］王一彪,王纪文.儿科常见病诊疗思维［M］.北京:人民军医出版社,2008.

［82］单若冰.儿童保健与儿科常见疾病诊治［M］.北京:人民军医出版社,2007.

［83］李齐岳,杜军保,冯学斌.儿科学［M］.3 版.北京:北京大学医学出版社,2008.

［84］周莉莉.儿科学［M］.武汉:湖北科学技术出版社,2008.

［85］蒋玉麟,潘家华,吴圣楣.现代实用儿科诊疗指南［M］.合肥:安徽科学技术出版社,
　　　2007.

［86］刘风芝.儿科常见疾病诊断与治疗［M］.北京:人民军医出版社,2006.

［87］陈永红.儿科疾病诊断与疗效标准［M］.上海:上海中医药大学出版社,2005.

［88］尹伟,孟颂,王颖超,等.儿科疾病诊断与治疗［M］.天津:天津科学技术出版社,2010.

［89］庄思齐.儿科疾病临床诊断与治疗方案［M］.北京:科学技术文献出版社,2010.

［90］陈源珠,林果为.实用内科学［M］.13 版.北京:人民卫生出版社,2009.

［91］孙馄,沈颖.小儿内科学［M］.北京:人民卫生出版社,2009.

［92］宫道华,吴升华.小儿感染病学［M］.北京:人民卫生出版社,2002.

［93］毕旭明,孟君,陈荣芳,等.儿科临床急数指南［M］.天津:天津科学技术出版社,2007.

［94］方松.小儿腹泻病学［M］.北京:人民卫生出版社,2009.

［95］钱朝.小儿急诊重症学［M］.哈尔滨:黑龙江科学技术出版社,2009.

［96］刘新民,夏玉亭,等.临床内科急症学［M］.北京:人民军医出版社,2003.